Manfred Eder und Hans Tilscher
Chirotherapie

Chirotherapie

Vom Befund zur Behandlung

Manfred Eder
Hans Tilscher

167 Abbildungen

Hippokrates Verlag Stuttgart

CIP-Kurztitelaufnahme der Deutschen Bibliothek

Eder, Manfred:
Chirotherapie: vom Befund zur Behandlung/
Manfred Eder; Hans Tilscher. - Stuttgart:
Hippokrates-Verl., 1987.
ISBN 3-7773-0838-2

NE: Tilscher, Hans:

Anschrift der Verfasser:

Univ. Doz. Dr. Manfred Eder
Schönaugasse 4
A-8010 Graz

Univ. Doz. Dr. Hans Tilscher
Orthopädisches Spital
Speisinger Straße 109
A-1134 Wien

Wichtiger Hinweis
Medizin als Wissenschaft ist ständig im Fluß. Forschung und klinische Erfahrung erweitern unsere Kenntnisse, insbesondere was Behandlung und medikamentöse Therapie anbelangt. Soweit in diesem Werk eine Dosierung oder eine Applikation erwähnt wird, darf der Leser zwar darauf vertrauen, daß Autoren, Herausgeber und Verlag größte Mühe darauf verwandt haben, daß diese Angabe genau dem **Wissensstand bei Fertigstellung** des Werkes entspricht. Dennoch ist jeder Benutzer aufgefordert, die Beipackzettel der verwendeten Präparate zu prüfen, um in eigener Verantwortung festzustellen, ob die dort gegebene Empfehlung für Dosierungen oder die Beachtung von Kontraindikationen gegenüber der Angabe in diesem Buch abweicht. Das gilt nicht nur bei selten verwendeten oder neu auf den Markt gebrachten Präparaten, sondern auch bei denjenigen, die vom Bundesgesundheitsamt (BGA) in ihrer Anwendbarkeit eingeschränkt worden sind.
Geschützte Warennamen (Warenzeichen) werden nicht besonders kenntlich gemacht. Aus dem Fehlen eines solchen Hinweises kann also nicht geschlossen werden, daß es sich um einen freien Warennamen handele.

ISBN 3-7773-0838-2

Printed in Germany 1987. Satz: Fotosatz Sauter, 7334 Süßen. Druck: Druckerei Kohlhammer, Stuttgart.
Schrift: 11/13 Punkt Times (Berthold)

Inhalt

Spezieller Teil

Abbildungshinweis:

Kreuze zeigen Fixierungspunkte an
Pfeile interpretieren die diagnostischen und/oder therapeutischen Bewegungsrichtungen

Unterbrochene Pfeile bedeuten wiederholte stoßartige Impulse

Die Ziffern neben den Pfeilen weisen auf die erste und zweite Phase der Behandlung hin

Vorwort

Bis vor wenigen Jahren blieb die deutschsprachige Literatur zum Thema Manuelle Medizin auf einige wenige Standardwerke beschränkt. Dies hat sich zwischenzeitlich weitgehend geändert und heute ist es bereits gar nicht mehr so einfach, dem an dieser Materie Interessierten überschaubare Leseempfehlungen zu geben, da vorhandene Veröffentlichungen meist nur Teilgebiete beinhalten. Im Laufe der nun ungefähr 30jährigen akademisch-wissenschaftlichen Aufbauphase der Manuellen Medizin haben sich des weiteren in national-spezifisch ausgerichteter Weise Vorstellungen zu theoretischen, diagnostischen und therapeutischen Problemen entwickelt, die sich zwar teilweise ergänzen, zum Teil aber auch überschneiden bzw. widersprechen und so eine eindeutige Orientierung zusätzlich erschweren. Diese Feststellung betrifft vor allem manualmedizinische Techniken, die in einer schon kaum mehr überschaubaren Vielfalt angegeben werden. Aus dem Miterleben dieser Gesamtentwicklung heraus, aus praktischen Erfahrungen im medizinischen Alltag sowie in der akademischen Ausbildung und postpromotionellen Weiterbildung wollen nun die Autoren versuchen, mit der nachfolgenden Darstellung einen Beitrag zu mehr Transparenz zu schaffen. Daß dabei die Aufbereitung des Stoffes eine individuelle Färbung erhält, ist unvermeidlich. Das notwendige Verlassen hypothetisch vorgeformter und traditionsverhafteter Pfade zugunsten praxisbewährter Wege und ein damit manchmal verbundenes Abweichen von der »reinen Lehre« geschieht nicht, um gewollt anders zu sein, sondern aus dem Bestreben heraus, gewachsene Erkenntnisse auch auszusprechen. Zielrichtung der anschließenden Ausführungen ist mithin, nur die für den täglichen Bedarf tatsächlich notwendigen manualmedizinischen Techniken am Bewegungsapparat, die ihre Bewährung bewiesen haben, in ballastbefreiter Form vorzustellen.

Fest steht zweifellos, daß Manuelle Medizin aus Büchern allein nur schwerlich erlernt werden kann und daß alle mit entsprechenden Techniken sich auseinandersetzenden Werke nur eine Lern- und Lehrunterlage sein können. Wie überall, so ist auch in der Chirotherapie die Problematik stetig im Fluß, und es darf dazu festgehalten werden, daß selbst manuelle Techniken der Mode unterliegen - auftauchen und verblassen. Dazu kommt, daß sich unter den Manualtherapeuten vielfach Individualisten als Lehrer profilieren und so aktuelle Trends zusätzlich individuell variiert angeboten werden. Kompliziert wird die Situation überdies durch die noch lange nicht abgeschlossene Erforschung des zugegeben schwer erschließbaren Gebiets reiner Funktionsstörungen und ihrer klinischen Relevanz. Die lückenlose Objektivierung dieser Materie bleibt weiterhin der schwer erfüllbare Wunsch wissenschaftlich tätiger Ärzte. An ihre Stelle tritt oft ungewollt die Spekulation mit einer immer wieder zu beobachtenden Tendenz, sich in angebotenen Lehrmeinungen ein-

zunisten. Die solcherart entstandene Ausgangssituation einerseits und andererseits die Schwierigkeiten, die sich bei der Wissensübermittlung manueller Fertigkeiten und Fähigkeiten ergeben, bewirken, daß sich immer noch zu wenig Ärzte der Manuellen Medizin zuwenden. Die reichlich vorhandene Literatur zum Thema kann dieses Manko alleine sicherlich nicht ändern und es muß dem jetzt vielleicht enttäuschten Leser gleich gesagt werden, daß auch das noch so genau Studium dieses Buches zweifellos nicht genügen wird, ihn zum perfekten Chirotherapeuten zu machen, denn die Voraussetzung für das Beherrschen jeglicher Behandlungstechnik ist fleißiges Üben, das heißt, das Automatisieren benötigter Bewegungsabläufe, um unbelastet von technischen Problemen die gesamtklinische Situation kortikal frei erfassen zu können und entsprechend zu reagieren.
Wenn man das Wort Heilkunst ganz berechtigt auf die Manuelle Medizin bezieht, dann beginnt sie sicherlich das erst dort zu sein, wo technische Probleme keine wesentliche Rolle mehr spielen.

Zum Erlernen der Chirotherapie sind Bücher nur ein Lernbehelf

Eine zusätzliche Schwierigkeit, die sich dem Lernenden und Übenden beim beabsichtigten Einsatz der Chirotherapie auftut, liegt im Problem der gezielten Anwendung erlernter Techniken. Wann mache ich was? Mit anderen Worten: Das Anbieten von Übergängen aus der Diagnostik zu unmittelbaren therapeutischen Konsequenzen fehlt nur allzuoft. Auch diese bei der Ausbildung von Ärzten in Manueller Medizin in vielen Jahren gemachte Erfahrung war ein Anstoß dafür, einerseits den Lernenden im folgenden diese Hilfen zu geben und andererseits die Lehrerschaft ebenfalls anzuregen, den vorgestellten Weg zu überdenken und, sollte die Überzeugung gelingen, auch selbst einzuschlagen. Zur Themenführung selbst muß des weiteren aber noch bemerkt werden, daß bestimmte Bereiche, wie etwa neurophysiologische Grundlagen, Schmerzmechanismen und Allgemeinaussagen zur Manuellen Medizin, die schon in früheren Büchern der Autoren vorgestellt wurden, hier wiederum ihren Niederschlag fanden. Die neuerliche Vorstellung erfolgt hauptsächlich deshalb, weil ohne Einführung in diese Wissensgebiete, die mit der Manuellen Medizin verbundenen Abläufe nicht interpretierbar und verständlich wären und darüber hinaus auch, weil nicht anzunehmen ist, daß alle Leser dieses Buches die vorausgegangenen Veröffentlichungen der Autoren schon kennen.
Dem Verlag sei für die gute Zusammenarbeit und das Eingehen auf die Buchgestaltungswünsche herzlichst gedankt. Dank gebührt darüber hinaus auch der *Ludwig-Boltzmann*-Gesellschaft für die großzügige Unterstützung bei der Erarbeitung und Aufbereitung der Materie sowie allen jenen – und dies muß besonders betont werden –, die den Autoren im Laufe der Jahre ihr spezielles Wissen über chirotherapeutische Details weitergegeben haben und die somit am Werden dieses Buches ideell beteiligt sind.

Allgemeiner Teil

1. Medizingeschichtlicher Überblick

Manuelle Medizin ist so alt wie die Menschheit.

Die menschliche Hand mit ihrer vollendeten Harmonie sensorischer und motorischer Fähigkeiten ist sicherlich der ursprünglichste Ausgangspunkt diagnostischer und therapeutischer Maßnahmen. So verwundert es auch nicht, daß entsprechende Behandlungen des menschlichen Bewegungsapparates schon in den ältesten Aufzeichnungen, die bis zum Jahre 3000 v. Chr. verfolgbar sind, Erwähnung finden. Die von vielen alten Kulturvölkern erhalten gebliebenen derartigen Berichte, unter anderem auch solche von prominenten Ärzten der Antike und des Altertums wie *Hippokrates, Apolonius von Kitium* und *Galen,* um nur einige der bekanntesten zu nennen, sprechen in einer stellenweise fast modern anmutenden Weise bereits von einer Streckung der Wirbelsäule, wobei die Behandler mit Hilfe ihrer Hände und Füße eine regelrechte Drucktherapie betrieben. Iatromechanische Behandlungsmethoden haben dann auch weiterhin in den nachfolgenden Jahrhunderten und bis in unsere Zeit hinein stets einen allerdings in ihrem Stellenwert wechselnden Platz behalten.

Für die spezielle Materie dieses Buches müssen aus medizinhistorischer Sicht zwei Entwicklungsrichtungen aus den späteren Jahren des 19. Jahrhunderts hervorgehoben werden. Einmal ist es die von dem Schweizer Arzt *Otto Nägeli* angegebene Methode, die unter dem Titel »Nervenleiden und Nervenschmerzen ihre Behandlung und Heilung durch Handgriffe« (1899) publiziert wurde und überwiegend bei der Therapie von Kopfschmerzen zum Einsatz kam, wobei *Nägeli* vor allem eine durch die Handgriffe geförderte verbesserte Durchblutung vermutete und zum anderen ist es jene Entwicklung der modernen Handgrifftherapie, die in Amerika ihren Ursprung nahm. Hier war es *Andrew Taylor Still* (1830–1917), der die Lehre von der Osteopathie begründete. Er selbst litt bereits seit seinem zehnten Lebensjahr an migräneartigen Kopfschmerzen, die er letztlich damit kurierte, daß er sich mit dem Nacken auf ein zwischen zwei Bäumen befestigtes, knapp über dem Erdboden hängendes Lasso legte. Dies war sicherlich ein Schlüsselerlebnis für seinen späteren Werdegang. *Still* studierte Medizin und widmete, nach diesen eigenen Erfahrungen und späteren Beobachtungen am Patienten, sein Interesse voll den Zusammenhängen von Wirbelsäulenstörungen und deren Auswirkungen auf die menschliche Gesundheit. 1894 gründete er in Kirksville »The American School of Osteopathy«. Die von ihm empfohlenen subtilen manuellen Untersuchungs- und Behandlungsmethoden bilden auch heute noch die Basis der modernen wissenschaftlich orientierten Manuellen Medizin. Vom amerikanischen Senat wurde im Laufe der weiteren Entwicklung der Osteopathie eine Reihe darauf spezialisierter Universitäten anerkannt und heute ist es so, daß die dort graduierten Ärzte denen gleichgesetzt sind, die an konventionellen Universitäten ihren MD erworben haben.

Parallel dazu hat sich in Amerika auch eine Heilpraktikerbewegung ausgebreitet, deren Mitglieder, mit der Bezeichnung Chiropraxis, Handgriffbehandlungen ausführen. Diese zuerst von dem Gemischtwarenhändler *David D. Palmer* in Davenport ins Leben gerufene und ausgebildete Berufsgruppe agierte sektiererhaft, kapselt sich von der Osteopathie sowie von der Schulmedizin ab und entwickelte darüber hinaus eigene theoretische Vorstellungen zur Wirkungsweise ihrer Behandlungen.

Aus dieser Ausbildungsrichtung hervorgegangene Laienchiropraktoren gelangten nach Europa und verbreiteten hier nicht nur ihre Behandlungsart, sondern auch die von ihnen propagierte Subluxationstheorie, derzufolge Wirbelverschiebungen an allen möglichen Krankheitsentwicklungen Schuld tragen sollten. Die Subluxationstheorie war es dann auch hauptsächlich, die in den berühmt gewordenen, von namhaften Klinikern ausgearbeiteten »Schweizer Gutachten«, eine vernichtende Beurteilung erfuhr. Damit wurden aber nicht nur falsche theoretische Vorstellungen vom Tisch gefegt, sondern die Handgrifftherapie an sich aus akademischen Kreisen verbannt. An diesem Urteil hat die Manuelle Medizin heutiger Prägung lange zu leiden gehabt. Erst nach der Gründung ärztlicher Gesellschaften, besonders jener der Bundesrepublik Deutschland sowie der Österreichischen und Schweizerischen Ärztegesellschaft für Manuelle Medizin in den 50er Jahren unseres Jahrhunderts konnte über die völlige Lösung von althergebrachten mechanistischen Anschauungen und der Zugrundelegung neurophysiologischer Forschungsergebnisse ein ideologisches Modell entwickelt werden, das auch universitären Ansprüchen gerecht wurde. In Graz, Österreich, gelangte 1973 erstmals im deutschsprachigen Raum ein Lehrauftrag für Manuelle Medizin im Rahmen der neurologischen Klinik zur Vergebung. In Deutschland folgte bald die Universität Münster nach. Hier kam es zur Eingliederung in die Orthopädie. Die volle akademische Integration gelang dann *Tilscher* (1982) und *Eder* (1984) mit entsprechenden Habilitationen und der venia legendi für Manuelle Medizin bzw. Vertebrologie und Arthrologie.

Nach diesem kurzen medizingeschichtlichen Abriß der Entwicklung der Handgrifftherapie müssen, vor dem Eingehen auf die technischen Details des Diagnostik- und Therapieprogrammes, noch einige wesentliche Punkte angeschnitten werden, die zum Verständnis verbundener Abläufe unerläßlich sind.

2. Das ideologische Modell: Bewegungssegment – Vertebron – Arthron

Mit der Einführung des Denkmodells Bewegungssegment *(Junghanns)* in die Vertebrologie stand der Manuellen Medizin erstmals ein von der rein deskriptiven Anatomie gelöstes ideologisches Gebilde zur Verfügung, das die theoretische Basis der Chirotherapie untermauern konnte. Der Begriff der vertebralen Funktionsstörung, Kernstück und Ausgangspunkt theoretischer Überlegungen, ist ohne dieses Funktionsmodell, das aus jeweils zwei Wirbelkörpern, der verbindenden Bandscheibe, den Wirbelgelenken und dem Bandapparat besteht, nicht erklärbar. Gleichzeitig wird damit der Weg frei, den ätiopathogenetischen Stellenwert des traditionsverhafteten Abnützungsbegriffes, mit der zwangsläufig verbundenen Überwertung degenerativer pathomorphologischer Veränderungen, zu korrigieren.

An diese Stelle tritt das Prinzip: Krankheit ist Fehlfunktion

Als logische Konsequenz ergibt sich daraus für die Manuelle Medizin die Aufgabe, Ort und Art der gestörten Funktion zu erkennen und anschließend zu versuchen, durch geeignete Behandlungsmaßnahmen die Normalfunktion wiederherzustellen. Aus der gewählten Formulierung läßt sich bereits herauslesen, daß Ort und Art der Funktionsstörung jeweils Differenzierungen erforderlich machen. Die notwendigen Überlegungen richten sich dabei in erster Linie auf die Selektion jener Strukturen des Bewegungssegmentes, die im anliegenden Falle Hauptträger der functio laesa sind. Mit zunehmenden Fortschritten in der Erkenntnisfindung und hier vor allem bei neurophysiologischen und biokybernetischen Problemen, hat sich auch das ursprüngliche Modell Bewegungssegment als zu eng erwiesen, da nicht nur Diskus, Wirbelgelenk oder Ligamente als Störungsträger zu betrachten sind. Praktisch alle weiteren segmental zugehörigen Strukturen, etwa Muskulatur, Bindegewebe, vaskuläres System, etc. müssen ebenfalls in entsprechende Überlegungen einbezogen werden. *Gutzeit* hat ein derart erweitertes System als Vertebron vorgestellt und wenn von peripheren Gelenken und verbundenen Strukturen die Rede ist, kann die entsprechende Funktionseinheit in analoger Weise als Arthron bezeichnet werden.
Über die strukturellen Aspekte des Vertebrons oder Arthrons hinaus gilt es aber auch, die informationellen und regulationsbezüglichen Zusammenhänge zu bedenken. So wie viszerokutane, viszeroviszerale, viszerovertebrale bzw. vice versa Reflexabläufe bekannt sind, genauso stehen alle weiteren segmentalen Strukturen und Systeme *(Abb. 1)* in gegenseitiger, reflektorischer Verknüpfung. Erwähnt werden muß an dieser Stelle, daß aber nicht nur das

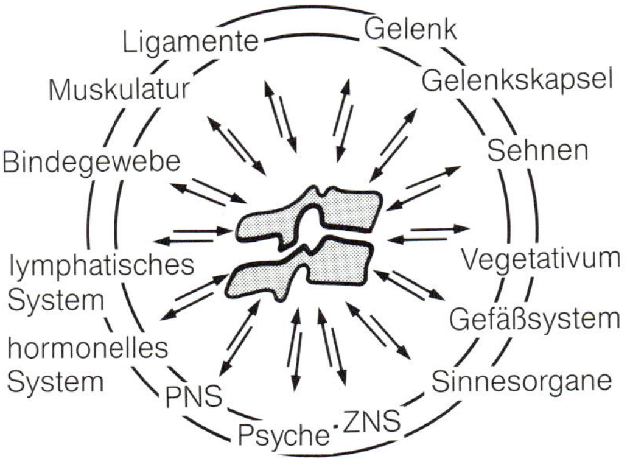

Abb. 1 Die schematisierte Darstellung des Denkmodells »Segmental-reflektorischer Komplex« will die horizontal und vertikal orientierte Reaktionsverknüpfung aller Strukturen und Systeme mit dem Bewegungssegment bzw. Vertebron versinnbildlichen.

mit segmentalen Abläufen verknüpfte Denken in horizontal orientierten Reflexzusammenhängen zu bedenken ist, sondern auch vertikal ausgerichtete Regulationsvorgänge mitwirken, wobei durch segmentüberschreitende Querverbindungen, durch die die segmentale Ordnung sprengenden Einbindungen des vegetativen Systems, über Axonreflexe und nicht zuletzt durch zentrale Einflüsse des Gammasystems aus der Formatio reticularis und dem limbischen System, die Segmentalreflektorik zusätzlich ausgedehnt und kompliziert wird. Diese fast unüberschaubare Vermaschung reagiert als segmentalreflektorischer Komplex *(Bergsmann, Eder)* in toto auf alle Irritationen. Das erklärt auch, warum je nach Vorbelastung der einzelnen Untersysteme des Komplexes Funktionsstörungen eine der Vorsensibilisierung und Ausgangslage entsprechende variable Symptomatik entwickeln können.

Als häufigste Störungsträger wirken:
Gelenke, Muskulatur, Bandscheiben und Bänder.

Für den klinischen Bereich, bzw. für den Einsatz der Manuellen Medizin, bedeutet das prinzipielle Verstehen dieser gesamten komplexen strukturellen und reflektorischen Mechanismen, den Schlüssel zum Verständnis der täglichen Realitäten. Erleichtert wird die Durchschaubarkeit und die Beurteilbarkeit des Einzelfalles durch die Tatsache, daß sich der Störungsursprung auf einige wenige stets betroffene Hauptstrukturen beschränkt und dabei je nach befallener Region weitere Präferenzen gegeben sind. Während z.B. im Lumbalbereich diskogene Krankheitsentwicklungen vorherrschen und radikuläre Sensationen häufig sind, haben diese in der Zervikalregion nur eine ganz untergeordnete Bedeutung. Störungen der Gelenkfunktion dominieren in der Symptomatik der Halswirbelsäule und spielen bei Lumbalsyndromen eine geringere Rolle. Ligamentäre und muskuläre pseudoradikuläre Pathomechanismen, aber auch reflektorische Auslöser oder entzündliche Vorgänge, lassen sich, ihrer Häufigkeit und Regionsbezüglichkeit nach ebenso zuordnen. Das Wissen um solche Gegebenheiten schafft mithin erst die Voraussetzung für den Einsatz der Chirotherapie, die ihrerseits einen genau abgegrenzten Indikationsbereich besitzt. Als zweiter ideologischer Merksatz steht demzufolge:

> Ohne Beherrschung der Wirbelsäulennosologie
> bleibt Chirotherapie auf Zufallserfolge beschränkt.

Die gesamte vorgegebene Materie bildet des weiteren den Boden für das den Patienten stets am meisten belastende Hauptsymptom, und das ist zweifelsohne das Schmerzgeschehen in seinen verschiedenen Varianten. An dieser Stelle wäre gleich vorwegzunehmen, daß Schmerzen an sich nicht nur Reaktionen auf schädigende Reize darstellen, sondern daß sie darüber hinaus eine Eigenpathotrophie besitzen, die rückwirkend das betroffene System, also den ganzen segmental-reflektorischen Komplex, sensibilisieren. Um nun die Schmerzssyndrome des Bewegungsapparates besser durchschauen zu können, müssen daher im Anschluß auch jene Pathomechanismen Erwähnung finden, die jedes Schmerzgeschehen begleiten.

3. Das Schmerzgeschehen

Der ursprüngliche Sinn der Schmerzwahrnehmung
ist die protektive Wirkung

Das Auftreten von Schmerzgefühlen zeigt eine örtliche Gewebsirritation an, die durch alle Reize, unbeschadet ihrer Qualität, ausgelöst werden können, sobald diese eine bestimmte Intensität überschreiten. Wesentlich ist dabei, daß das Schmerzgeschehen nicht nur vom peripheren Geschehen abhängig ist, sondern auch durch zentrale Gegebenheiten mitbestimmt wird. Gleiches gilt für Lokalisierbarkeit und Differenzierbarkeit des Schmerzgeschehens. Hinsichtlich der Tiefenempfindung zeigt heller, klarer, scharf umrissener Schmerz eine Schädigung der Körperoberfläche an, dumpfe, drohende und unheimliche Schmerzgefühle weisen auf tiefliegende Störungen hin. Beide Schmerzqualitäten konkurrieren miteinander, ein Umstand, der therapeutisch nutzbar wäre, auf den schon *Head* Ende des vergangenen Jahrhunderts verwiesen hat, der aber leider viel zu selten praktisch verwertet wird. Das liegt wahrscheinlich »an einer Art kritischer Redlichkeit der Ärzte, welche sich diesen Effekt nicht erklären können und an der fast reflektorischen Anwendung von Narkotika bei starken Schmerzen« *(Hoff)*.

Die häufigste und wichtigste Schmerzart
des Bewegungsapparates ist der Rezeptorenschmerz.

Ausgangspunkte sind die ubiquitären Nozizeptoren, die sogenannten freien Nervenendigungen. Über dünne myelinisierte A-Deltafasern vermittelte Signale imponieren dabei als Erstschmerz mit hellem, scharfem oder schneidendem Charakter. Via dünne, marklose aber langsam leitende C-Fasern aufsteigende Reize lösen den dumpfen, tiefen, schlecht lokalisierbaren Zweitschmerz aus. A-Delta-Nozizeptoren konzentrieren sich demzufolge besonders in der Haut, die zu den C-Fasern gehörigen in den tieferen Strukturen des Bewegungsapparates und in inneren Organen.

3.1 Nozizeption und Reaktion

> Schmerzen sind Signale zur Schadensmeldung – das gilt auch für therapeutische Belange.

Die erste Station der aufsteigenden Nozizeption liegt im Hinterhorn. Hier, im ersten Verrechnungszentrum, wo auch aus allen anderen Rezeptoren (Mechano-, Thermo-, Propriorezeptoren) einlaufende Afferenzen gesammelt und integriert werden, entscheiden einerseits die eintreffende Reizintensität der Nozizeption, andererseits absteigende hemmende Impulse aus höheren Steuerebenen, ob eine Weiterleitung erfolgt. Da die Schmerzschwelle selbst deutlich höher liegt als die Erregungsschwelle der Nozizeptoren, bewirkt erst die räumliche und zeitliche Summierung im zentralen Nervensystem eine Schmerzwahrnehmung. Schon aus diesem Grund sollte man den Nozizeptorenbegriff nicht mit der zu einfachen Formulierung Schmerzrezeptor abtun. Nozizeptoren dienen, wenn schon verallgemeinert werden soll, primär der Schadensmeldung. Bei zunehmender Reizintensität steigt dann die Frequenz der Aktionspotentiale des Nozizeptors linear im Sinne einer Intensitätskodierung an, bis der Schmerzschwellenwert überschritten wird. Zusätzlich ist zu bedenken, daß jeweils viele afferente C-Fasern ein Hinterhornneuron ansprechen, damit zur Reizsummation beitragen (Konvergenzprinzip) und darüber hinaus auch das Erregungsniveau auf spinaler Ebene nur langsam abklingt, ein Vorgang, der als Korrelat der Schmerznachempfindung anzusehen ist. Wesentlich für therapeutische Überlegungen erscheint der Umstand, daß bereits im Hinterhorn die ersten hemmenden Mechanismen ablaufen, die teils über absteigende Bahnen aus dem periaquäduktalen Grau, dem Locus caeruleus, den Raphekernen und der Formatio reticularis vermittelt werden, aber auch durch afferente Stimulation zustande kommen können. Dazu wird vermutet, daß zum Beispiel die periphere therapeutische Stimulation über Mechanorezeptoren und A-Beta-Fasern die spinale Aktivität anregt, die nach Eintreffen in periaquäduktalem Grau wiederum über absteigende Signale die Schmerzhemmung bewerkstelligt.
Im Hinblick auf die zwar nicht unwidersprochene, aber bis heute kaum ersetzbare Gate-control-Theorie des Schmerzgeschehens wäre einzufügen, daß therapeutische Stimulierungen über dicke myelinisierte Fasern das »Tor für Schmerzen« auch direkt im Hinterhorn selbst schließen sollen, *(Abb. 2)*.
Die im Zentralnervensystem aufsteigende nozizeptive Information, die nach Umschaltung auf das zweite Neuron im Hinterhorn über den Vorderseitenstrang der Gegenseite verläuft (Tractus spinothalamicus und spinoreticularis), erreicht teils direkt, teils multisynaptisch zuerst die Gehirnstammumschaltebene, aus der affektive und emotionale Reaktionen resultieren und schließlich die kortikalen Zentren, die das nozizeptive Signal zum bewußten Schmerzerlebnis machen.

> Die Stärke des Schmerzerlebnisses hängt auch von der zugemessenen Bedeutung ab.

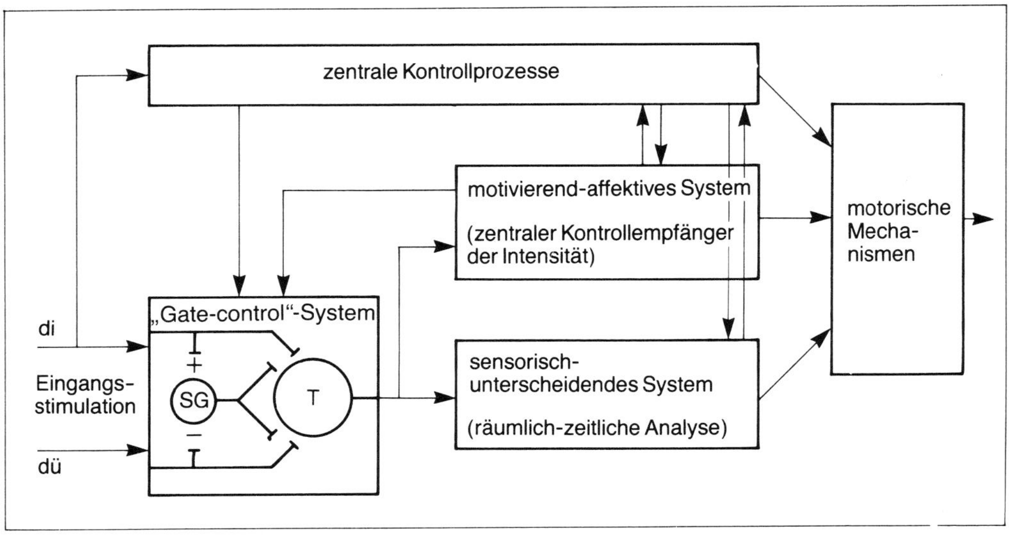

Abb. 2 Schaltbild der Gate-control-Theorie von *Melzack* und *Wall.* (Lehrbuch der Reflextherapie. Hippokrates Verlag, Stuttgart 1986, aus *Tilscher, H.* und *Eder, M.)*

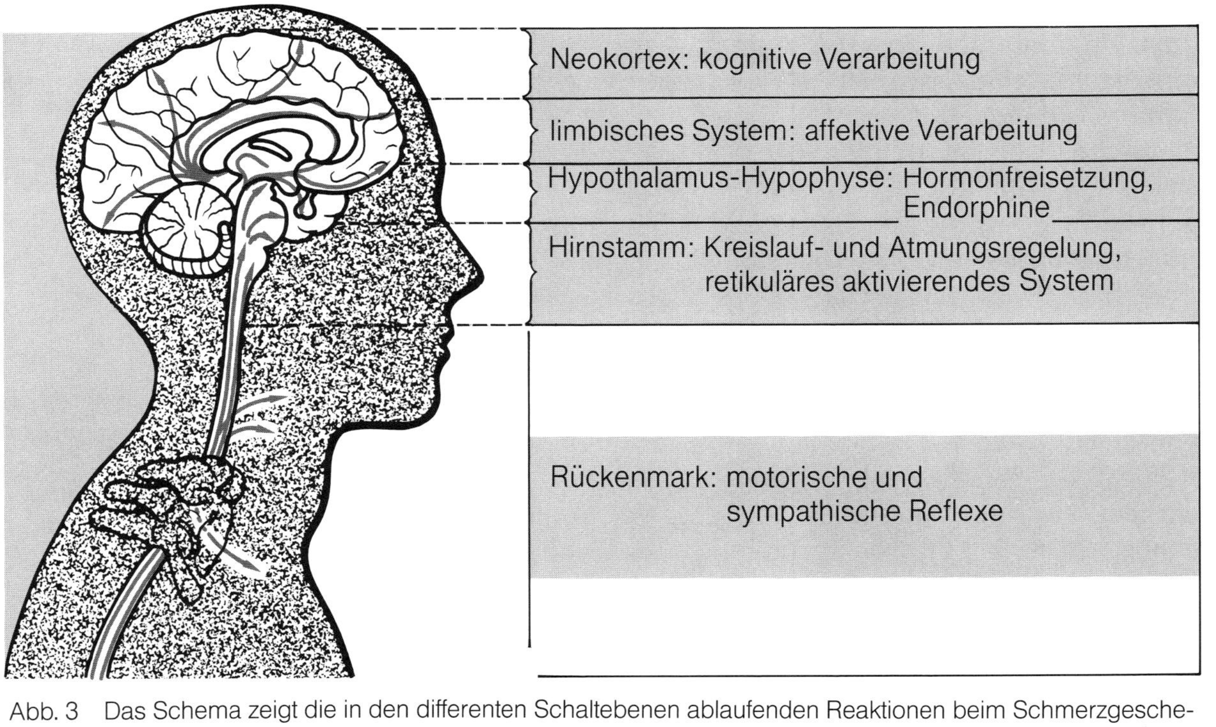

Abb. 3 Das Schema zeigt die in den differenten Schaltebenen ablaufenden Reaktionen beim Schmerzgeschehen (nach *Zimmermann).*

Auf diesen höheren Schaltebenen differenziert sich das Schmerzgeschehen in die situationsgebundenen, verschieden vordergründig in Erscheinung tretenden psychischen Schmerzdimensionen, die

- sensorisch-unterscheidende
- motivierend-affektive und
- kognitiv abwägende

Qualitäten beinhalten. Hier entwickeln sich auch die seelisch-körperlichen Rückkoppelungen, die über zentrifugale Aktivitäten das primäre Schmerzgeschehen fördernd oder hemmend beeinflussen und über vegetative Begleiterscheinungen, Emotionen und kortikal psychische Reaktionen, das klinische Bild variieren, *(Abb. 3)*.

Chronische Schmerzen verändern die psychische Grundsituation oft in Richtung depressiver Verstimmungszustände.

Wesentlich für die Gestaltung der klinischen Symptomatik sind aber schon jene spinalen Umschaltungen der Nozizeption auf das zweite Neuron im Hinterhorn, die direktive Verbindung zum motorischen Vorderhorn eröffnen und nicht zuletzt diejenigen, die das sympathische Kerngebiet im Seitenhorn anspeisen.

3.2 Die Bedeutung algetischer Substanzen

Algetische Substanzen bestimmen maßgeblich die Schmerzintensität.

Die Erregungsübertragung selbst wird in allen Abschnitten durch biochemische Reaktionen gesteuert, die schon deshalb praktisches Interesse erwecken, weil einerseits Verlauf und Intensität des Schmerzgeschehens von diesen Reaktionen abhängen, andererseits hier auch schmerztherapeutische Maßnahmen angreifen.
Bereits im Bereiche der Nozizeptoren wirkt das umgebende Mikromilieu auf die Erregbarkeit ein. Bei erhöhter Freisetzung bestimmter körpereigener Substanzen wie KCl, H^+ Ionen, Serotonin, Bradykinin und Prostaglandinen kommt es zur Stimulierung der Erregungsbereitschaft, wobei gleichzeitig in Erinnerung gerufen werden muß, daß diese Stoffe ja auch an Entzündungsvorgängen maßgeblich beteiligt sind. Bei hoher Konzentration wirken die erwähnten algetischen Substanzen, wie der dafür gewählte Name schon aussagt, schmerzerregend, in unterschwelliger immer noch sensibilisierend, so daß die Schwelle der Nozizeption für Reize (z.B. thermische, mechanische) absinkt, *(Abb. 4)*.

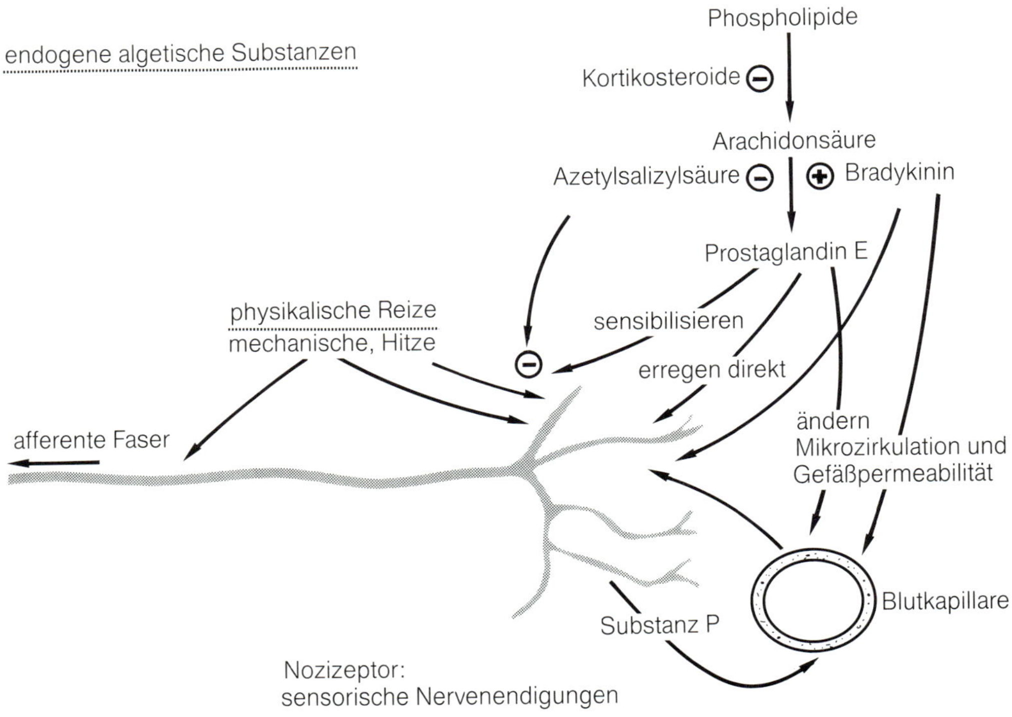

Abb. 4 Algetische Substanzen erregen und sensibilisieren die Nozizeptoren (nach *Zimmermann)*

Die Hemmung der für diese Abläufe entscheidenden Prostaglandinsynthese, ist durch die Gabe nichtsteroidaler Antirheumatika (NSAR) zu erreichen, eine Maßnahme, die millionenfach täglich therapeutich genützt wird, beim Andauern des Reizgeschehens (z.B. Functio laesa!) aber nur temporär Erleichterung bringen kann.

3.3 Zum pseudoradikulären Schmerz

> Pseudoradikuläre Schmerzen sind ein Resultat der reflektorischen Schmerzverarbeitung. Ihr Haupteffektor ist die Muskulatur.

Wie schon erwähnt, stellt der Rezeptorenschmerz, der am Entstehungsort empfunden wird, den Hauptanteil am Schmerzgeschehen des Bewegungsapparates. Da aber auch ihm Ausstrahlungstendenzen zugeschrieben werden müssen, die vielfach segmentalen Ausbreitungsgebieten ähneln, wurde er und wird er gelegentlich noch heute mit radikulären Schmerzmechanismen verwechselt. Dabei hat *Kellgren* schon 1938 zur Differenzierung beigetragen, als er nachwies, daß die Reizung verschiedener paravertebraler Strukturen (Gelenke, Bänder, Muskulatur) mittels Injektionen von hypertoner Kochsalzlösung, einen segmentähnlichen Ausstrahlungsschmerz hervorrief. Erhärtet wurden seine Versuchsergebnisse von *Taillard,* der identische Experimente bei gleichzeitiger Wurzelblockade mit einem Lokalanästhetikum durchführte, um den Einwand einer für die Ausstrahlung verantwortlichen Mitirritation der Nervenwurzeln zu entkräften. Später hat dann der bekannte Neurochirurg *Cloward* ähnliche Beobachtungen bei Diskographien beschrieben und so ebenfalls zur Erkenntnisfindung bei Ausstrahlungsschmerzen beigetragen. Auf *Brügger* (1962) geht schließlich die Benennung dieser Schmerzform als pseudoradikulär zurück, ein Ausdruck, der nicht unwidersprochen geblieben ist, der aber nach Meinung der Autoren ruhig beibehalten werden kann, weil dieser Terminus das radikuläre Schmerzbild deutlich abtrennt.

Pseudoradikuläre Syndrome unterscheiden sich von radikulären hauptsächlich durch das Fehlen von neurologischen Ausfallserscheinungen.

Das Wesentliche der pseudoradikulären Symptomatik liegt darin, daß sie praktisch die gesamte Reizbeantwortung auf die eingetretene Nozizeption beinhaltet und deshalb als Repräsentationsmodell der Schmerzäußerung und begleitender Pathomechanismen am Bewegungsapparat bestens geeignet erscheint.
Wie schon angesprochen, wirkt die Nozizeption nach Umschaltung im Hinterhornkomplex, vereinfacht ausgedrückt, auf drei Wegen als Nozireaktion weiter:

- Über die Vorderseitenstrangbahnen zu Hirnstamm und Kortex,
- via Seitenhorn auf das sympathische Kerngebiet und
- durch direkte Umschaltung auf das motorische Vorderhorn *(Abb. 5).*

Diese Direktschaltung zu den Motoneuronen des Vorderhorns bedingt, daß neben der Schmerzwahrnehmung via Kortex, als erste Begleitreaktion der Nozizeption eine segmentale Tonuserhöhung eintritt. Bei anhaltenden Reizen entgleisen die Rückkoppelungsmechanismen mit dem Gammasystem, die Tonuserhöhung eskaliert zum Hypertonus und Hartspann mit konsekutiver Hypoxämie und schließlichen Strukturschäden im Sinne der Myotendinopathie. Eingebunden in diese Entwicklung wirken die vom sympathischen Kerngebiet ausgehenden Efferenzen, über Gefäßsystem und Kapillarfiltra-

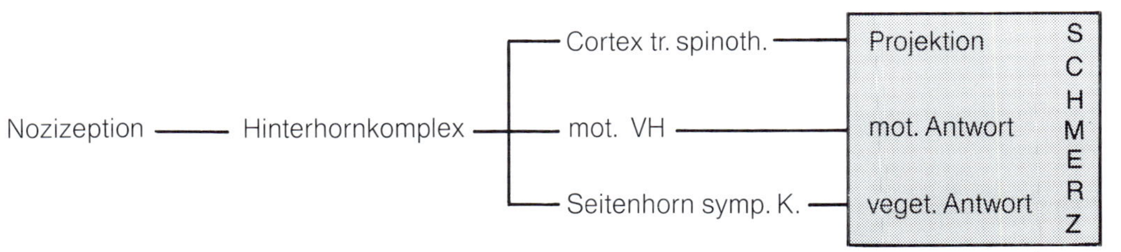

Abb. 5 Das aktuelle »Schmerzbild« ist das Resultat der variablen Mischung gestaltender Einzelkomponenten (Projektion, muskuläre und vegetative Nozireaktion)

tion, mit Veränderungen des segmentalen Kolloidzustandes und Bindegewebsmilieus (Schmerzchemismus!), am Symptomenaufbau mit.
Die ursprünglich segmental beschränkte muskuläre Reaktion greift infolge der meist multisegmentalen Muskelinnervation und durch das Eingebundensein der Muskeltätigkeit in Funktionsketten auf benachbarte Myotome über, wobei die Richtung der Hartspannentwicklung eine unscharfe Pseudoradikularität wahrt.
Bei lange bestehender Krankheitsdauer kann sich auf diesen Wegen eine Systematisierung, ja schließlich und endlich eine Generalisierung der Symptomatik entwickeln, ein Vorgang der in die Überlegungen zur Ausbildung des sogenannten Weichteilrheumatismus einbezogen gehört.

3.4 Triggerpunkte

> Triggerpunkte sind ein Ergebnis
> der chronifizierten muskulären Nozireaktion.

Auch die von verschiedenen Autoren als muskulofasziale Triggerpunkte bezeichneten, druckempfindlichen Irritationsstellen im Einzelmuskel, mit typischen zugehörigen Ausstrahlungszonen, dürften auf die vorerwähnten Pathomechanismen zurückzuführen sein. Nach *Travel* und *Simons,* die sich mit den Triggerpunktproblemen in extenso beschäftigt haben, soll es vor allem dann über die lokale Druckschmerzhaftigkeit hinaus zu fortgeleiteten Schmerzen kommen, wenn im irritierten Muskel viele Fasern von der Überspannung betroffen sind. Des weiteren wird je nach Aktivitätsgrad zwischen latenten Triggerpunkten, die erst bei deutlicher Punktreizung (Nadel oder starker Druck) Ausstrahlungen zeigen und aktiven Triggerpunkten, die bereits anläßlich physiologischer Belastungen fortgeleitete Schmerzen in den Referenzzonen auslösen, unterschieden. Für therapeutische Überlegungen wichtig ist der Umstand, daß Triggerpunkte ein gewisses Autonomisierungsbestreben besitzen und bei längerem Bestehen, auch nach Ausschalten der primären Verursacher, schmerzerhaltend weiterwirken.

3.5 Die Schmerzprojektion

Die Erforschung der Projektionsschmerzen geht auf *Head* (1889) zurück, der die nach ihm benannten hyperalgetischen Zonen als stereotype Muster von Organerkrankungen nachweisen konnte. Die Erklärung dafür, die auch heute noch Geltung besitzt, kam allerdings erst viele Jahre später aus der Neurophysiologie und man nimmt an, daß das gemeinsame Einströmen der Afferenzen aus den verschiedensten Körperstrukturen ins Hinterhorn bzw. die

Weiterleitung der nozizeptiven Signale über den Tractus spinothalamicus bis zum Kortex dort eine Wahrnehmungstäuschung hervorruft, die darauf zurückgeht, daß die Haut als Angriffspunkt der meisten Reize in den kortikalen Zentren am stärksten repräsentiert wird. Das bedeutet, daß alle eintreffenden Schadensmeldungen entsprechend der segmentalen Ordnung in zugehörige Regionen projiziert empfunden werden. Die Untersuchungen von *Head,* die auf Zusammenhangsfragen zwischen Organen und Hautzonen beschränkt waren, brachten wegen der multisegmentalen Organversorgung klarerweise keine gleich erkennbaren Analogien für entsprechende monosegmentale Projektionen aus den Strukturen des Bewegungsapparates. Hält man sich allerdings vor Augen, was über Reiz und Reizbeantwortung bzw. Schmerzentstehung und -empfindung bereits gesagt wurde, so wird ohne weiteres klar, daß hauptsächlich die metamere Ordnung und der Umstand der Mono- oder Plurisegmentalität der nozizeptiven Signale für die Ortung der Schmerzausgangspunkte und die Ausstrahlungs- bzw. Projektionsschmerzempfindung maßgeblich sind.
Prinzipiell gesehen müssen auch radikuläre Schmerzen bezüglich Lokalisierbarkeit und Ausstrahlungsmechanismen ähnlich interpretiert werden. Voraussetzung für ihr Auftreten, bzw. jenes echter Neuralgien, ist die Schädigung der Leitungsbahnen zwischen Rezeptor und Synapse.
Solche Ereignisse bewirken im peripheren Körperbereich echte Neuralgien, oder, wenn es prolapsbedingt im Foramen intervertebrale geschieht, die radikuläre Läsion, die je nach Ausdehnung und Lage der Kompressionsmassen sensorische, motorische, aber auch kombinierte Läsionen verursacht. Erst lang anhaltende Dauerkompressionen, wie sie etwa beim erwähnten Bandscheibenvorfall im Foramen intervertebrale, oder beim Karpaltunnelsyndrom zur Wirkung kommen, führen zur Faserentartung, die dann die Eigenschaften sensorischer Rezeptoren annehmen. Der bei langer Kompression resultierende Leitungsblock schädigt zuerst die myelinisierten Fasern, vorwiegend der Gruppe A-Delta, mit Ausfall der Tast- und Berührungswahrnehmung unter gleichzeitiger Steigerung der nozizeptiven Afferenzen, eine Kombination, die eine besonders unangenehme Schmerzform aufbaut.

Das Charakteristikum radikulärer Syndrome ist die Defizitsymptomatik (Hypalgesie, Reflexausfälle, Paresen).

Einfache muskuläre Verspannungen, wie sie gelegentlich noch immer als Erklärungsversuch für die Irritation peripherer Nerven, somit als Neuralgieursache angegeben werden, etwa bei der sogenannten Okzipitalneuralgie (die schon aus anatomischen Gründen meist keine echte Neuralgie ist!), führen hingegen nicht zu den erwähnten Schädigungen.
Der radikuläre Schmerz wird nicht am Ort der Kompression empfunden, sondern ins distale Ausbreitungs- bzw. Versorgungsgebiet projiziert. Auch hier kommt es zur bereits erwähnten Fehlinterpretation, so als ob die afferenten Signale aus den zugehörigen, peripheren Rezeptoren kommen würden. Bei der Kompression von Spinalwurzeln richtet sich die Schmerzempfindung genau nach der segmentalen Ordnung. Sensorische Ausfälle wirken sich

daher nur im entsprechenden Dermatom, oder motorische nur in den Muskeln des Myotoms aus. Für segmentdiagnostische Überlegungen von Bedeutung ist der Umstand, daß bei der Nadeluntersuchung der Dermatome nur das Algesieverhalten streng segmentgebunden gefunden werden kann, denn die Oberflächenempfindlichkeit der Haut und solcherart entstandene hypästhetische Zonen sind durch überlappende Versorgung unscharf begrenzt. Darüber hinaus treten Dysästhesien auch bei pseudoradikulärer Symptomatik in Erscheinung, hypalgetische Zonen findet man hingegen nur bei echten radikulären oder peripheren Läsionen, als Ausdruck des Leitungsblocks.

3.6 Die vegetative Reizbeantwortung

Die Einbindung des Vegetativums in die Abläufe des Schmerzgeschehens wurde bereits im Zusammenhang mit der Vorstellung des peusdoradikulären Symptomenaufbaues kurz erwähnt. Aber nicht nur dabei, sondern praktisch bei allen Schmerzformen sind vegetative Begleiterscheinung gegenwärtig und müssen auch therapeutische Berücksichtigung finden. Um diese nicht leicht durchschaubaren Reaktionen verständlicher zu machen, sollten zumindestens einige Sätze die anatomischen Gegebenheiten skizzieren.
Von der sympathischen Kernsäule des Seitenhorns, die sich von C 8 bis L3 erstreckt, verlassen sympathische Efferenzen über das Vorderhorn und markhaltige präganglionäre Fasern das Rückenmark und ziehen als Rami communicantes albi zu den Grenzstrangganglien, wo sie teilweise umgeschaltet werden und als postganglionäre Fasern über die Rami communicantes grisei zurück zum Spinalnerv oder mit peripheren Nerven weiter zu Erfolgsorganen gelangen, bzw. auch über die Adventitia der Gefäße die Peripherie erreichen. Während die Rami communicantes albi für die Versorgung mehrerer Segmente zuständig sind, zeigen die Rami communicantes grisei ein segmentgebundenes Verhalten, ein Umstand, der dazu beiträgt, daß diese Fasern, die im Ramus dorsalis des Spinalnervs weiterziehen, über die segmentale Bindegewebsbeeinflussung in segmentdiagnostische Überlegungen hineinspielen. Erschwerend für die Durchschaubarkeit sympathischer Aktivitäten ist die Ungültigkeit des *Bell-Magendie*-Gesetzes für das Vegetativum, denn sowohl afferente wie auch efferente Fasern benutzen Vorder- und Hinterhörner, um mit dem Rückenmark in Kontakt zu treten, das heißt, daß bei weitem nicht alle sympathischen Fasern über den Grenzstrang laufen. Bezüglich der Schmerzthematik wäre noch besonders zu vermerken, daß afferente sympathische Fasern ebenfalls in der Lage sind, Schmerzempfindungen zu vermitteln.
Bei Erwähnung der peripheren Schmerzvermittlung bleibt noch anzuführen, daß in den dafür hauptsächlich vorgesehenen C-Fasern nicht nur nozizeptive Afferenzen laufen, sondern diese auch efferente sympathische Signale vermitteln. Aus alldem wird klar, daß schon von der anatomischen Konzeption her speziell das sympathische System mit allen ablaufenden Schmerzmechanismen verwoben ist. Der thematisch relevante Angriffspunkt der sympathischen Efferenzen ist das Gefäßsystem, also Durchblutungsgröße,

Kapillarfiltration und Quellungs- bzw. Kolloidalzustand des betroffenen Bindegewebes.

> Die vegetative Reizbeantwortung wirkt als Katalysator im Syndromaufbau.

Auf einen einfachen Nenner gebracht, läßt sich sagen, daß die vegetative Komponente der Schmerzgestaltung in drei Phasen abläuft.

1. Als erstes bewirkt die Nozizeption über die anlaufende Sympathikusaktivierung im zugehörigen segmentalen Bereich über die veränderte Durchblutungsgröße eine Verquellung des Bindegewebes.
   Außerdem ziehen wie bereits aufgezeigt, in den die nozizeptiven Afferenzen führenden C-Fasern auch efferente sympathische Signale zum Reizgebiet und verändern dort das Mikromilieu.
2. Die damit eingeleitete zweite Stufe der sympathischen Nozireaktion wird durch die bekannten freiwerdenden algetischen Substanzen, aber auch durch die Neurotransmitter des Sympathikus (Adrenalin, Noradrenalin) im Sinne einer weiteren Erregungsförderung und Herabsetzung der Schmerzschwelle begünstigt. Eine so gestartete Regelkreisentgleisung

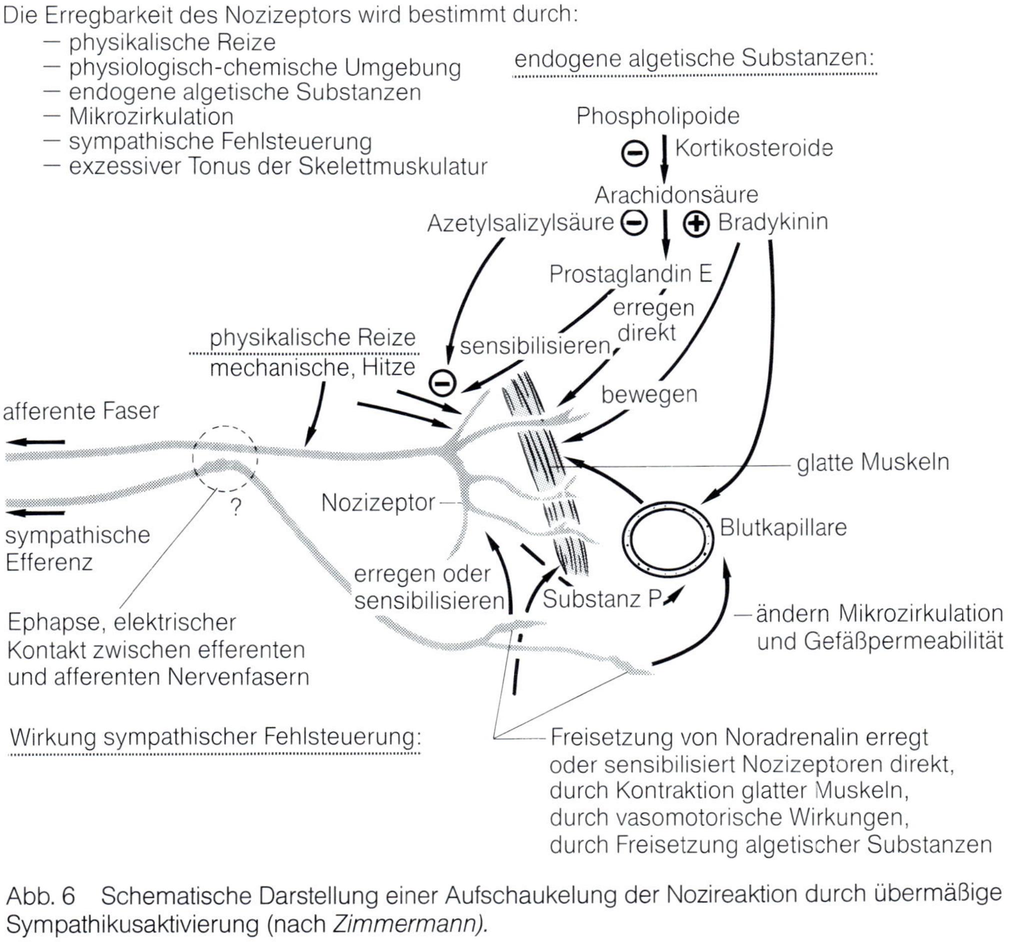

Abb. 6 Schematische Darstellung einer Aufschaukelung der Nozireaktion durch übermäßige Sympathikusaktivierung (nach *Zimmermann).*

über ablaufende positive Feedbacks, läßt das Geschehen sowohl der Intensität nach, als auch dimensionsmäßig eskalieren. Die segmentüberschreitende und quadrantenorientierte Entwicklung der sympathischen Stimulation trägt schließlich und endlich auch zur Verwischung und Ausbreitung der ursprünglich segmental gebundenen Pathomechanismen bei, *(Abb. 6)*.

3. Die dritte und intensivste Stufe der vegetativen Schmerzbegleitreaktion bleibt stärksten und dramatischen Nozizeptionen vorbehalten. Sie ist der Alarmreaktion des Adaptationssyndroms nach *Selye* gleichzusetzen.

Nach Vorstellung des ideologischen Grundmodells und integrierter Schmerzmechanismen werden im folgenden Buchabschnitt das Störungspotential der einzelnen Strukturen des Vertebrons bzw. Arthrons und des weiteren die diagnostischen und therapeutischen Konsequenzen aufgezeigt.

4. Die Störungen des Achsenorgans

Die menschliche Wirbelsäule wird nicht von ungefähr als Achsenorgan bezeichnet und dieser Terminus erscheint durchaus berechtigt, wenn man Organe als Zusammenschluß differenter Strukturen zu einer Funktionsgemeinschaft definiert. Daraus ergibt sich, daß im Störungsfalle zwar ein oder mehrere Partner dieses Funktionsverbundes in verschieden hohem Ausmaß die Pathogenese und den Krankheitsverlauf bestimmen werden, daß aber andererseits immer das Organ als Ganzes funktionell betroffen ist. Für das Organ Wirbelsäule bedeutet dies sinngemäß, daß man wohl von diskogenen, arthrogenen, ligamentären oder muskulären Syndromen sprechen kann, um damit sozusagen die pathogenetische Führungsstruktur in den Vordergrund zu rücken, darüber hinaus jedoch nicht vergessen werden sollte, die mitlaufende Funktionsbeeinträchtigung der »Nebenstrukturen« zu beachten, da auch hier, im Zuge einer länger dauernden Reizaussetzung, sekundäre Reizzentren entstehen können. Solchen Entwicklungen begegnet man auf Schritt und Tritt und um nur ein typisches Beispiel zu nennen, seien Wurzelkompressionssyndrome bei Bandscheibenvorfällen angeführt. Hier steht die diskogene Komponente so deutlich im Vordergrund, daß pathologische Begleitmechanismen, die das Vertebron an verschiedenen Stellen tangieren und die Symptomatik mitbeeinflussen können, oft zuwenig Beachtung finden. Dies führt häufig dazu, daß nach Laminotomien bestehenbleibende, oder neuerlich auftretende Ausstrahlungsbeschwerden nicht als pseudoradikulär erkannt, sondern wiederum als radikulär interpretiert werden. Aus dieser Einstellung heraus resultieren gar nicht so selten unnötige und klarerweise erfolglose Reoperationen. Um Mißverständnisse zu vermeiden, sei aber ausdrücklich vermerkt, daß radikuläre Irritationen bei echten Rezidiven, oder nicht aufgedeckten Doppelprolapsen etc., sicherlich ebenfalls vorkommen, und selbstverständlich eventuell einer weiteren Operation bedürfen.
Alle Überlegungen zur Ätiopathogenese und Krankheitsentwicklung von schmerzhaften Störungen des Bewegungsapparates müssen folgerichtig stets berücksichtigen, daß kein übertriebenes monokausales Denken aufkommt. Die nachfolgenden Ausführungen zur Störungspotenz der wichtigsten Strukturen des Vertrebrons bzw. Arthrons sind in diesem Sinne aufzufassen und nur aus didaktischen Gründen in Einzelkapitel separiert.

Die Summe der Struktursymptome ergibt das klinische Bild.

4.1 Die Bandscheibe und ihr Störungspotential

Die menschliche Bandscheibe ist eine echte Synchondrose und für den Bewegungsspielraum der Wirbelsäule von wesentlicher Bedeutung. Der histologische Aufbau reiht die Bandscheibe als bradytrophes Gewebe ein, eine Strukturqualität, die überall dort auftritt, wo Gewebe einer dauernden Druckbelastung unterliegen und mechanisch-dynamischen Kräften ausgesetzt sind. Da bradytrophes Gewebe nicht vaskularisiert ist, muß der Stoffwechsel über Diffusionsvorgänge erfolgen, die einem langsamen Pumpmechanismus gehorchen. Bei Entlastung nimmt dabei die Bandscheibenflüssigkeit mit niedermolekularen Inhaltsstoffen zu, unter Belastung kommt es zum gegenteiligen Verlauf. Die Gefäßlosigkeit des Discus intervertrebralis läßt des weiteren Alterungsvorgänge bereits unmittelbar nach der Geburt beginnen und kontinuierlich bis zum Tode verlaufen. Diese schicksalhafte regressive Involution besitzt im dritten bis vierten Lebensdezennium ihre größte pathogenetische Potenz. Form- und Elastizitätsverlust betreffen dabei sowohl den Nucleus pulposus, den aus schleimiger Grundsubstanz bestehenden Bandscheibenkern, als auch den Anulus fibrosus, einen aus sehnigem straffen Bindegewebe und Faserknorpel aufgebauten, den Kern umschließenden Faserring. Degenerationsvorgänge verändern außerdem die hyalinknorpeligen Abschlußplatten, die den Diskus zu den Wirbelkörpern hin begrenzen. Im Zuge des Involutionsgeschehens kommt es aus dem Mißverhältnis von strukturdynamischem Leistungsvermögen und funktionsmechanischer Belastung bzw. Überlastung zu verschiedenen pathomorphologischen Veränderungen der Bandscheibe. Die normale, ständig vorhandene Sprengkraft der gesunden Bandscheibe sorgt bei gleichzeitiger Straffung des verbindenden Bandapparates für die weitgehend konstante Distanz zweier Wirbelkörper. Man spricht dann vom gesunden diskoligamentären Spannungsausgleich, einem wichtigen Mechanismus zur Beibehaltung des elastisch flexiblen Bewegens aus verschiedenen Wirbelsäulenpositionen heraus. Die im Rahmen der altersbedingten Dehydratation entstehende verminderte Bandscheibenhöhe führt zur Entspannung des Bandapparates und zur Störung des angeführten diskoligamentären Gleichgewichtes.
Degenerative Veränderungen in diesem Bereich, im Sinne der Osteochondrose und Spondylose, bedeuten folglich auch einen Versuch zur Selbststabilisierung durch Verbreitern der Auflageflächen und somit wesentlich mehr als der Ausdruck Degenerationsgeschehen vermuten läßt.

Die pathogenetische Brisanz der Bandscheibe liegt in ihrem dorsalen und dorsolateralen Anteil.

Veränderungen am ventralen Diskusanteil bewirken an den vorderen Wirbelkörperecken die bekannten Zacken und/oder spangenförmigen Gebilde, die als Spondylose bezeichnet werden. Die Degeneration des Diskus selbst wird als Chondrose und zusätzliche sklerosierende Prozesse an den hyalinknorpeligen Abschlußplatten werden als Osteochondrose bezeichnet. Pathogene-

tisch bedeutungsvoller ist jedoch das mit der Involution verbundene »innere Derangement« des Diskus, welches eine Gefügelockerung im Bewegungssegment bis zum Ausmaß einer Pseudospondylolisthesis nachziehen kann, eine Entwicklung, die den regionären Gelenk- und Bandapparat schwer belastet. Jener Zustand aber, der das Kapitel Bandscheibenpathologie hauptsächlich mit der Klinik verbindet, sind Rißbildung und Auffaserung im dorsalen Anteil des Anulus fibrosus und das Austreten von Pulposusmaterial, der sogenannte Bandscheibenprolaps. Im dorsalen Bereich kann das nach außen dringende Bandscheibengewebe mit neuralen Elementen direkten Kontakt nehmen und klinisch relevante Reizungen auslösen.
Prolapse, die das reichlich mit neuralen Elementen bestückte hintere Längsband treffen, imponieren im Lendenwirbelsäulenbereich als Lumbago, in der Zervikalregion unter Umständen sogar als medulläre Schädigung. Beim dorsolateralen Vordringen ins Foramen intervertebrale können Prolapse in allen Etagen eine Wurzelkompression bedingen. Diese Pathomechanismen laufen am häufigsten in jenen Regionen der Wirbelsäule ab, die funktionsmechanisch die größten Belastungen verkraften müssen. Eine eindeutige Spitzenposition nehmen diesbezüglich die beiden kaudalsten Bandscheiben ein. Das nachfolgende Blockschema zeigt die Häufigkeitsverteilung von Diskusprolapsen, *(Abb. 7)*.
Eigenkräfte der Muskulatur sind aber letztlich das entscheidende dynamische Element, das zur Rißbildung und zum Auspressen des Pulposusmaterials führt. So verwundert es nicht, daß Tätigkeiten, die den muskulär abgesicherten und schützenden diskoligamentären Spannungsausgleich stören, für die Entwicklung diskogener Syndrome mitverantwortlich sind. Dieser negative Einfluß kann sowohl von schweren und zusätzlich falsch ausgeführten körperlichen Arbeiten oder sportbedingten Überlastungen ausgehen, andererseits aber auch aus sitzender, sogenannter leichter Arbeit, über ständige Kyphosierung und mitlaufende Balancestörungen des regionären Muskelkorsetts, erwachsen (Handarbeiten, Schreibtätigkeiten, Autofahren etc.) und das speziell dann, wenn eine ausgleichende körperliche Betätigung im gymnastisch-gesundheitssportlichen Sinne fehlt.
Welche gedanklichen praktischen Konsequenzen ergeben sich nun aus der vorgestellten Bandscheibenpathologie für die Chirotherapie?
Als erster auszusprechen und gleichzeitig als weiterer Merksatz aufzufassen wäre:

> Es ist unmöglich, chirotherapeutisch
> einen Diskusprolaps zu reponieren.

Wer jemals Gelegenheit hatte, einer Diskotomie beizuwohnen und demonstriert bekam, wie das Prolapsmaterial, ob sequestriert oder nicht, sich ausgebreitet hat, wie es die Nervenwurzeln anschwellen läßt und so die Raumnot im Foramen intervertebrale bestimmt, der wird sicherlich von der Vorstellung befreit sein, diese Situation durch Handgriffe rückgängig machen zu können. Bei Außerachtlassung dieser Erkenntnis oder bei Fehlinterpretation hinsichtlich der Ätiopathogenese bestimmter akuter Syndrome, könnte es

sonst geschehen, daß nach chirotherapeutischen Eingriffen gravierende Verschlechterungen des Krankheitszustandes etwa durch weiteres Auspressen von Pulposusmaterial auftreten.
Das akute Wurzelkompressionssyndrom mit schmerzreflektorischer Vollverspannung und einseitiger Haltungsverkrümmung (Haltungsprovisorium zur Weiterstellung des Foramen intervertebrale) stellt somit keine Indikation für die Handgrifftherapie dar, besonders dann, wenn keine schmerzfreie Ausgangsposition zu finden ist. Häufig möglich sind aber zarte traktorische Maßnahmen (Mobilisationen), die hauptsächlich dazu dienen, die für den Patienten schmerzärmste Einstellung in entlasteter Stufenlagerung zu finden und eventuell postisometrische Relaxationsbehandlungen zur Beeinflussung der pseudoradikulären Symptomatik.

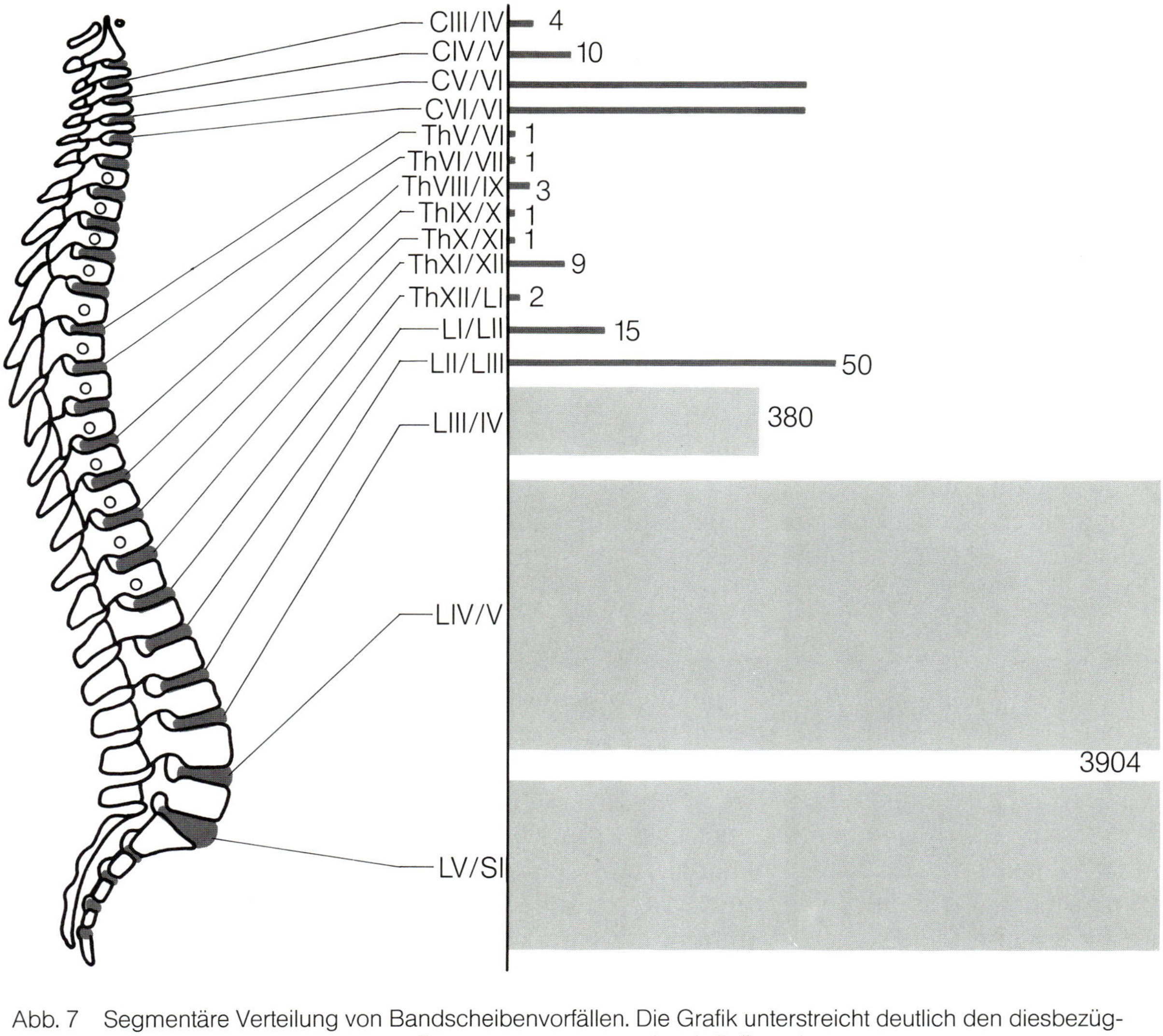

Abb. 7 Segmentäre Verteilung von Bandscheibenvorfällen. Die Grafik unterstreicht deutlich den diesbezüglichen Stellenwert der beiden untersten Bewegungssegmente (nach *Brügger).*

Nach Abklingen der Akutphase und bei protrahierten Verlaufsformen ist es hingegen durchaus möglich, die stets vorhandenen arthrogenen und muskulären Begleitbeschwerden, die das Bild zu dominieren beginnen, mit geeigneten chirotherapeutischen Techniken erfolgreich zu behandeln. Die Entscheidung über den Zeitpunkt des möglichen Einsatzes ist sehr verantwortungsvoll und verlangt einmal mehr die Feststellung, daß nur eine subtile Diagnostik dafür die Voraussetzungen eröffnet.

4.2 Die Störbarkeit der Gelenkfunktion

> Die Feststellung gestörter Arthrone respektive Vertebrone ist die eigentliche Domäne der Manuellen Diagnostik.

Dabei erscheint es wesentlich, gleich darauf zu verweisen, daß alle Gelenke des Bewegungsapparates, also nicht nur die der Wirbelsäule, entsprechenden Vorgangsweisen zugänglich sind. Während die peripheren Gelenke hinsichtlich ihrer Mechanik, Funktionstüchtigkeit oder Störungsmanifestation relativ wenig Beurteilungsschwierigkeiten bereiten, liegen die Verhältnisse beim Gelenkapparat des Achsenorgans ganz anders. Sie sind zum einen schwieriger wegen der Funktionsverschiedenheit der different ausgebildeten Gelenke der einzelnen Wirbelsäulenregionen, schwieriger aber auch wegen des gegebenen kleinen Bewegungsrahmens der Einzelsegmente.
Entsprechende Details, deren Kenntnis für Diagnostik und Therapie von Gelenkstörungen unverzichtbar sind, sollen im folgenden aufgezeigt werden. Für chirotherapeutische Überlegungen haben diesbezüglich die Funktionsanatomie einerseits und andererseits neurophysiologische Einzelheiten, die den Gelenkapparat als peripheres Steuerungsorgan der Propriozeption betreffen, vorrangige Bedeutung.
In der allgemeinen Gelenklehre findet man praktisch keine Gelenkkonstruktion, die in ihrer Bewegungsart den Wirbelbogengelenken entsprechen würde. Abgesehen von gewissen Ausnahmen im Kopfgelenkbereich sind die Wirbelbogengelenke paarig angelegt, ein Umstand, der bei Funktionsdetails insofern betrachtet werden muß, als sich speziell bei Lateroflexion und Rotation die Partnergelenke des Bewegungssegments gegenläufig verschieben, wobei die Grundbewegung eine Gleitbewegung darstellt. So versenken sich etwa die Gelenkflächen zum Beispiel der Lendenwirbelsäule ineinander bei der Retroflexion oder gleiten auseinander bei der Anteflexion, *(Abb. 8)*.
Diese Gleitbewegung entspricht dem Gleiten eines Kolbens, ein Umstand, der dazu geführt hat, den Bewegungstypus der Wirbelbogengelenke als Kolbengelenke zu bezeichnen. In lordotischen Wirbelabschnitten orientieren sich die Gelenkflächen nach dorsal mit Krümmungsachsen im Bereiche des Dornfortsatzes, in kyphotischen Regionen nach ventral mit Krümmungsachsen, die im Wirbelkörper zu liegen kämen, wobei die morphologischen Übergänge der Gelenkformen von einer zur anderen Wirbelsäulenregion

fließend sind. Erschwerend für biomechanische Überlegungen ist des weiteren die fast generell anzutreffende Inkongruenz der artikulierenden Flächen. All dies führt dazu, daß nur relativ summarische Aussagen über die Bewegungsabläufe in den einzelnen Wirbelsäulenabschnitten gemacht werden können.

Als Basis der gesamten Wirbelsäule fungiert das zwischen beiden Beckenhälften gelenkig eingebundene Kreuzbein. Bei den Verbindungsstellen, den Iliosakralgelenken, handelt es sich zwar im anatomischen Sinne um echte Gelenke, in funktioneller Hinsicht jedoch müssen die Kreuzdarmbeingelenke als Amphiarthrosen betrachtet werden, da durch die überaus straffe ligamentäre Einbindung einerseits sowie durch die hornförmig ausgebildeten und uneben gestalteten Gelenkflächen andererseits, nur ein minimaler Bewegungsraum verbleibt. Als Einmaligkeit zu vermerken ist ferner, daß es keinen Muskel gibt, der eine programmierte Bewegung dieses Gelenkes auslöst. Trotzdem besitzt das Kreuzdarmbeingelenk aus chirotherapeutischer Sicht eine wesentliche Bedeutung, denn Störungen der zwar geringen aber wichtigen Ausgleichsbewegung im Beckenring, können sich als folgenschwer für das Achsenorgan, hauptsächlich die unteren Wirbelsäulenabschnitte erweisen. Die angesprochene Ausgleichsbewegung läuft z.B. beim Gehen kontinuierlich ab und wird als Nutation (schraubige Drehung) bezeichnet, die so erfolgt, daß auf der Seite des ausschreitenden Beines die Sakrumbasis nach dorsokranial zieht, das Ilium nach vorwärts-seitlich schwenkt und dabei über das Ligamentum iliolumbale den 5. Lendenwirbel mitrotiert.

Kontralateral auf der Seite des Standbeines taucht das Sakrum nach ventrokaudal ins Becken. Sobald der aufgesetzte Fuß wieder flach auf dem Boden ist, entwickelt sich die vice versa Aktion der Gegenseite.

Die physiologische Bewegung im Iliosakralgelenk ist die Nutation.

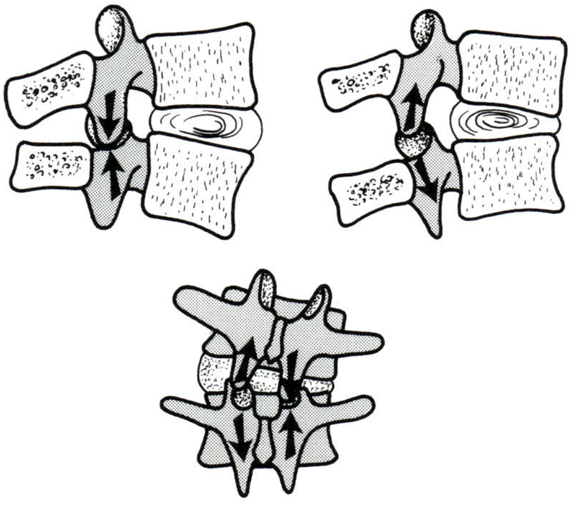

Abb. 8 Verschiebung der Gelenkflächen bei Ante-, Retroflexion und Lateroflexion (Konvergenz-Divergenz) nach *Med* und *Cihak*.

In der Lendenwirbelsäulenregion mit ihren sagittal ausgerichteten Wirbelbogengelenken dominieren Ante- und Retroflexion sowie die Seitneigung. Die Rotationsfähigkeit ist weniger ausgeprägt. Erwähnt werden muß hier die Ausnahmesituation des Segmentes L 5/S 1, in dem die artikulierenden Flächen wiederum mehrheitlich mehr frontal ausgerichtet sind. Damit weist der 5. Lendenwirbel sozusagen eine Doppelkonstruktion auf, gegenüber L 4 die übliche Sagittaleinstellung der Gelenkflächen und zum Sakrum hin die frontal orientierten.

Die ergiebigste Lateroflexion in der LWS läuft im Bewegungssegment L 4/L 5 ab, die deutlichste Retroflexion bei L 5/S 1.

Ebenfalls in der Frontalebene liegen die Gelenkflächen in der Brustwirbelsäule, mit einer in den kranialen Partien zu bemerkenden leichten Ventralneigung. Durch die in dieser Region gegebenen Verbindungen mit den Rippen, die ihrerseits jeweils mit zwei benachbarten Wirbeln und dem Processus transversarius in gelenkiger Verbindung stehen und ventral am Sternum kommunizieren, sind die Bewegungsausschläge der Brustwirbelsäule, überhaupt in ihren mittleren Partien, nur gering. Die Bewegung in der Sagittalebene dominiert.

Rotation und Seitneigung der BWS finden vorwiegend in der unteren Brustwirbelsäule bzw. dem thorakolumbalen Übergang statt.

Den größten Bewegungsspielraum weist die Halswirbelsäule auf. Abgesehen von der Kopfgelenkkonstruktion zeigen die Gelenkflächen einen von ventrokranial nach dorsokaudal gerichteten Verlauf. Die gegebene Schrägstellung der Wirbelbogengelenke bedingt bei Vor- und Rückbeugung eine Verschiebung der kranialen auf den kaudalen Wirbel. Rotation und Seitneigung sind fix gekoppelt und so ausgelegt, daß jede Seitneigung von einer gleichsinnigen Rotation begleitet wird. Die Rotation läuft in Richtung der Neigungskonkavität, das heißt Rechtsneigung bewirkt Rechtsrotation und umgekehrt. Der Maximalausschlag dieser Dynamik betrifft C 2.
Der Ausschlag der Seitneigung nimmt bis C 3/C 4 zu und dann kaudalwärts sukzessive wieder ab. Das Ausmaß der Ante- und Retroflexion hingegen zeigt eine kontinuierliche Steigerung von C2 bis C 5.

Die HWS ist der beweglichste aber auch störanfälligste Abschnitt des Achsenorgans.

Eine Separatdarstellung des Funktionsverhaltens erfordert der Kopfgelenkbereich, unter dem der Funktionsverbund Okziput-Atlas-Axis zu verstehen ist. Der hier gegebene Kardanmechanismus basiert auf einer überdurchschnittlichen Gelenkfülle. Das obere Kopfgelenk, also jenes zwischen Okziput und Atlas, besteht aus zwei anatomisch getrennten Gelenken, wobei die konvexen, fast halbkugelartigen Hinterhauptkondylen, mit einer ovalen Gelenkfläche im entsprechend konkaven Gelenkpartner am Atlas aufliegen. Das untere Kopfgelenk besteht aus drei weiteren Gelenken. Das unpaare mittlere wird vom vorderen Atlasbogen, dem Axisdens und dem Ligamentum transversum atlantis, das ebenfalls eine Gelenkfläche trägt, gebildet. Die paarigen seitlichen Gelenke, die eine firstförmige Neigung in der Frontalebene aufweisen, stellen die weitere abstützende Verbindung zum Axis dar. Gelenkmechanisch ergibt sich daraus, daß im oberen Kopfgelenk Ante-, Retroflexion und Seitneigung möglich sind, aber keine nennenswerte Rotation. Diese wiederum beherrscht den gegebenen Aktionsraum des unteren Kopfgelenkes. Ungefähr 40–50 Grad der im gesamt 180 Grad betragenden Rotationsfähigkeit der Halswirbelsäule (Kinn von Schulter zu Schulter) spielen sich in diesem Abschnitt ab. Das bedeutet, daß jeweils ca. 20–25 Grad der möglichen Gesamtrotation nach rechts oder links über die Atlasdrehung (unter Mitnahme des Schädels) um den Dens erfolgen.
Erst anschließend beginnen die kaudaleren Halswirbelsäulensegmente die Rotation mitzumachen. Im Bewegungssegment C 1/C 2 gibt es dafür keine reine Seitneigungsmöglichkeit.
Die gegebenen anatomischen Verhältnisse begründen eine für praktische Belange wesentliche Koppelung von Seitneigung und Begleitrotation, deren Drehrichtung aber in den einzelnen Wirbelsäulenregionen unterschiedlich ausfällt.
Skoliosierung, die eine Wirbelrotation zur neigungsabgewandten Seite zeigen, etwa eine Linksskoliosierung (Rechtsneigung der Region) mit Linksrotation in Richtung Konvexität nennt man »Lovett positiv«. Dieses Verhalten ist typisch für die Lendenwirbelsäule, allerdings auch nur dann, wenn sie lordotisch eingestellt ist. Beim Vorbeugen (Kyphosierung) und gleichzeitigem Seitneigen kommt es zur Rotation des Wirbelkörpers zur Neigungsseite, also zur Konkavität, einem Ablauf, der als »Lovett negativ« bezeichnet wird. Das Rotationsverhalten der Halswirbelsäule wurde bereits vorgestellt, es entspricht einer Lovett-negativ-Einstellung.

Rotation zur Konvexität=Lovett positiv
Rotation zur Konkavität=Lovett negativ

Zum Verständnis der arthrogenen vertebralen Symptomatik ist weiterhin die Kenntnis der neuralen Versorgung der Wirbelbogengelenke erforderlich. Die dorsalen Bereiche des Bewegungssegmentes mit Gelenk- und Bandapparat werden vom Ramus dorsalis des Spinalnervs innerviert, der darüber hinaus Areale der Rückenhaut sensibel und die autochthone Stammuskulatur motorisch versorgt. Der Ramus dorsalis führt außerdem reichlich vegetative, hauptsächlich sympathische Fasern segmentaler Zugehörigkeit. Diese Inner-

vationsverhältnisse bewirken bei Irritation des Gelenk-Bandapparates eine ablesbare segmentale Symptomatik, die neben lokalen und ausstrahlenden Schmerzen eine Verspannung und Druckdolenz der autochthonen Muskulatur sowie als Zeichen der sympathischen Reaktion eine ebenfalls segmental ausgerichtete und tastbare Bindegewebsverquellung zeigt *(Abb. 9).*
Eingangs dieses Kapitels wurde bereits darauf verwiesen, daß nicht nur biomechanischen Aspekten Aufmerksamkeit geschenkt werden muß, sondern daß die Gelenke auch als periphere Steuerungsorgane der Statik und Dynamik Beachtung verdienen. Das Gelenk als Fühlerorgane der Propriozeption besitzt daher neben den Nozizeptoren zur Schadensmeldung reichlich spezialisierte sensorische Elemente, wobei zwei Rezeptortypen vorherrschen. Einmal sind es solche mit schneller Anpassung, die sofort auf Dehnungsreize ansprechen und die darauf ausgerichtet sind, Winkeländerungen der Gelenkstellung rasch zu erfassen, zum anderen langsam adaptierende Rezeptoren, die eine jeweils eingenommene und aufrechterhaltene Endeinstellung des Gelenkes signalisieren. Die schnell ansprechenden Rezeptoren pausieren im Ruhezustand des Gelenkes und senden während des Bewegungsablaufes mit einer der Bewegungsgeschwindigkeit entsprechenden Frequenz. Die

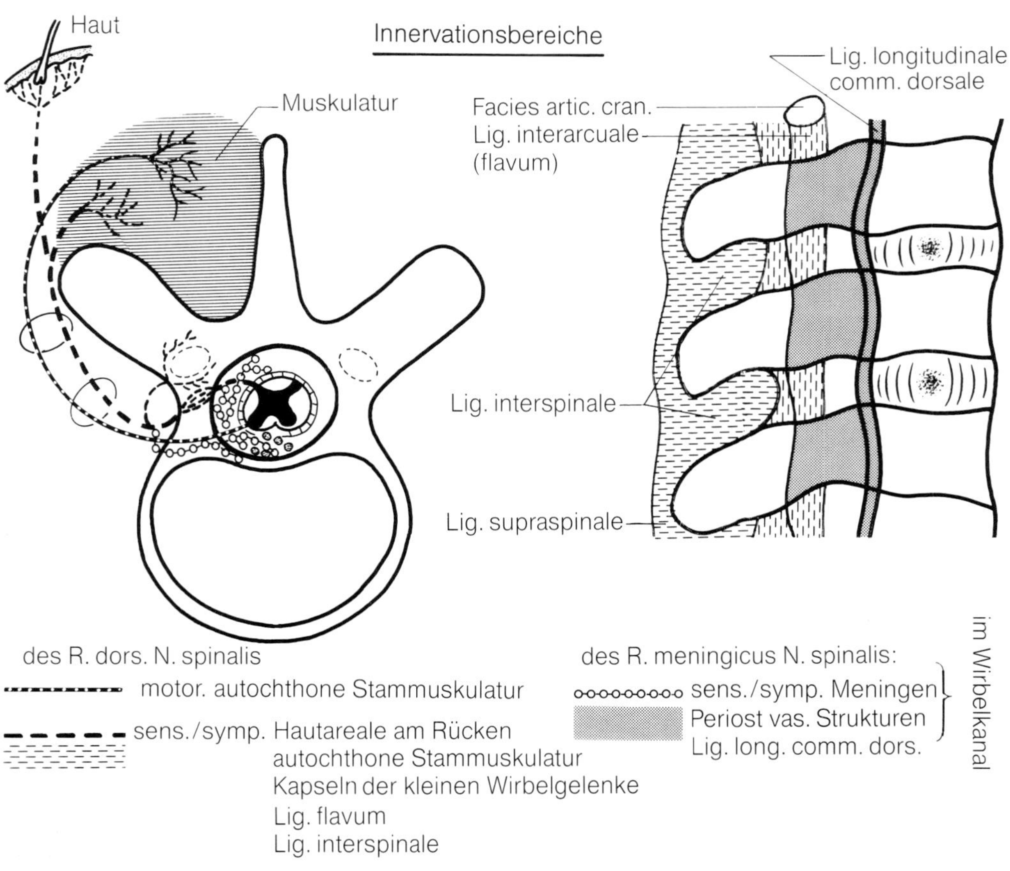

Abb. 9 Neurale Versorgung des Bewegungssegmentes (nach *Delank).*

Gesamtheit der Ruhe- und Bewegungsfrequenzen, das sogenannte Afferenzmuster, wird zentral verrechnet und wirkt mitbestimmend auf die ununterbrochen kontrollierte und adaptierte Propriozeption.

> Die Kopfgelenke beeinflussen als peripheres Steuerungszentrum der Propriozeption den Tonus der gesamten Muskulatur.

In gewisser Weise nehmen die Kopfgelenke bei diesen Steuerungsvorgängen eine Sonderstellung ein, bzw. haben sie eine noch viel weitreichendere Regulationspotenz, die daraus erwächst, daß Afferenzen der Kopfgelenkregion supraspinal rasch an die Kerngebiete des Stammhirns geleitet und in den Strukturen des Zwischenhirns und des Hypothalamus wirksam werden. Auf dieser zentralen Schaltebene interferieren die eingespeisten Afferenzen mit vitalen Regulationen (Blutdruck, Atmung, Verdauung, Brechzentrum) und beeinflussen solcherart bei pathologischer Summation das entsprechende Reaktionsverhalten. Darüber hinaus gelangen Afferenzen aus den Kopfgelenken direkt zu den Vestibulariskernen und der Formatio reticularis. Verbindungen zu den Abduzens-Motoneuronen konnten gleichfalls nachgewiesen werden. Somit ergeben sich bei Funktionsstörungen der Kopfgelenkregion nicht nur Schmerzreaktionen, sondern auch weitreichende Dysregulationen des individuellen motorischen Sterotyps und vegetativer Abläufe. Klinisch besonders relevant werden Irritationen durch den Umstand, daß das Rezeptorenfeld der Kopfgelenke ein peripheres Gleichgewichtsorgan bildet, dessen Informationen zusammen mit jenen aus dem Labyrinth und aus den Abduzenssignalen das Gleichgewichtssystem beeinflussen. Schwindel und Unsicherheit, in Form einer verschieden stark ausgeprägten Gleichgewichtsbeeinträchtigung, finden sich oft schon bei jüngeren Menschen und können dann Ausdruck einer Relations- und Koordinationsstörung der Kopfgelenke sein. Der gezielte manuelle Eingriff kann hier, beim Vorliegen von Blockierungen, eine anders nicht erreichbare rasche Gesundung bewirken.

> Funktionsstörungen der Gelenke äußern sich als:
> 1. Minusvariante=Blockierung
> 2. Plusvariante=Hypermobilität

Mit dem Terminus Blockierung wurde erstmals ein Begriff erwähnt, der sozusagen als Einsatzsignal chirotherapeutischer Maßnahmen anzusehen ist und der demzufolge eine nähere Besprechung erforderlich macht. Gleich an dieser Stelle muß aber darauf verwiesen werden, daß Störungen der Gleitfunktion nicht nur in Form von Blockierungen auftreten. Genauso nachteilig und pathogen wirkt sich die geradezu gegensinnig orientierte segmentale Hypermobilität aus. Geht man von der Normalfunktion des Gelenkes aus, bedeuten demzufolge Entgleisungen in die Plusrichtung Hypermobilität und solche in die Minusrichtung eine segmentale Hypomobilität, oder anders ausgedrückt die Blockierung. Diese Zweigleisigkeit möglicher Funktionsstörungen ist von elementarer klinischer Bedeutung, denn so wird ohne weiteres klar, daß auch die notwendigen therapeutischen Aktivitäten diametral verschieden sein müssen, da die Behandlung hypermobilitätsbedingter Beschwerden durch mobilisierende Handgriffe die Hypermobilität verstärken und das Krankheitsbild negativ beeinflussen würde. Erschwerend für die Beurteilung wirkt sich der Umstand aus, daß das klinische Bild der Blockierung und jenes der Hypermobilität eine große Ähnlichkeit aufweisen. Betrachtet man die nachfolgende Gegenüberstellung der Symptomatik, so findet sich in einem einzigen Punkt eine entscheidende Differenzierbarkeit.

Klinische Befunde bei segmentaler Beweglichkeitsstörung

	Blockierung	Hypermobilität
Schmerz	Pseudoradikulär	Pseudoradikulär
Muskulatur	verspannt	verspannt
Bindegewebe	verquollen	verquollen
reg. Beweg.	keine Aussage, ev. eingeschränkt	keine Aussage ev. vermehrt
seg. Beweg.	**eingeschränkt**	**vermehrt**
Druckschmerz	deutlich	deutlich

Nur die Chirodiagnostik bietet die Möglichkeit,
Blockierungen von Hypermobilitäten zu unterscheiden.

Im Unterschied zur Hypermobilität, bei der es zu einem ständigen Überschreiten der normalen Gelenkbeweglichkeit, bei vermehrtem joint play, kommt, spricht man von Instabilität dann, wenn eine pathologische Übersteigerung des joint play auf degenerative Veränderungen zurückgeführt werden kann.
Die Notwendigkeit, das Bewegungsverhalten eines Gelenkes auszutesten und den jeweiligen Funktionszustand zu erkennen, führt zunächst zurück zur Charakterisierung der Normalfunktion. Diese ist dann gegeben, wenn sowohl der willkürliche als auch der unwillkürliche Bewegungsraum uneingeschränkt zur Verfügung stehen, wobei für den diagnostischen Bereich die Beurteilung des unwillkürlichen Bewegungsraumes die größte Aussagekraft besitzt. Die erforderliche diesbezügliche Testung stützt sich auf den Nachweis des

- federnd-elastischen Endgefühls,

womit ausgedrückt wird, daß die im Anschluß an die aktiv erreichbare Endstellung des Gelenkes erfolgende passive Weiterbewegung nicht mit einem harten Anschlag enden darf.
Als weiteres Kriterium eines funktionell integren Gelenkes gilt ferner die Ungestörtheit des

- freien Gelenkspiels,

das sich in Form eines passiv erreichbaren translatorischen Gleitens (Parallelverschieben der Gelenkflächen) darstellen läßt.
Und schließlich sollte auch eine mittels passiver Extension des Gelenkes erzielbare

- traktorische Bewegung

unter Auseinanderweichen und Klaffen der Gelenkflächen nachweisbar sein.
Ist die Gelenkfunktion in einem oder mehreren der drei vorgestellten Punkte behindert, so liegt eine Blockierung vor, die, um ein Beispiel zu gebrauchen, mit dem Klemmen einer Schublade verglichen werden könnte, also mit der Störung freier Gleitvorgänge. (Joint play nach *Menell).*
Bei deutlich über das Normalmaß hinausgehenden Testergebnissen, also bei einer übertrieben hohen Darstellbarkeit der Einzelkriterien ist man berechtigt, vor allem dann, wenn degenerative Veränderungen gegeben sind, eine Instabilität des Gelenkes anzunehmen.
Beiden funktionellen Gelenkstörungen gemeinsam ist die daraus resultierende Veränderung des normalen, für das Gelenk typischen Afferenzmusters. Die Einspeisung der atypischen und daher meist pathogenen Afferenzen in den Hinterhornkomplex startet dann jene, in der Einleitung bereits erwähnten Pathomechanismen, die vom subklinischen Latenzbereich bis zum manifesten Syndromaufbau führen können. Nicht selten finden sich überhaupt in der Wirbelsäule, die als Funktionsverbund zu betrachten ist, beide Störungstypen unmittelbar nebeneinander, das heißt, angrenzend an Blockierungen, hypermobil gewordene Bewegungssegmente.
An dieser Stelle soll auch gleich festgehalten werden, daß von der Instabilität meist die problematischere Reiz- und Schmerzaktivierung ausgeht.

> Blockierungen und Instabilitäten resultieren beide aus der ätiopathogenetischen Multikausalität des vertrebralen Störungsaufbaus.

Die Frage nach der Verursachung der beschriebenen funktionellen Gelenkstörungen kann nur im Sinne der Summation von Einzelfaktoren und in biokybernetischer Betrachtungsweise beantwortet werden, wobei die segmentale Fazilitierung arthromuskulärer Regelkreise sicherlich ein entscheidendes Moment darstellt. Viele Faktoren sowohl statisch-dynamische, also mechanische, aus akuten oder chronischen Überlastungen (Fehlstereotypen, Berufs- und Sportschäden etc.) resultierend, aber auch viszero-vertebral aufgebaute segmentale Sensibilisierungen, entzündliche, fokale und stoffwechselbedingte Vorbelastungen, genauso wie psychosomatisch gebahnte

Pathomechanismen, bzw. das Zusammentreffen eines oder mehrerer der angeführten Bahnungsfaktoren stehen diesbezüglich zur Überlegung.
Die Multikausalität in der Ätiopathogenese der Schmerzsyndrome des Bewegungsapparates muß in die Planung und Ausführung diagnostischer und therapeutischer Maßnahmen integriert werden. Die Nichtbeachtung dieser Zusammenhänge, bzw. jede mechanistisch orientierte Betrachtungsweise solcher Störungen, führt unweigerlich zum Therapieversagen, bestenfalls zu kurzzeitigen, aber bald von Rezidiven abgelösten Teilerfolgen. Hier liegt demzufolge auch der Angelpunkt zur Änderung der oft vorgebrachten und weit verbreiteten Meinung, daß Chirotherapie nur kurzzeitig wirksam sei und man ja »immer wieder einrichten müsse«.

4.3 Das muskuläre Störungspotential

Muskulatur und Gelenk bilden eine untrennbare Funktionseinheit.

Im vorausgegangenen Kapitel wurde bereits auf die eminente regulatorische Bedeutung arthromuskulärer Regelkreise hingewiesen. Ihre Irritation ist sicherlich ein Kardinalfaktor jener Mechanismen, die letztlich zu schmerzhaften Funktionsstörungen der Wirbelsäule und des peripheren Gelenkapparates führen.
Der diesbezügliche Stellenwert des Muskelsystems wurde dabei bis vor nicht allzulanger Zeit sicherlich zu gering eingeschätzt. Die derzeitige Trendwende hingegen läßt das Pendel extrem in die Gegenrichtung ausschwenken, ein Umstand, der sich natürlich ebenfalls therapeutisch bemerkbar macht. Eine ideologische und praktische Orientierung zur »goldenen Mitte« dürfte eher zum Ziel führen.
Quantitativ betrachtet ist die Muskulatur das größte Körpersystem, funktionell gesehen Ursprung der meisten sensorischen Afferenzen und Haupteffektor aller sensomotorischen Abläufe. Die Muskulatur stellt sozusagen das Bindeglied zwischen Peripherie und kortikalen sowie subkortikalen Zentren dar und wirkt gleichzeitig selbst als wesentliches Steuerelement.
Mit Herausstellung der Muskulatur als Steuerorgan von Statik und Dynamik wird vor allem ein in dieser Hinsicht wesentlicher Regelvorgang angesprochen, der über das sogenannte Gammasystem abläuft und willkürlich zweiteilend, aus dem peripheren bzw. segmentalen Regelbereich, dem Servomechanismus der Gammaschleife, und einer zentralen Steuerung, hauptsächlich aus Formatio reticularis und limbischem System aufgebaut ist.
Die Teilbereiche sind eigentlich untrennbar durch Feedback-Steuerung gekoppelt und werden hier nur aus didaktischen Gründen separiert beschrieben. Speziell der periphere Mechanismus kann als Paradebeispiel eines Regelkreises dienen. Als Mittelpunkt des Systems wirken die in der Muskulatur als Fühler eingebetteten Muskelspindeln mit ihrem integrierten Sensor,

dem anulospiralen Rezeptor. Die parallel zum Muskelfaserverlauf ausgerichteten Spindeln registrieren, analog ihrer Dehnung, Längenänderungen des Muskels und leiten diese Meldung via Hinterhorn direkt zu den großen Alphamotoneuronen des Vorderhorns weiter, von wo aus als Antwort ein Kontraktionsbefehl zur Muskulatur zurückläuft, der die Längsdehnung ausgleicht und damit die Muskelspindel wieder beruhigt. Abgesichert wird dieser einfache Regelkreis durch superponierte Sehnenrezeptoren, den sogenannten Sehnenkörperchen, die erst dann in Aktion treten, wenn die Spannung in der Muskulatur übermäßig ansteigt. Ihre Reizschwelle liegt weit über jener der Muskelspindeln, ihre Afferenzen hemmen die Alphamotoneurone und führen so zu einem protektiven Spannungsabbau.

Muskelspindeln sind Dehnungsrezeptoren, Sehnenspindeln wirken als Spannungsrezeptoren.

Wäre nun unser Muskelsystem nur mit diesen einfachen Reglern ausgestattet, so würde in der Muskulatur stets die gleiche Reizschwelle wiederhergestellt werden, die gleiche Ausgangsspannung bestehen. Daß eine solche Regulierung nicht zweckdienlich sein kann, erhellen schon einfache Vorstellungen, etwa die völlig differenten Einstellungen, die zur Ruhe, zum Schlaf einerseits oder für Höchstleistungen andererseits, benötigt werden.
Um hier nun entsprechende Adaptionen zu erreichen, sind die Muskelspindeln selbst in ihrer Empfindlichkeit veränderbar. Erreicht wird dies durch die Zwischenschaltung des anulospiralen Rezeptors, der zwischen zwei speziellen Muskelbündeln ausgespannt ist und die Spindel gegenüber Dehnungsreizen, je nach Vorgabe, mehr oder weniger empfindlich macht. Diese Muskelbündel werden als intrafusale Muskelfasern bezeichnet, ihre Steuerung erfolgt über Efferenzen aus Gammamotoneuronen im Vorderhorn. Das Zusammenwirken aus Spindelafferenzen und Spannungsvorgabe über die Gammaschleife paßt folglich die Skelettmuskulatur an die aktuellen Gegebenheiten an und sichert die Ökonomie des Ablaufs *(Abb. 10).*

Das Ansprechverhalten der Muskelspindeln wird über den anulospiralen Rezeptor und die Gammaschleife vorgegeben.

Die bereits erwähnte Spannungsvorgabe über die Gammaschleife läßt die Frage nach dem Ausgangsort entsprechender Schaltungen offen. Die Beantwortung erfordert ein kurzes Eingehen auf jene, ebenfalls schon angedeuteten Regulationen, die in zentralen Schaltebenen ihren Ursprung haben. Die von hier ausgehenden Schaltungen sind aber nicht nur für die Vorsensibilisierung der vorerwähnten Servomechanismen verantwortlich, sondern verbinden auch das, was im neurophysiologischen Sprachgebrauch als Stütz- und Zielmotorik bezeichnet wird, zu einer nicht auftrennbaren Einheit. Wie schon die Benennung vermuten läßt, kommt der Stützmotorik die Aufgabe zu, die statische Grundsituation auf die zu erwartende Dynamik (Zielmotorik) vorzubereiten. Topographisch gesehen liegen die verantwortlichen Zentren in der Formatio reticularis, dem lateralen Vestibulariskern und dem Nucleus ruber. Die Verknüpfung der Stütz- und Zielmotorik über Efferenzen der vorerwähnten Zentren erfolgt durch die so bezeichnete Alpha-Gamma-Koppelung, also den Umstand der Beeinflussung sowohl der Alpha- als auch der Gammamotoneuronen über diese Impulse. Zentrale Verschaltungen des Gammasystems via Formatio reticularis und limbisches System schaffen außerdem Verbindungsmöglichkeiten zwischen motivierend-affektiven Reaktionen und der Tonussituation der Muskulatur, also einen Weg der psychosomatischen Beeinflussung des Bewegungsapparates.

> Entgleisungen der Gammaregulation sind der Angelpunkt des vertebragenen Syndromaufbaues.

Störungseinflüsse betreffen aber nicht nur die geschilderten Tonusregulationen, sondern werden durch ein weiteres Charakteristikum des Muskelsystems zusätzlich verstärkt. Die bekannte Einteilung der Muskulatur nach histologischen Qualitäten in glatte und quergestreifte Muskeln genügt zwar zur einfachen Darstellung anatomischer Verhältnisse, ist jedoch für funktionelle Erklärungen ungenügend.

> Die Skelettmuskulatur muß funktionell unterteilt werden, in
> 1. überwiegend tonisch reagierende
> 2. überwiegend phasisch reagierende Muskeln.

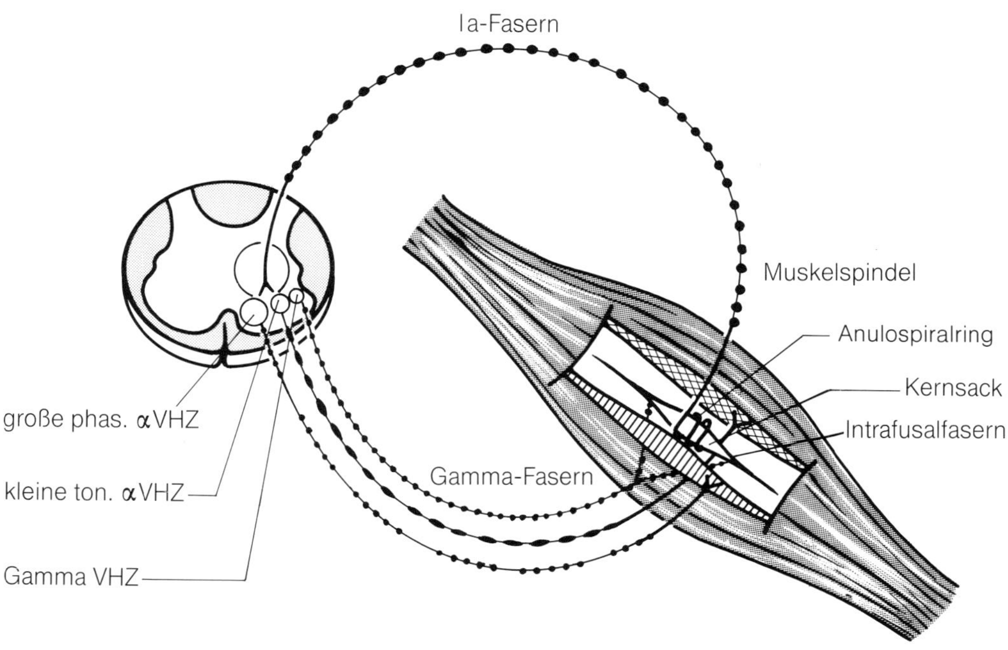

Abb. 10 Der Servomechanismus der Gammaschleife paßt über den anulospiralen Rezeptor und die Intrafusalfasern die Sensibilität der Spindel den gegebenen Verhältnissen an.

Neurophysiologische Untersuchungen ergaben die Notwendigkeit einer weiteren Unterteilung der Skelettmuskulatur und zeitigten als Ergebnis ein nahezu divergierendes Verhalten bestimmter Muskeln oder Muskelanteile, welches in gewisser Weise mit den Begriffen der Stütz- und Zielmotorik korreliert. Dies drückt sich schon in der Benennung insofern aus, als jene Muskelpartien, die überwiegend stützende, also die Haltung bestimmende Aufgaben erfüllen, als tonische oder posturale und solche, die gezielte, rasche Bewegungen vermitteln, als phasische Muskeln bezeichnet werden. Das Ansprechverhalten auf Erregungsvorgänge oder Reizsetzung ist schon aufgrund der Determination deutlich verschieden, in einigen Punkten sogar konträr.
Tonische, respektive posturale Muskeln ermüden langsam, aktivieren sich leicht und neigen zur Verkürzung. Sie weisen eine niedrigere Entladungsfrequenz und geringere Leitungsgeschwindigkeit auf. Die phasische Muskulatur ermüdet rasch, aktiviert sich langsam und neigt zur Abschwächung. Leitungsgeschwindigkeit und Entladungsfrequenz sind höher. Die nachfolgende Tabelle bringt eine Auflistung und Gegenüberstellung überwiegend posturaler oder phasischer Muskeln.

Charakteristika phasischer und tonischer Muskeln.
Vorstellung der wichtigsten Muskelgruppen

Posturale Muskulatur Ermüdet langsam, aktiviert leicht, neigt zur Verkürzung	Phasische Muskulatur Ermüdet rasch, aktiviert langsam neigt zur Abschwächung
M. triceps surae	M. tibialis anterior
M. rectus femoris	M. vastus lateralis
M. tensor fasciae latae	M. vastus medialis
M. sartorius	
M. biceps femoris	M. glutaeus maximus
M. semitendinosus	
M. semimembranosus	
Kurze Adduktoren des Oberschenkels	Lange Adduktoren des Oberschenkels M. glutaeus medius
M. iliopsoas	
M. piriformis	
Rückenstrecker	Gerade und schräge Bauchmuskeln
M. quadratus lumborum	
M. pectoralis major (sternaler Anteil)	M. rhomboideus
	M. serratus anterior
Oberer Trapeziusanteil	Mittlerer und unterer Tapeziusanteil
M. levator scapulae	Mm. scaleni
Flexoren der Hand	Kleine Hand- und Fußmuskulatur

Eine weitere Erschwernis für die Durchschaubarkeit muskulärer Funktionen liegt darin begründet, daß es praktisch keine muskulären Einzelaktionen gibt und das Muskelspiel stets in Form einer Kettenfunktion reagiert. Die ursprünglich beim Kleinkind vorhandenen subkortikal verankerten Primitivbewegungen bilden sich im Laufe der Entwicklung zu kortikal gesteuerten und verankerten Bewegungsmustern aus. Nahezu bedingt-reflektorisch laufen schließlich alle sich ständig wiederholenden Bewegungen des täglichen Lebens, in individualtypisch variierter Form, ab. Diese Vorprogrammierung ist allerdings bei Inaktivität oder anhaltenden Störeinflüssen nicht unverwundbar und gesunde motorische Sterotypien können sich so zu Fehlstereotypen wandeln, Vorgänge, die im Alltagsleben nur allzuleicht vorkommen. Man denke an die zahlreichen Be- und Überlastungen, die aus dem Berufsleben, aus übertriebenen Sport- oder Freizeitbetätigungen erwachsen. Anhaltende und das Muskelsystem schädigende Reizzustände (etwa die erwähnten chronischen Überlastungen) begünstigen primär die tonische Muskulatur, die größere Belastungen verträgt. Die ohnehin anfälligeren phasischen Muskeln, die häufig funktionell antagonistisch zu tonischen Muskelgruppen eingestellt sind, erfahren eine gezielte Inaktivierung durch die von *Sherrington* erkannte Gesetzmäßigkeit, derzufolge die Erregung einer Muskelgruppe in der funktionell antagonistisch ausgerichteten eine Erschlaffung bewirkt. Dieser im Normalfall dem Ökonomieprinzip des Muskelspiels dienende Vorgang bringt es mit sich, daß im Störungsfalle, etwa bei Hartspannbildung im dazu neigenden tonischen Muskel, in der antagonistisch orientierten phasischen Muskulatur eine Abschwächung entsteht. Die daraus erwachsende zunehmende muskuläre Dysbalance ist nicht nur ein wesentlicher pathogenetischer Faktor der Erkrankung des Bewegungsapparates, sondern in direkter Folge ein oft kaum überwindbares Therapieproblem.
Faßt man die vorgestellten Einzelheiten zusammen und versucht daraus das mögliche pathogenetische Potential der Muskulatur abzuleiten, so ergibt sich folgendes Bild:

> Jegliches den Schwellenwert überschreitendes Reizgeschehen führt in der segmental zugehörigen Muskulatur zur Spannungsvermehrung und erhöhter Sensibilisierung für Zusatzreize. Bei anhaltender Störung kommt es zur Hartspannbildung.
> Muskelaktionen laufen in Form von Kettenfunktionen. Pathologische Abläufe erfassen die ganze Kette. Funktionelle Antagonisten atrophieren, die Gammainnervationen entgleisen.
> Die entstandene muskuläre Dysbalance stört den Gelenkapparat.
> Arthromuskuläre Regelkreise entarten im Sinne der Regelkatastrophe.
> Der Syndromaufbau eskaliert, *(Abb. 11).*

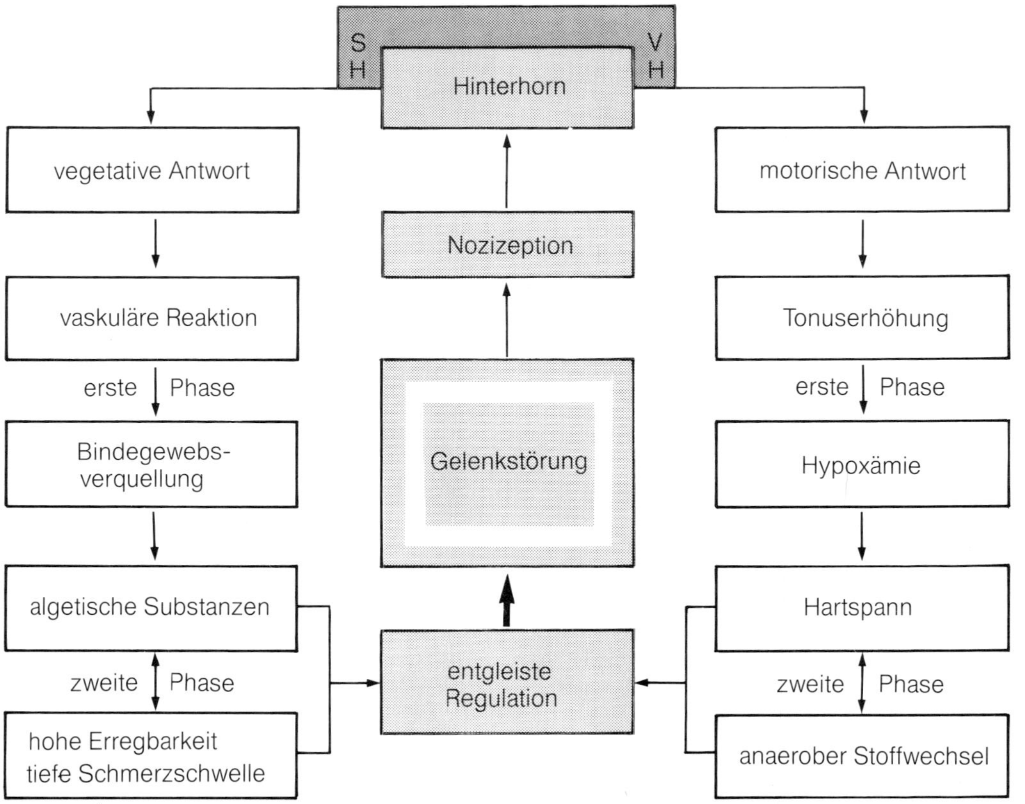

Abb. 11 Das Blockschema zeigt die motorische und vegetative Nozireaktion bei Gelenkstörungen sowie die damit verbundene fortschreitende Regulationsentgleisung.

4.4 Das ligamentäre Störungspotential

> Der Bandapparat des Menschen ist rachsüchtig. Für erlittenes Ungemach revanchiert er sich mit chronischen Schmerzen.

Bis vor nicht allzulanger Zeit wurden ligamentäre Strukturen, besonders die der Wirbelsäule, mehr oder weniger vernachlässigt und lediglich nach Knochenbrüchen an den Extremitäten war man bereit, mitgeschädigten Bändern einen gewissen schmerzbereitenden Stellenwert einzuräumen. Mit den zunehmenden Erkenntnissen über die Bedeutung muskulärer Störungen und verbundener Myotendinopathien geriet auch der Bandapparat dank seiner ähnlichen Rezeptorenbestückung in den klinischen Interessenbereich. Vor allem die Insertionen der Ligamente weisen eine Fülle von neuralen Elementen auf, die lediglich mit einer späteren Reizbeantwortung als muskulotendinäre Rezeptoren aufwarten. Sie beginnen daher meist erst dann zu feuern, wenn bei andauernden Belastungen die Muskulatur übermüdet, bzw. Haltefunktionen ganz an die Ligamente übertragen werden.

Im allgemeinen ist der Bandapparat durch den Einbau elastischer Fasern gegen Zug und Druckkräfte ziemlich widerstandsfähig, besonders dann, wenn eine wechselnde Beanspruchung vorliegt. Dauerbelastungen, respektive akute Überlastungen, können jedoch zu einer Schädigung und Lockerung der ligamentären Strukturen führen, dies vor allem bei entsprechenden Vorbedingungen (Konstitution, Hypermobilität, Bindegewebsschwäche, zentralnervöse Störungen). Zwar kann sich nach längerer Schonung die überlastungsbedingte Banddehnung in einem erheblichen Prozentsatz wieder rückbilden, häufig bleibt aber eine erhöhte Anfälligkeit gegenüber neuerlichen Belastungen bestehen.
Wiederholen sich solche Vorgänge, kommt es zu Einrissen, Narbenbildung und bleibender Banddehnung. Geht also die Elastizität verloren, dann ist der Funktionsrahmen des Bandes so weit beschnitten, daß schon durchschnittliche Alltagsbelastungen (Stehen, Sitzen, Beugen, etc.) in kürzester Zeit Schmerzen auszulösen vermögen. Bereiche schwacher, untrainierter Muskeln, also solche, wo die anfallende Haltearbeit unmittelbar auf den Bandapparat übertragen wird, sind in dieser Hinsicht besonders anfällig. Man spricht dann berechtigterweise von einer Störung des muskuloligamentären Zusammenspiels und in diesem Zusammenhang sei hier an die schon erwähnte Entgleisung der muskulären Balance zwischen posturalen und phasischen Muskelgruppen erinnert, ein Zustand, der solche Entwicklungen begünstigt. Die Kenntnis ligamentärer Versagenszustände ist schon deshalb so wichtig, weil gerade bei chirotherapeutischen Belangen Schmerzsyndrome, die sich in diese Richtung entwickelt haben, von arthrogenen, blockierungsbedingten Krankheitsbildern mit ähnlicher Symptomatik streng differenziert werden müssen.

> Lumbosakralregion und Kopfgelenke sind Prädilektionsabschnitte instabilitätsbedingter Störungen.

Die Wirbelsäule bietet unter diesem Aspekt zwei Problemregionen, einmal den lumbosakralen Bereich, zum anderen das Kopfgelenkgebiet. Während in den kaudalen Wirbelsäulenabschnitten die Störung des diskoligamentären Spannungsausgleichs ursächlich die größte Bedeutung besitzt, wobei die Primärnoxe in den regressiven Veränderungen der Bandscheibe zu suchen ist, bildet das Ligamentum transversum atlantis, respektive Ligamentum cruciatum, die entsprechende kraniale Schwachstelle.
Diese Bandkombination dient als dorsales Drehlager des Dens und wird daher bei der Anteflexionshaltung der Halswirbelsäule am meisten be- bzw. überlastet. Zusätzlich verstärkt können die hier ansetzenden Dehnungskräfte werden, wenn die Ante- und/oder Retroflexion in den atlantookzipitalen Gelenken behindert ist, etwa bei Atlashochstand (basiläre Impression). Superior- oder Inferiorstellung des Atlas, oder aber - und das ist sehr häufig - in der Folge von Traumen. Bandschäden dieser Region entwickeln sich auch im Zuge entzündlich-rheumatischer Erkrankungen (pcP, M. Bechterew).

Das klinische Bild ligamentärer Schmerzen ist durch bestimmte Charakteristika ausgezeichnet, die nachfolgend in Auflistungsform vorgestellt werden. Vorwegzunehmen wäre aber noch, daß das weibliche Geschlecht sowie das mittlere Lebensalter häufiger betroffen sind, die leptosomen Typen überwiegen, Übergewicht als Belastungsfaktor Bedeutung besitzt, aber auch aktive Sportler nach brüsker Beendigung ihrer sportlichen Ambitionen und Abbau der protektiv wirkenden Muskulatur gefährdet sind.
Weiterhin fällt auf:

Anamnestisch:

- Allmähliche Zunahme der Beschwerden, dann jahrelanges Schmerzkontinuum
- Morgendliche Schmerzzunahme mit »Anlaufcharakteristik«
- Schmerzen bei längerem Stehen, Sitzen oder Vorbeugehaltung (Büro, Auto, Cocktailparty, Hausfrauen-, Gartenarbeit u.a.m.)
- Frühzeitige Ermüdung

Klinische Zeichen:

- Druckempfindlichkeit der ligamentären Insertionen bei der Schmerzpalpation
- Pseudoradikuläre Schmerzgestaltung
- Keine neurologische Ausfallsymptomatik
- Regionärer, muskulärer Hartspann
- Schmerzprovokation durch länger gehaltene Dehnungsgriffe (Differentialdiagnose: muskuläre Insertionen!)

4.5 Zur Bedeutung bindegeweblicher Störungen

> Pathologische Bindegewebsveränderungen müssen nicht nur diagnostisch, sondern auch direkt therapeutisch berücksichtigt werden.

Während bei den bisher besprochenen strukturellen Funktionspartnern des Arthrons, respektive Vertebrons, Zusammenhänge mit Störungen des Bewegungsapparates gedanklich sofort akzeptiert werden können, erscheinen die diesbezüglichen Verbindungen zu den Bindegewebsstrukturen prima vista nicht so klar zu sein. Allenfalls ist man bereit, das Konstitutionsmerkmal »Bindegewebsschwäche« als bahnendes Element bestimmter Wirbelsäulenbeschwerden zur Kenntnis zu nehmen, diese als unbeeinflußbaren Faktor zu charakterisieren und es damit bewenden zu lassen. Daß damit die Einstellung zum Problemkreis Bindegewebe zu oberflächlich bleibt, wollen die nachfolgenden Einzelheiten klarstellen.

Im thematisch relevanten Bereich müssen nicht nur die mechanischen Aspekte der Bindegewebsstrukturen, also etwa die bereits erwähnte schlechtere Güteklasse des faserreichen Bindegewebes (Ligamente etc.) bei der sogenannten Bindegewebsschwäche zur Kenntnis genommen werden, sondern auch - und das in weit höherem Ausmaß - das sogenannte weiche Bindegewebe, das ubiquitär den gesamten Organismus »verbindet«. Es besteht aus einem flüssiggallertigen Milieu mit eingebetteten zelligen Elementen, Kapillaren, Lymphbahnen sowie frei endenden Nervenfasern und kann vom Regulationsstandpunkt aus betrachtet als stoffwechselaktives, kolloidales Medium aufgefaßt werden. Zellen und Milieu stehen in einem ausgewogenen gegenseitigen Abhängigkeitsverhältnis, dessen Konstanthaltung eine dominierende biologische Grundregulation darstellt.
Störungen dieses Systems bei anhaltenden Reizen erfassen aufgrund des ubiquitären Strukturcharakters den ganzen Organismus. Die Reizbeantwortung läuft dabei unabhängig von der Reizqualität in festgelegten Reaktionsfolgen ab. Diese sogenannte unspezifische Mesenchymreaktion ist demzufolge auch bei mechanischen Reizen wirksam. Aus nachfolgender Auflistung können häufige Noxen abgelesen werden, die alle eine identische Mesenchymreaktion auslösen.

- Mechanische Reize (Traumen)
- Bakterielle Infektionen
- Allergische Reaktionen
- Sauerstoffmangel
- Überanstrengung
- Wettereinflüsse
- u.a.m.

Die Hauptkomponente der unspezifischen Mesenchymreaktion liegt in der Änderung des Kolloidalzustandes, der seinerseits von verschiedenen physikalischen und chemischen Einflüssen abhängig ist. pH-Wert, grenzflächenaktive Substanzen, Elektrolyte, bioelektrische Gegebenheiten, Schmerz und Entzündungschemismus, etc. bestimmen in Abhängigkeit von der Durchblutung, also dem Funktionszustand der Endstrombahn, den aktuellen Kolloidalzustand. Klinisch bedeutungsvoll sind alle diese Reaktionen deshalb, weil sie nicht nur still und hintergründig ablaufen, sondern auch sicht- und tastbare Spuren hinterlassen, die als beachtenswerte und therapiebedürftige pathologische Veränderungen mit zusätzlicher Krankheitswertigkeit angesehen werden müssen.

Bindegewebsverquellungen werden hinsichtlich ihrer krankheitsbestimmenden Bedeutung häufig vernachlässigt.

In diesem Zusammenhang seien hier die Ausführungen über die Beantwortung nozizeptiver Reize in Erinnerung gerufen und die vegetative Reaktion mit ihrer segmentgebundenen Manifestation im Bindegewebe nochmals herausgestrichen. Erwähnenswert ist dabei das verschiedene Reagieren des Bindegewebes in Abhängigkeit vom Krankheitszustand. Während Akutstörungen in den Reflexzonen Bindegewebsverquellungen entfachen, die bei zarter Palpation den Eindruck einer weichen Anschwellung vermitteln, manifestieren sich chronische Prozesse als Entquellung und Verhärtung des Bindegewebes, mit einer Konsistenz ähnlich der wachsartiger Platten. Aber nicht nur im Subkutanbereich spielen sich solche Veränderungen ab. In den bindegewebigen Formationen des Bewegungsapparates, in Bändern, Faszien, Gelenkkapseln und Sehnen treten analoge Verquellungen und/oder Verhärtungen ebenfalls auf und beeinflussen die Funktionsgüte dieser Strukturen. Nimmt man als Ausgangspunkt eines Reizgeschehens, zum Beispiel das blokkierte Gelenk an, erscheint ohne weiteres verständlich, daß dies rückwirkend über die Bindegewebsveränderungen im Gelenkbereich eine zusätzliche Fixierung der Functio laesa bedeutet. Bleibt die entsprechende Entwicklung unbeachtet, kann sich zeitabhängig daraus und zusammen mit muskulären Pathomechanismen eine therapeutisch nicht mehr lösbare Dauerblockierung aufbauen. Darüber hinaus entfachen chronisch veränderte Bindegewebszonen häufig ein sekundäres Reizgeschehen mit einer Tendenz zur Autonomisierung.

Aus diesem Blickwinkel betrachtet gewinnen alle die geschilderten Bindegewebsveränderungen auch für die Chirotherapie eine ganz andere Wertigkeit. Für diagnostische Überlegungen erweisen sie sich als palpable Hinweise zur segmentalen Störungslokalisierung, im therapeutischen Bereich müssen sie ebenfalls beachtet und behandelt werden, zumal es dadurch gelingen kann, etwa mittels Bindegewebs- oder Reflexzonenmassage, nicht nur die oberflächlichen Strukturen zu beeinflussen, sondern über die Segmentalreflektorik auch auf tiefe Schichten einzuwirken.

Im Bezug auf die praktischen Belange der Diagnostik und Therapie erweist sich die Kenntnis der abgehandelten strukturspezifischen Störpotentiale als unbedingt erforderlich, da ohne dieses Wissen, aber auch ohne Beherrschung der Nosologie einschlägiger Syndrome, das Erlernen technischer Details weitgehend zwecklos bliebe. Gestörte Funktionen als Hauptangriffspunkte der Chirotherapie können nur dann erkannt und richtig beurteilt werden, wenn die normale Leistungsbreite der untersuchten Strukturen bekannt ist. Somit ergibt sich als Übergang zum chirodiagnostischen Abschnitt des Buches ein vorweggenommener Merksatz:

Wir testen Normalfunktionen, um Fehlfunktionen zu finden.

5. Die Strategie in der Diagnostik

Die Chirodiagnostik schließt eine Lücke der klinischen Untersuchung des Bewegungsapparates.

Die Diagnostik der Erkrankungen des Bewegungsapparates gehört zu den schönsten und dankbarsten Aufgaben in der Medizin. Sie erschließt den urärztlichen Bereich des direkten Kontaktes Arzt - Patient. Das gesprochene Wort, genauso wie das Betasten, Fühlen und Erkennen von Störungen, und all das ohne den heute in vielen Sparten übertriebenen Einsatz von Hochtechnologie. Zwar werden auch im Rahmen dieses Diagnostikbereiches radiologische und labormedizinische Untersuchungsgänge eingesetzt, ihr Stellenwert geht jedoch strenggenommen über die eines Hilfsbefundes nicht hinaus, angeordnet hauptsächlich zur Absicherung, um gravierende pathomorphologische Veränderungen entzündlicher, tumoröser, traumatischer oder stoffwechselbedingter Genese mit größter Sicherheit feststellen zu können.
Einleitend soll weiterhin betont werden, daß seitens der Autoren gar nicht die Absicht besteht, chirodiagnostische Methoden als etwas ganz Eigenständiges oder Elitäres vorzustellen, als ein Gebiet, das sich nur Wenigen auftun kann. Ganz im Gegenteil. Das Bestreben aller Ausführungen geht dahin, die Breitenentwicklung voranzutreiben und dazu allgemein vorhandenes Basiswissen genauso einzusetzen wie ergänzende Methoden. Mit anderen Worten: Chirodiagnostik muß ein gleichwertiger und unverzichtbarer Anteil des klinischen Untersuchungsganges bei Störungen im Bereich des Bewegungsapparates werden. Ergänzend wäre zu sagen, daß das im Zusammenhang mit dem Einbau chirodiagnostischer Methoden in gebräuchliche Untersuchungsgänge verwendeten Wort »unverzichtbar« bewußt gewählt wurde, um damit auszudrücken, daß ohne deren Einsatz diagnostische Lücken offenbleiben. Um dies an einem Beispiel zu verdeutlichen, sei an die eminent wichtige Differenzierung zwischen Gelenkblockierung und Hypermobilität, respektive Instabilität erinnert, die eine nahezu identische klinische Symptomatik zeigen und nur mittels chirodiagnostischer Methoden (segmentale Beweglichkeitstestung) unterscheidbar sind.
Nachfolgend werden anamnestische Kriterien und die Untersuchung des Bewegungsapparates unter Rückbeziehung auf die einleitenden Kapitel in Übersichtsform abgehandelt.

5.1 Die Untersuchung des Bewegungsapparates

Die ideologische Voraussetzung, Diagnostik nicht zum Selbstzweck zu betreiben, sondern diese als Voraussetzung für eine gezielte und ökonomische Therapie zu betrachten, hat es mit sich gebracht, vorzuschlagen, die Diagnostik zuerst gedanklich aufzugliedern. Dazu hat sich eine Unterteilung bewährt, die drei Gesichtspunkte in den Vordergrund rückt. Es sind dies:

- Die topische Diagnose,
- die Strukturdiagnose,
- die Aktualitätsdiagnose.

Die *topische Diagnose* wird schon weitgehend durch die Anamnese geklärt. Sie umfaßt Ort, Art und Ausstrahlungscharakter der Beschwerden und liefert somit erste Voraussetzungen für die sinnvolle Planung des weiteren Untersuchungsganges (z.B. Lumbalgie, Zervikalsyndrom, Schulter-Arm-Syndrom).
Die *Strukturdiagnose* bemüht sich, die geschilderten Beschwerden den pathogenetisch führenden Strukturen (Gelenke, Ligamente, Muskeln etc.) zuzuordnen.
Die *Aktualitätsdiagnose* schließlich berücksichtigt die im Vordergrund stehenden und den Patienten am meisten belastenden Beschwerden wie Schmerzsituation, Bewegungseinschränkung, Kraftabschwächung, Sensibilitätsstörung, vegetative Begleitsymptomatik sowie die psychische Einstellung, um nur die wesentlichsten Punkte zu nennen. Die Bewertungspriorität besitzt dabei stets das Schmerzgeschehen.

Die Umsetzung dieses dreiteiligen Programms in den praktischen medizinischen Alltag erfolgt durch:

- Die Anamnese,
- die körperliche Untersuchung mittels Inspektion, Palpation, Beweglichkeitsprüfung und orientierenden neurologischen Methoden,
- die Anordnung von Hilfsbefunden wie Röntgen- und Laboruntersuchungen.

In der Praxis heißt das:

Die zuerst erhobene topische Diagnose liefert in der Mehrzahl aller Fälle eine Fülle differentialdiagnostischer Möglichkeiten. Die weitere Aufgabe ist es nun, aus den erhaltenen Informationen jenes »kritische Detail« herauszufiltern, welches eine Reduzierung der differentialdiagnostischen Gegebenheiten gestattet.

Dazu ein Beispiel:

Der Patient berichtet über plötzlich nach körperlicher Belastung aufgetretene Kreuzschmerzen mit Ausstrahlungen ins Bein. Die sich daraus ergebende Diagnostik einer Lumboischialgie sagt aber noch nichts darüber aus, welche gestörte Struktur für dieses Schmerzbild verantwortlich ist. Sowohl diskogen-radikuläre, aber auch pseudoradikuläre Schmerzen bei Iliosakralgelenkläsionen, ja sogar Reizzustände des Hüftgelenkes können in dieser topischen Diagnose enthalten sein. Ein kritisches Detail wären nun weitere Angaben, daß die Schmerzen seitlich ins Bein ausstrahlen sowie bis zur großen Zehe reichen und sich beim Pressen, Husten und Niesen blitzartig verstärken würden. Damit wäre ein erstes Leitsymptom gegeben, das vordergründig auf eine prolapsbedingte Genese hinweist. Um die wahrscheinliche Diskogenität zu beweisen, müssen aber weitere Hinweise gesucht werden.

Dazu stichwortartig:

Typische radikuläre Ausfälle (Sensibilitätsdefekte, Reflexausfälle, Paresen), die sich bei der körperlichen Untersuchung zeigen, dienen als weitere Leitsymptome. Röntgen- und Labordiagnostik müssen darüber hinaus zum Ausschluß gravierender pathomorphologischer Prozesse (Tumor, Metastasen etc.) ebenfalls im Diagnoseprogramm beinhaltet sein.

Aus all dem ergibt sich der Merksatz:

> Ein Leitsymptom allein ist
> zuwenig für eine sichere Diagnostik.

Kritische Details sind somit Anhaltspunkte aus dem Untersuchungsprogramm, die den diagnostischen Gedankenduktus in eine gewisse Richtung leiten, und die zum Auffinden weiterer Leitsymptome dienen, somit durch die Kombination der erhaltenen Befunde die nosologische Einordnung des Beschwerdebildes ermöglichen.

Dazu wiederum ein Beispiel:

Schulterschmerz	=	Topische Diagnose
Kritisches Detail: painful arc	=	Insertionstendinopathie
Schmerzpalpation und Provokationstests	=	Strukturdiagnose
Therapeutische Lokalanästhesie	=	Probebehandlung
Beschwerdenerleichterung	=	Sicherung der Diagnose

Bei aller gegebenen Präferenz für das Überwiegen bzw. das Primat der gestörten Funktion ist es immer notwendig, auch eine zerstörte Funktion als Verursacher der Symptomatik auszuschließen, bzw. fließende Übergänge einzukalkulieren. Während die zerstörte Funktion an Hand feststellbarer pathomorphologischer Veränderungen (Hilfsbefunde: Röntgen, Labor) nachweisbar wird, begibt man sich mit der Diagnose der reinen Funktionsstörung des

öfteren auf hypothetisches Gebiet, wobei für den schlüssigen Beweis der richtigen Annahme häufig auf das Ergebnis der sogenannten Probebehandlung gewartet werden muß.
Abgesehen vom akademischen Wert des Versuchens einer absoluten Strukturdiagnose bleibt im praktischen Bereich die Unterscheidung zwischen gestörter Funktion und zerstörter Funktion das oberste Ziel. Für den Patienten bedeutet dies die schicksalhafte Weichenstellung der künftigen Krankheitsentwicklung, im Sinne einer vollen Rehabilitationsmöglichkeit, oder nur der symptomatischen Therapie.
Hinzuweisen wäre noch darauf, daß bei Akutstörungen mit schmerzreflektorischer Vollverspannung die genaue Strukturanalyse Schwierigkeiten bereiten kann und in diesen Fällen eine entsprechende Abklärung erst nach Beherrschung der Akutsymptomatik möglich wird.

5.1.1 Die Anamnese

Die Anamnese liefert erste kritische Details.

Die übliche Anamnesenerhebung kann als bekannt vorausgesetzt werden, und so sollen im Anschluß nur jene Punkte zur Sprache kommen, die bei Erkrankungen des Bewegungsapparates spezielle Bedeutung besitzen. Dabei stehen wiederum die Schmerzsymptome im Mittelpunkt des Interesses, wobei besonders die Dauer der Beschwerden und die Art ihres Auftretens, ob kontinuierlich, intermittierend, ob erstmalig oder rezidivierend, zu berücksichtigen sind. Darüber hinaus müssen natürlich auch Intensität (akut oder chronisch), tageszeitliche Schwankungen, Ausstrahlungstendenz und auslösende Momente (Ruhe, Bewegung, Belastung, Anlaufschmerz etc.) beachtet werden. So zeigen zum Beispiel von der Wirbelsäule ausgelöste chronische Beschwerden ein ganz charakteristisches Verhalten, das so typisch ist, daß bereits aus der Anamnese mit hoher Wahrscheinlichkeit die Vertebragenität abzuleiten ist.

- Chronisch intermittierender Verlauf,
- paroxysmale Schmerzgestaltung,
- wechselnde multilokuläre Manifestationen,
- Abhängigkeit von statischen und dynamischen Faktoren (Fehlstereotypien),
- häufige einseitige Beschwerden,
- Auslösung durch Triggersituationen (Überlastungen, Infekte, Wetter u.a.m.)

weisen in diese Richtung.

Nach der anamnestischen Abklärung der Schmerzsituation müssen aber noch weitere wesentliche Punkte bei der Patientenbefragung Beachtung finden, wobei besonders an die bereits erwähnte Multikausalität der meisten Schmerzsyndrome des Bewegungsapparates erinnert sei. Noxen aus dem

Berufs-, Arbeits-, Freizeit- und Sportbereich sind dabei genauso wichtig wie chronisch entzündliche Prozesse (Fokalbelastung) oder psychosomatische Bahnungen (depressive Krankheitsbilder).

Schlagwortartig angeführt sollte die Anamnese diesbezüglich folgende, ansonsten weniger gewürdigte Faktoren aufklären:

- Arten der Berufsbelastung:

Sitzen, Stehen, Heben, Tragen, Beugen, Monotonie, Fließband, Schreibmaschine, sich daraus ergebende Summationen.

- Arten der Freizeitbelastung:

Handarbeiten (Stricken, Nähen etc.) Gartenarbeiten, Schneeschaufeln, weiterer Sitzschaden (Inaktivität, Fernsehen).

- Sportbelastungen:

Ausgleichs- oder Leistungssport, Intensität der Sportart (Differenzierung der Bewertung entsprechend den vorliegenden Beschwerden).

- Allgemeinbelastungen:

Ernährungs- und Trinkgewohnheiten, Schlafritus (Bettengestaltung), Kleidung (enge Jeans, Absatzhöhe der Schuhe), Medikamente (Schlafmittel, nichtindizierte Psychopharmaka, »die Pille«), Wetterfühligkeit, Unterkühlung u.a.m.

In den meisten Fällen wird sich bei dieser Art der Befragung ein Belastungspaket ergeben. Von seiten der Patienten besteht die Tendenz, unmittelbar mit dem Schmerzbeginn zusammenfallende Noxen in den Vordergrund zu rükken. Dabei darf nicht übersehen werden, daß diese Faktoren meist nur die Auslöser darstellen, die den schon vorher bis an die Grenze belasteten Bewegungsapparat in die Dekompensation, sprich Schmerzphase, gerückt haben.
Um Beispiele zu nennen:
Es genügt nicht, sich mit den Angaben der Patienten abzufinden »Man habe sich beim Aufheben einer Tasche das Kreuz verrissen«, oder »Beim Bergabgehen hätte auf einmal das Knie versagt«. Solche Bagatellereignisse sind nur der letzte Tropfen, der das Faß zum Überlaufen bringt. Das anamnestische Eingehen auf das Gesamtbelastungspaket, und das ist abschließend zu den einschlägigen Ausführungen noch hervorzuheben, kann gar nicht dringlich genug empfohlen werden. Ohne Beachtung dieser Einzelheiten scheitert auch eine technisch noch so perfekt ausgeführte Chirotherapie an den ständigen Rezidiven.
Somit ist die einleitende Anamnese nicht nur für die unmittelbaren diagnostischen und therapeutischen Konsequenzen wesentlich, sondern gleichfalls Ausgangspunkt zur Beratung des Patienten im Sinne einer stets notwendigen Rehabilitation.

5.1.2 Die körperliche Untersuchung

Voraussetzung für alle weiteren Untersuchungsgänge ist das Entkleiden des Patienten bis auf die Unterhose. Nur so liefert die am Beginn des Procedere stehende Inspektion brauchbare Ergebnisse.

5.1.2.1 Die Inspektion

Inspektion bedeutet: Betrachten - Bemerken - Vergleichen und *Anormales* erkennen.

Zur Kenntnis zu nehmen ist der Patient als Ganzes, wie er geht, steht, sich setzt und wieder erhebt, wie seine Konstitutionsmerkmale und Körperproportionen zu beurteilen sind. Wie Muskulatur und Fettpolster imponieren, ob angeborene oder erworbene Defekte auffallen, oder - auf einen Nenner gebracht - es ist alles zu notieren, was im Gesamtbild von der Norm abweicht. Zur Inspektion gehört auch der Blick in den Mund, um so den Ort der häufigsten Fokalquellen (Zähne, Tonsillen) beurteilen zu können. Neben dieser Übersichtgewinnung über die Gesamterscheinung des Patienten ist die Inspektion darüber hinaus als integraler Anteil aller weiteren körperlichen Untersuchungen anzusehen (Beurteilung des Bewegungsausmaßes einzelner Regionen etc.).

5.1.1.2 Die Palpation

Palpation heißt: Berühren - Fühlen - Tasten - Drücken - Vergleichen - Fragen und vor allem »Begreifen«

Die Palpation ist das sichere Standbein der Chirodiagnostik, denn im Zweifelsfalle liefert immer sie die entscheidenden Hinweise. Nicht zuletzt deshalb, weil die mittels Palpation festgestellten Weichteilveränderungen apparativ kaum erfaßbar sind und Beweglichkeitsprüfungen, besonders in bestimmten Wirbelsäulenregionen, (z.B. Kreuzdarmbeingelenke, mittlere Brustwirbelsäule) schon aus anatomischen Gründen nur sehr vorsichtig zur Beurteilung herangezogen werden können.

Prinzipiell unterscheidet man zwischen Tast- und Schmerzpalpation.

Die Tastpalpation dient vorrangig der Strukturdiagnose, die Schmerzpalpation der Aktualitätsdiagnose.

Die Palpation liefert eine komplexe Empfindung thermischer und mechanischer Qualitäten, wobei über die hergestellten zwischenmenschlichen Kontakte die Aussagekraft erweitert wird, das heißt, die Empfindungen des Untersuchers und jene des Patienten ergeben den Endbefund. Die Voraussetzungen für verwertbare Palpationsergebnisse sind mehrschichtig. Die Basis der Beurteilbarkeit, für das, was man palpiert, ist das anatomische Wissen. Weiterhin ergibt erst die Kenntnis des Normalen im Hinblick auf Konsistenz, Resistenz und Spannung, die Möglichkeit, den Tastbefund zu werten. Während anatomisches Wissen erlernbar ist, muß das Tastgefühl trainiert werden. Es muß aus Erfahrung reifen. In einem Zeitalter unerschütterlicher Technologiegläubigkeit gelangen daher Palpationsbefunde nur allzuleicht in den Ruf der Unzuverlässigkeit, Subjektivität und fehlenden Reproduzierbarkeit, sehr zu Unrecht, wie viele Jahrhunderte Medizingeschichte lehren, wobei sich als Quintessenz ergibt, daß ein nicht unbeträchtlicher Anteil medizinischen Wissens auf Erfahrung beruht.
Die Kenntnis des Normalzustandes muß dann in jedem Einzelfall um die individuelle Druckschmerzgrenze ergänzt werden.

Hierzu wiederum ein Merksatz:

> Das Gesunde verträgt viel Druck,
> das Kranke oft kaum Berührung.

Um diese Grenze zwischen Druck- und Schmerzempfindung festlegen zu können, benötigt der Untersucher den verbalen Kontakt mit dem Patienten, und zwar unter vergleichender Palpation an anatomisch gleichartigen Stellen. Zur technischen Ausführung der Palpation gibt es ebenfalls Richtlinien, die Beachtung finden sollten.
Die korrekte Palpation orientiert sich zuerst in den oberflächlichen Schichten (Turgor und Verschieblichkeit von Haut und Subkutis), dringt dann vorsichtig tiefer ein, um den Tonuszustand der Muskulatur zu erkunden (brüskes Vorgehen führt zur artefiziellen reflektorischen Verspannung) und beurteilt erst abschließend Gelenk, Ligamente, Periost und Insertionen.

> Generell soll Bewegliches mit ruhendem Finger
> und Ruhendes mit bewegtem Finger exploriert werden.

Faßt man das, was mittels Palpation diagnostisch erkennbar wird, zusammen, so ergibt sich folgendes:
Im Bereiche von Haut und Subkutis lassen sich Aussagen über Turgor, Konsistenz sowie Verschieblichkeit und Schmerzempfindlichkeit machen und in weiterer Folge daraus unter Einbeziehung der Segmentalreflektorik (Dermatom) Erkenntnisse über die segmentale Höhe bzw. Organzugehörigkeit der primären Störung gewinnen. Die Palpation der Muskulatur vermittelt vor allem Einblicke in die Tonussituation, läßt Verspannungen ganzer Muskeln,

oder isolierter Myotenone sowie aktive und latente Triggerpunkte erkennen und ergibt dadurch wertvolle Informationen für die Beurteilung pseudoradikulärer Syndrome. Die tiefen Strukturen der Gelenke, Ligamente, des Periosts und der diversen Insertionen interessieren vorrangig bezüglich ihrer Druckempfindlichkeit im Sinne der Schmerzpalpation.
Nicht zuletzt sei noch darauf verwiesen, daß die Palpation nach einer gut geführten Anamnesenerhebung, über den erstmaligen direkten Hautkontakt, darüber mitentscheidet, wie sich das zu erwartende Vertrauensverhältnis des Patienten zu seinem Arzt entwickeln wird. Brüske, grobe Palpationen können alles zerstören. Feinfühliges und erkennendes Vorgehen hingegen vermitteln dem Untersuchten das Gefühl bzw. die Gewißheit, daß ihn sein Untersucher nicht nur betastet, sondern auch »begreift«.

5.1.2.3 Die Beweglichkeitsprüfung

Während Anamnese und Palpation im Rahmen der Chirodiagnostik gegenüber dem Standardvorgehen nur in gewissen Punkten eine Ergänzung erfahren müssen und ansonsten die allgemein bekannte Vorgangsweise beibehalten werden kann, betritt man mit dem wesentlichsten Abschnitt der Beweglichkeitsprüfung, der Testung der segmentalen Motilitätsverhältnisse, ungewohntes diagnostisches Neuland und ergänzt damit das klarerweise weiterhin ausgeführte orthopädisch-klinische Diagnostikvorgehen. Demzufolge gliedert sich die Untersuchung der Beweglichkeit mehrstufig auf, in die:

- Prüfung der allgemeinen Motilitätsverhältnisse,
- Prüfung der regionalen Beweglichkeit,
- Testung des segmentalen Bewegungsverhaltens.

Die Gesichtspunkte, unter denen die allgemeine Motilität zu betrachten ist, wurden im wesentlichen bereits bei den Bemerkungen zur Inspektion erwähnt. Der wichtigste Eindruck, der dabei gewonnen werden kann, ist die Feststellung, ob das Bewegungsverhalten des Patienten der altersgemäßen Norm entspricht, oder davon abweichend eine hypomobile, respektive hypermobile Beweglichkeitsbasis gegeben ist.

Diese Aspekte haben natürlich auch bei der weiterführenden Prüfung der regionalen Beweglichkeit Gültigkeit. Ergänzend dazu aber können hier durch die Unterteilung der Untersuchung

in die Prüfung der aktiven Beweglichkeit,
der passiven Beweglichkeit und der Widerstandstestung.

weitere Erkenntnisse gewonnen werden.

Zur Prüfung der aktiven Beweglichkeit wird der Patient aufgefordert, das entsprechende Gelenk oder die zu testende Wirbelsäulenregion, um alle jene Achsen im vollen Ausmaß zu bewegen, die dem Gelenk bzw. der Region eigen sind. Für die regionale Wirbelsäulenuntersuchung müssen daher stets vier Bewegungsarten überprüft werden.

- Anteflexion (Vorbeugung)
- Retroflexion (Rückbeugung)
- Lateroflexion (Seitbeugung)
- Rotation (Drehung).

Die Forderung besteht gleichfalls für die passive Beweglichkeitsprüfung. Im Unterschied zum vorerwähnten Untersuchungsgang erfolgt hier die Testung durch eine vom Untersucher vorgenommene passiv geführte Bewegung. Beurteilt werden sowohl das Ausmaß (Winkelgrade) des Bewegungsumfanges, als auch bei Lateroflexion und Rotation der entsprechende Seitenvergleich und selbstverständlich ein eventuelles Schmerzauftreten.
Bei der passiven Beweglichkeitsprüfung muß auch auf das Endgefühl geachtet und festgehalten werden, ob der Bewegungsabschluß weich federt oder abrupt stoppt.
Bei der angeschlossenen Widerstandstestung muß der Patient versuchen, alle bereits aktiv und passiv überprüften Bewegungen nochmals gegen einen vom Untersucher geleisteten Widerstand isometrisch (also ohne Gelenkbewegung) auszuführen.
Die Widerstandstestung der Muskulatur gibt über eine eventuelle Schmerzprovokation zusätzliche Hinweise und muß dann noch durch entsprechende Überprüfungen auf begleitende Verkürzungen der Muskulatur ergänzt werden.
Welche Aussagen ergeben sich aus dem bisherigen Untersuchungsabschnitt? Als Ausgangspunkte zur Beantwortung der gestellten Fragen dienen die einzelnen Prüfungsziele.
Die aktive Beweglichkeitsprüfung erfaßt alle Strukturen des Arthrons bzw. Vertrebrons, unter Einschluß des Nervensystems und der Psyche.
Bei der passiven Prüfung der Bewegung werden Motorik und Psyche weitgehend ausgeschaltet.
Die Widerstandstestung schließlich beurteilt den Muskel-Sehnenapparat auf Kraft- und Schmerzauslösung, unter Ausschluß der Gelenkbewegung.

Daraus läßt sich ableiten:

Sind aktive und passive Bewegungen ohne Schmerzen und Einschränkungen normal ausführbar, ist eine Störung dieser Region meist unwahrscheinlich. Hypo- oder Hypermobilitäten bzw. Schmerzauslösungen erfordern weitere Überprüfungen im Sinne der bereits erwähnten Testungen des Endgefühls der Bewegung, des translatorischen Gleitens und der traktorischen Mobilität, all dies dann ihm Rahmen der segmentalen Bewegungsuntersuchung, die in den späteren Kapiteln noch ausführlich beschrieben wird. Weitere Rück-

schlüsse ergeben sich aus übereinstimmenden oder divergierenden Ergebnissen der Teiluntersuchungen. Ist die schmerzhafte Bewegungseinschränkung bei aktiver und passiver Überprüfung zur gleichen Bewegungsrichtung orientiert, kann eine arthrogene Ursache angenommen werden. Entsprechende Divergenzen zwischen aktiver und passiver Testung hingegen weisen auf eine myogene Störung hin.
Die Widerstandstestung ergibt im Normalfall das Bild einer kraftvollen und schmerzfreien Aktion. Pathologische Ergebnisse lassen graduelle Rückschlüsse zu. Treten erst bei großer Kraftanwendung Schmerzen auf, so besteht eine meist nur mäßige myogene Läsion. Schmerzauslösung bei geringem Kraftaufwand weist hingegen auf eine deutliche muskuläre Krankheitskomponente hin. Eine neurologische Läsion ist dann anzunehmen, wenn die Testung eine Kraftabschwächung bei gleichzeitiger Schmerzlosigkeit erkennen läßt.

5.1.2.4 Muskeltests

Über die geschilderte Widerstandstestung hinaus, die im Zuge der regionären Beweglichkeitsprüfung abgewickelt wird, ist es meist erforderlich, die funktionelle Ausgangssituation der Muskulatur noch genauer zu explorieren.

Zu achten ist hier besonders auf:

- Tonus- bzw. kontraktionsbedingte Muskelverkürzungen,
- Abschwächungen einzelner Muskeln oder ganzer Muskelgruppen,
- verbundene Balancestörungen mit antagonistischen Muskeln.

Details zu den einzelnen Punkten werden bei der Beschreibung des Untersuchungsganges der anatomischen Regionen ausgeführt. Ergänzend zu diesen Übersichtsausführungen wäre noch anzuführen, daß bezüglich muskulärer Abschwächungen eine Einteilung in sechs Stufen gebräuchlich ist (Oxforder System).

Dabei bedeutet:

Stufe 5: Die Bewegung ist gegen kräftigen Widerstand möglich.

Stufe 4: Die Bewegung kann gegen Widerstand erfolgen.

Stufe 3: Die Bewegung überwindet gerade noch die Schwerkraft.

Stufe 2: Die Bewegung ist unter Ausschluß oder Abschwächung der Schwerkraft (Auftrieb im Bad) ausführbar.

Stufe 1: Nur mehr leichte Anspannung des Muskels ohne Bewegungsmöglichkeit.

Stufe 0: keine muskuläre Aktivität.

Für chirodiagnostische Belange sind praktisch nur Abschwächungen bis maximal zur Stufe 3 von Interesse. Stärkere Kraftverminderungen gehören fast ausschließlich zum neurologischen Fachgebiet.
Um die diagnostische Wertigkeit der Muskeltests ins rechte Licht zu rücken, sei dazu noch bemerkt, daß die Diagnostizierung muskulärer Defekte einen ganz wesentlichen Baustein des Untersuchungsganges darstellt, da gerade von solchen Störungen bei therapeutischer Nichtbeachtung die größten Rezidivimpulse ausgehen.

5.2 Röntgendiagnostik der Wirbelsäule – spezielle Aufnahmetechniken

Um auch statische Gegebenheiten im Röntgenbild besser erfassen zu können, sollten für die Chirodiagnostik entwickelte Einstelltechniken zur Beurteilung herangezogen werden. Für die Lenden-Becken-Hüftregion und die Halswirbelsäule ergeben sich dabei diesbezüglich folgende Einstellungsvorgänge.
Die routinemäßig übliche Aufnahmetechnik verstößt schon in der Formatwahl des Röntgenbildes gegen die geforderte Gesamtübersicht der Lenden-Becken-Hüftregion. Das gebräuchliche Format 18 x 40 cm für die a.-p.-Aufnahme, zeigt z.B. vielfach bereits die Iliosakralgelenke unvollständig und Hüftgelenk, Symphyse und Beckenkämme fehlen vollständig, obwohl sie wichtige diagnostische Bezugspunkte darstellen.
Zu fordern ist, wie sich unschwer aus dem Vorgesagten ergibt, bei der a.-p.-Aufnahme ein Mindestformat von 30 x 40 cm und eine Einstellung, welche Hüftgelenke, Symphyse, Scheitelpunkte der Beckenkämme, Iliosakralgelenke und die Lendenwirbelsäule zeigt, was bei nicht allzu dicken Patienten durch eine Ausführung im Hochformat erreichbar wird.
Der seitliche Strahlengang bietet normalerweise weniger Grund zur Beanstandung.
Ein weiterer Gesichtspunkt steht zur Diskussion: Aufnahme »im Stehen« oder »im Liegen« wie gewohnt. Unserer Meinung nach kann es kein dogmatisches nur »im Stehen« geben, wie es häufig von den Puristen der Chirotherapie geäußert wird. Ein »sowohl als auch« ist sicherlich der vernünftigere Weg und den entsprechenden Wegweiser hat die anfallende Situation zu stellen. Gilt es vordringlich, pathomorphologische Veränderungen mit größtmöglicher Sicherheit zu erkennen, muß der üblichen Aufnahmetechnik im Liegen der Vorzug gegeben werden.
Ist hingegen eine statisch funktionelle Betrachtungsweise angebracht, etwa um eine echte Beinlängendifferenz zu verifizieren, soll eine Aufnahmetechnik im Stehen gewählt werden. Um dazu vergleichbare und reproduzierbare Ergebnisse zu erhalten, empfiehlt sich eine Ganzaufnahme der Wirbelsäule *(Abb. 12),* die allerdings eine zusätzliche apparative Voraussetzung benötigt, oder ein genormtes Verfahren der LBH-Darstellung *(Gutmann)* unter Einblendung eines Kopf- und Basislotes.

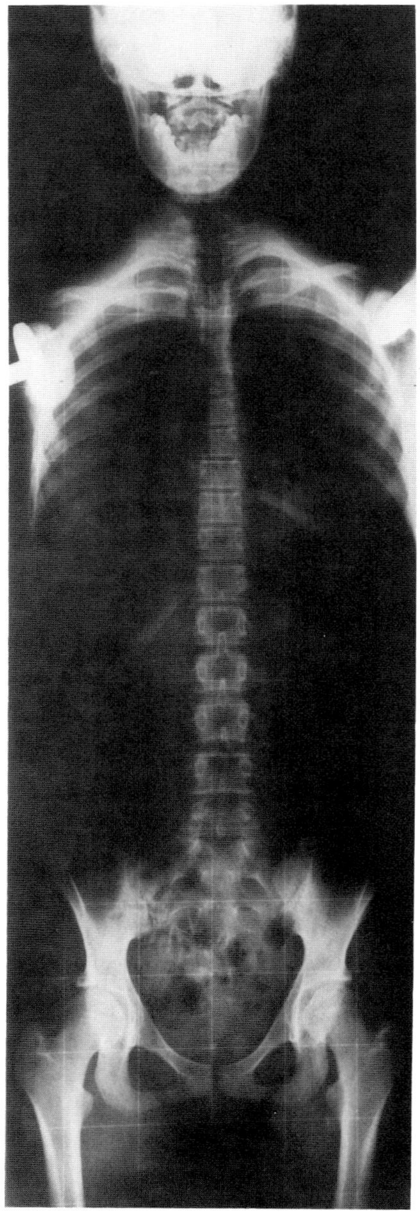

Abb. 12 Ganzaufnahme der Wirbelsäule mit Becken und Kopfgelenken (a.-p.)

5.2.1 Die röntgenologische Darstellung der Lenden-Becken-Hüftregion

Da die Technik dieses Untersuchungsganges zuwenig allgemein bekannt ist, soll sie hier in Kürze beschrieben werden.
Der Patient steht für das a.-p.-Bild genau in Kassettenmitte. Dies ist durch eine entsprechende Bodenmarkierung erreichbar. Die Beine müssen gleichmäßig belastet und die Knie gestreckt gehalten werden. An der Oberfläche der Kassette befindet sich ein verschiebbares schattengebendes Lot, das nach Kranialverschieben der Kassette genau auf die Hinterhauptsmitte einzustellen ist. Im Anschluß daran wird die Kassette ohne Seitenverschiebung wieder zur LBH-Region abgesenkt, und zwar so, daß Zentralstrahl und Kassetten-

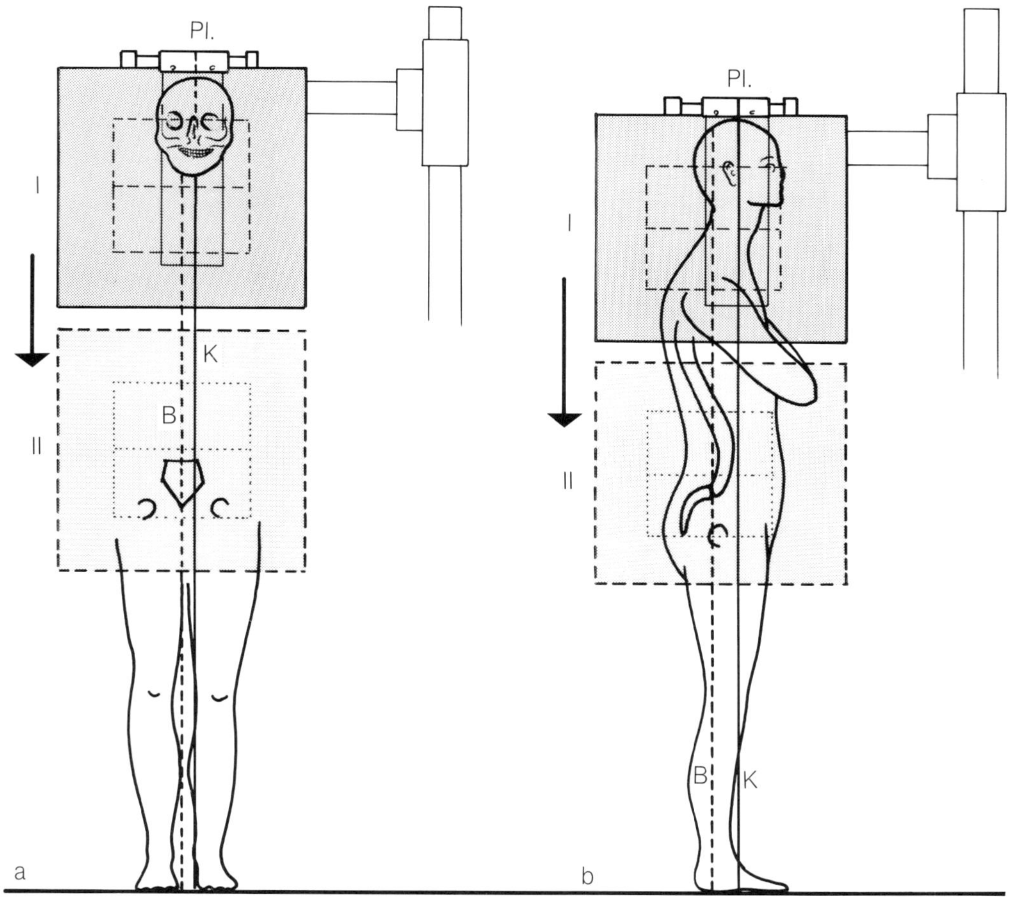

Abb. 13 a, b Aufnahmetechnik zur Darstellung statischer Gesamtrelationen auf dem Teilabschnitt der Lenden-Becken-Hüftgelenkregion (LBH).

a B = Basislot: Mitte der Unterstützungsfläche zwischen den Füßen entsprechend der Kasetten- und der Filmmitte. K = Kopflot: Lot im angenäherten Projektionspunkt des Massenmittelpunktes des Schädels nach außen (eingestellt auf die Mitte der Okzipitalregion – Protuberantia occipitalis externa –) Pl. = Plexiglasscheibe, auf der Blende verschiebbar befestigt mit eingelassenem Bleifaden, der visuell, besser mechanisch auf den Bezugspunkt in der Okzipitalregion eingestellt wird. Die Blende wird dann mit eingestelltem Kopflot aus der Position I in die LBH-Region (Pos. II) zur Aufnahme gesenkt.

b Gleicher Vorgang bei der seitlichen Aufnahme. Das Kopflot wird hier auf den Porus acusticus externus, etwa entsprechend dem Ohrläppchen, eingestellt. Die Füße werden so aufgestellt, daß das Basislot einen guten Zentimeter vor (ventral) der Mitte des Malleolus externus verläuft. Das Basislot entspricht der Mitte des Filmes und der Kassette. Die Kopfhaltung ist immer die gleiche: Blick geradeaus, Bißebene horizontal (nach *Gutmann*).

mitte auf Nabelhöhe adjustiert sind. Am fertigen Röntgenbild entspricht dann die Bildmitte dem Basislot und der eingeblendete Drahtschatten dem Kopflot. Im Normalfall müssen sich beide decken (Kopflot in Bildmitte). Bei der Aufnahme im seitlichen Strahlengang steht der Patient quer auf der Fußbodenmarkierung, welche der Kassettenmitte entspricht, die Knöchel eine Fingerbreite dahinter. Das Kopflot soll auf den Porus acusticus externus eingestellt sein. Nach Kassettenabsenkung ist die Ausrichtung des Zentralstrahles vorzunehmen und dabei eine Einstellung auf den lumbosakralen Übergang aus projektionstechnischen Gründen am günstigsten. Um Verprojizierungen gering zu halten, empfiehlt es sich, sowohl bei der a.-p.- als auch bei der seitlichen Aufnahme den Röhrenabstand so groß wie möglich zu halten (2 m und mehr je nach Leistungsfähigkeit des Gerätes) *(Abb. 13 a, b).*

5.2.2 Die röntgenologische Darstellung der Halswirbelsäule

Für die Halswirbelsäulenregion ergeben sich folgende Besonderheiten:
Während sich bei der Aufnahme im seitlichen Strahlengang nur geringe Unterschiede zum Standardverfahren ergeben, ist für die a.-p.-Aufnahme eine deutlich geänderte Einstellung zu fordern, da die üblicherweise ausgeführte Technik den Kopfgelenkbereich vernachlässigt.
Eine sowohl morphologische als auch funktionelle Gesichtspunkte befriedigende Darstellung der Halswirbelsäule unter Einschluß des Kopfgelenkbereiches gelingt am besten mit der Aufnahmetechnik nach *Sandberg-Gutmann (Abb. 14, 15).*
Für die a.-p.-Aufnahme liegt der Patient auf der Mitte des Röntgentisches (Analfalte genau auf Mittellinie). Durch mehrmaliges Aufsetzen und Hinlegen wird dabei eine natürliche Haltung der Wirbelsäule gesichert. Anschließend muß der Patient den Mund weit öffnen und einen Flaschenkorken zwischen den Zähnen haltend so liegen bleiben, daß Stirne und Oberlippe auf einer Horizontalen ausgerichtet sind. Bei der Einstellung des Zentralstrahles der Röntgenröhre ist darauf zu achten, daß er von fingerbreit unterhalb der oberen Prämolaren zu einem Punkt fingerbreit oberhalb der tastbaren Okzipitalbasis verläuft (als Einstellhilfe kann ein Bindfaden verwendet werden). Der Röhren-Film-Abstand soll genau 1 m betragen. Für die seitliche Aufnahme wird eine sitzende Haltung des Patienten gewählt, der Kopf muß horizontal (Blick in die Ferne) und darf nicht seitgeneigt gehalten werden (Unterkieferhälften müssen sich im Röntgenbild decken). Der Zentralstrahl ist auf die Spitze des Processus mastoideus auszurichten, und der Röhrenabstand soll, um Verprojizierungen auszuschließen, mindestens 1,5 m betragen.

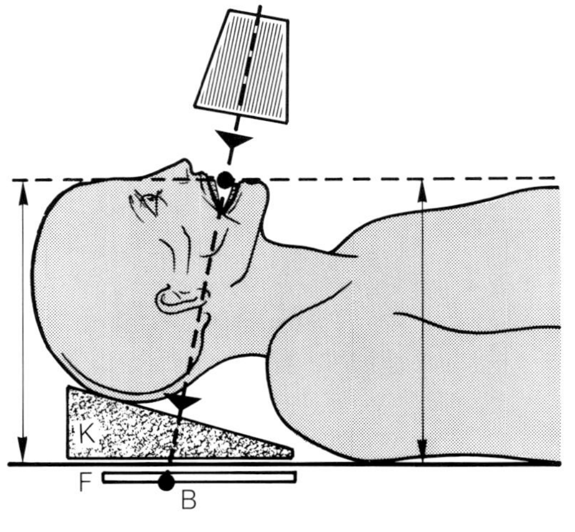

Abb. 14 Ausrichtung der Gesichtslinie für die transorale (a.-p.) Aufnahme der Halswirbelsäule. Nasenwurzel-Lippenschluß parallel zum Film (nach *Gutmann*).

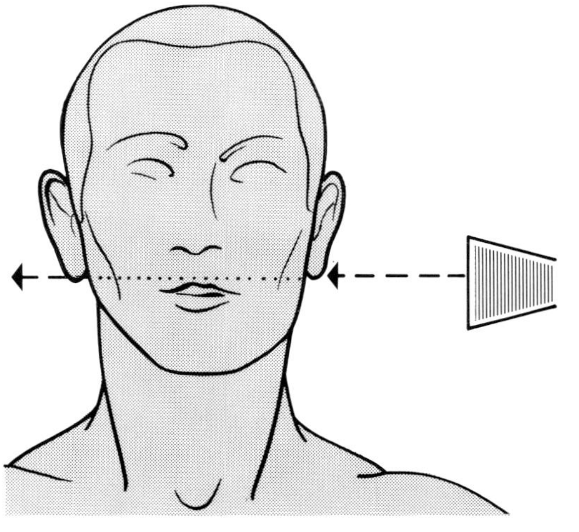

Abb. 15 Die seitliche Aufnahme der Halswirbelsäule erfolgt in sitzender Patientenposition. Der Zentralstrahl wird auf das Ohrläppchen ausgerichtet (nach *Gutmann*).

Mit Hilfe dieser Einstellungstechnik ist es nun möglich, die Halswirbelsäule einschließlich des Kopfgelenkbereiches zu analysieren und die Basis für vergleichbare und reproduzierbare Ergebnisse auch in funktioneller Hinsicht zu schaffen. Ergänzend erwähnt werden soll, daß in gewissen Fällen durch zusätzliche Funktionsaufnahmen in Ante- und Retroflexion bzw. Seitneigung weitere Aufschlüsse zu gewinnen sind.
Eine ausführliche Darstellung der Röntgenologie der Wirbelsäule einschließlich der Tomographie und Myelographie bleibt den entsprechenden Standardwerken vorbehalten.

Spezieller Teil

6. Prinzipielles zur Chirotherapie

Die Strukturen des Bewegungsapparates sind in ihrem Funktionsverhalten an Zug- und Druckreize gebunden. Chirotherapie vermittelt demzufolge, als mechanisch orientierte Behandlungsart, mit ihren Zug- und Druckgriffen dem Organismus bekannte Reize, wobei durch die Anwendung verschieden intensiv wirkender Techniken darüber hinaus eine feinfühlige, an die jeweilige Krankheitssituation anpaßbare Dosierung, zur Anwendung kommen kann. Um von vornherein bezüglich des Mechanikfaktors und des Wirkungsprinzips manueller Therapieformen Klarheit zu schaffen, sei hier expressis verbis festgehalten, daß Chirotherapie nicht mit einem mechanischen Ordnungsprinzip im Sinne des Zurechtrückens, oder einer Stellungskorrektur verschobener Wirbel gleichgesetzt werden kann, sondern daß die mechanischen Impulse nur zur Auslösung reflektorischer Abläufe dienen, oder mit anderen Worten ausgedrückt:

Chirotherapie = Reflextherapie

Einmal mehr ergibt sich daraus die Berechtigung für die im allgemeinen Teil ausführlicher vorgenommene Abhandlung neurophysiologischer Details der Gelenk- und Muskelfunktion, auf die hier rückverwiesen werden kann. In hypothetischer und zum Teil experimentell abgesicherter Betrachtungsweise läßt sich die Wirkungsweise der Chirotherapie so erklären, daß die von funktionsgestörten Strukturen des Bewegungsapparates ausgehenden pathologischen Afferenzmuster durch die Handgrifftherapie ausgelöscht und gesunde Normalmuster neu rekrutiert werden können. Den Hauptangriffspunkt bildet dabei das Gammasystem, wobei die durch den Handgriff ausgelöste Tonusabsenkung die Voraussetzung für die Reizentlastung gestörter arthromuskulärer Regelkreise liefert.

Bereits hingewiesen wurde auf die Möglichkeit der Dosierung durch den Einsatz verschieden intensiv wirkender Techniken. Will man in dieser Hinsicht eine Intensitätsreihung vornehmen und gleichzeitig die zur Verfügung stehenden Therapieprinzipien vorstellen, so ergibt sich folgendes Bild:

- Weichteiltechniken
- Muskelrelaxationstechniken
- Mobilisationen
- Manipulationen

In dieser Reihenfolge steigern sich sowohl Intensität als auch Effizienzgrad der Behandlung.

Als weiterer Schlüssel gilt:

Befunde an der Haut	=	Therapie über die Haut
Befunde an der Muskulatur	=	Therapie über die Muskulatur
Befunde am Gelenk	=	Therapie über das Gelenk

6.1 Weichteiltechniken

Chirotherapeutische Weichteiltechniken ähneln vielfach bekannten Massageformen. Ihre Hauptaufgabe liegt in der Vorbereitung der gestörten Region auf anschließend notwendige Mobilisationen oder Manipulationen. Der erste Schritt in diese Richtung kann durch einfache regionär applizierte Reibungen (Friktionen) gesetzt werden, die segmentalreflektorisch verarbeitet, spannungslösend wirken. Der Hauptangriffspunkt ist die verspannte Muskulatur. Ein weiterer Handgriff gegen Verspannungen besteht in einem rechtwinkelig zum Muskel ausgeübten, zunehmend stärker werdenden Fingerdruck. Das als *Inhibition* bekannte Verfahren sieht eine einminütige Kompression des Muskels vor. Dabei wird in der ersten Halbzeit der Druck kontinuierlich gesteigert und dann langsam wieder reduziert.
Die stets vor Mobilisation und Manipulation anzustrebende muskuläre Tonolyse läßt sich außerdem sehr gut mittels der aus der klassischen Massage bekannten *Vibration* anregen. Ihre Wirkung resultiert aus senkrecht zur Muskelfaserrichtung angebrachten Impulsen mit einer Frequenz von acht bis zehn sinusförmigen Vibrationsbewegungen pro Sekunde. Zur Impulsvermittlung wird hauptsächlich die Fingerspitzentechnik eingesetzt. Der tonolytische Effekt setzt nicht sofort ein, er benötigt eine gewisse Anlaufzeit, ein Umstand, der beachtet werden muß. Die durchschnittliche Behandlungszeit pro Region muß daher mit mindestens fünf Minuten angenommen werden. Hier sei eine zusätzliche Anmerkung erlaubt. Vibrationstechniken gehören zu den schwierigsten Weichteilbehandlungsmethoden und verlangen ein hohes Einfühlungsvermögen, in das, was man als Gewebegefühl bezeichnen kann. Sie sind daher hervorragend dazu geeignet, diese für den Manualtherapeuten besonders notwendige Grundvoraussetzung zu trainieren.
Die klassische Weichteiltechnik der Chirotherapie zeichnet sich jedoch durch (ohne Gleitbewegung der Therapeutenhände) auf der Hautoberfläche ausgeführte Dehnungsimpulse quer zum Muskelfaserverlauf aus.

6.2 Mobilisationen

Unter Mobilisation versteht man das passive Bewegen motilitätsgestörter Gelenke in die eingeschränkte Bewegungsrichtung, unter Ausnützung sowohl des willkürlichen, als auch des unwillkürlichen Bewegungsraumes, mit dem Ziel, den Normalzustand wiederherzustellen, oder sich diesem zumindest weitestgehend zu nähern. Am schonendsten ist ein Behandlungsbeginn im Bereich des unwillkürlichen Bewegungsraumes, mit Zielrichtung auf die Wiederherstellung eines normalen joint play, mittels traktorischer (durch Längszug) und parallelverschiebender Techniken. Je nach anatomischen Gegebenheiten wird die eine oder andere Technik, in vielen Bereichen auch ein kombiniertes Vorgehen, zur Anwendung kommen können *(Abb. 16)*.
Darüber hinaus lassen sich in allen Wirbelsäulenregionen und an allen peripheren Gelenken Mobilisationen im willkürlichen Bewegungsraum ausführen. Dabei wird versucht, sowohl das volle Bewegungsmaß, als auch das normale »Endgefühl«, ein weiches federndes Ausklingen der passiven Bewegung, zurückzugewinnen. Je nach vorliegender Einschränkung werden dazu Ante- oder Retroflexions- bzw. Rotationsmobilisierungen und im Wirbelsäulenbereich auch Seitneigungsimpulse bzw. Kombinationen eingesetzt.
Das Prinzip aller Mobilisationstechniken, ganz gleich ob bei translatorisch-traktorischen Techniken im unwillkürlichen Bewegungsraum, oder bei Mobilisationen im willkürlichen Bereich, liegt in der Fixierung des einen Gelenkpartners oder Gelenkanteils und der mobilisierenden Bewegung des anderen.

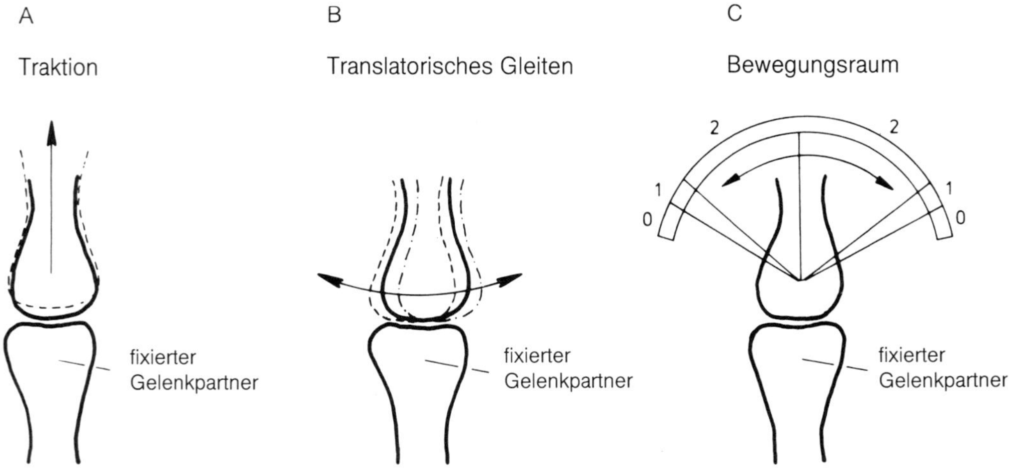

Abb. 16 Darstellung von joint play und Bewegungsraum
1 – unwillkürlicher Bewegungsraum
2 – willkürlicher Bewegungsraum
(aus Lehrbuch der Reflextherapie *Tilscher, H.* u. *Eder, M.*).

Punctum fixum im Achsenorgan ist dabei im thorakalen und zervikalen Bereich stets der kaudale Wirbel des zu behandelnden Bewegungssegmentes, nur in der Lendenwirbelsäule (ab L3/L4) der kraniale, da in dieser Region Beine und Becken als Mobilisationshebel dienen. Bei der Mobilisationsbehandlung der Extremitäten stellt in der Mehrzahl der proximale Gelenkpartner das Punctum fixum dar.
Für die erfolgreiche Mobilisation ist es wichtig darauf zu achten, daß die Mobilisationsimpulse in die eingeschränkte Richtung erst am Startpunkt der Bewegungseinschränkung einsetzen. Es ist sinnlos, Impulse im ohnehin freien Bewegungsraum zu applizieren (ein Fehler, der bei Lernenden häufig beobachtet werden kann) und Kräfte zu verschwenden, die nur dann effizient, daher auch ökonomisch sind, wenn sie im gestörten Bereich wirken.
Des weiteren ist ist es wesentlich, der traktorischen Komponente bei Mobilisationen besondere Aufmerksamkeit zu widmen. Wo die anatomischen Gegebenheiten den Einsatz einer begleitenden Traktion erlauben, sollte diese als integraler Anteil der Behandlungsführung eingesetzt werden. In vielen Fällen des schmerzbedingten Fehlens einer »freien Behandlungsrichtung«, das heißt, wenn anguläre oder parallelverschiebende Impulse eine Schmerzverstärkung erbringen würden, können rein traktorisch eingestellte Techniken immer noch Verwendung finden und beweisen so, daß Traktionsanwendungen sicherlich als schonendste Mobilisationsform betrachtet werden können. Entscheidend für den Erfolg ist darüber hinaus überhaupt das sanfte rhythmische Vorgehen, unter Vermeidung jeglicher Schmerzprovokation. Mobilisationsbehandlungen sollen so lange ausgeführt werden, bis eine deutliche Verbesserung der Gelenkmotilität und ein Nachlassen bestehender Schmerzzustände erreicht wurde.

6.3 Muskeldehnungsbehandlungen

Postisometrische Relaxation (PIR) - Muskelenergietechniken (MET)

In den letzten Jahren haben diese Methoden, die in Kurzformbezeichnungen als Isometrics bekannt wurden, zunehmend an Bedeutung gewonnen. Ihr eindeutiger Hauptangriffspunkt ist die Muskulatur. Anders als bei den Methoden von *Kabat* et al., bei welchen nach maximaler isometrischer Anspannung eine kräftige Dehnung des Muskels zur Ausführung kommt, wird bei der postisometrischen Relaxation die Muskulatur nur leicht gegen Widerstand angespannt und anschließend entspannt. Ebenfalls ohne Kraftanwendung, teilweise sogar nur unter Ausnützung der Schwerkraft, wird so bis zu einem Punkt gedehnt, an dem neuerlich Widerstand und/oder Schmerzen auftreten. Dieser Vorgang wird unter Ausnützung des jeweils dazugewonnenen Bewegungsausschlages so oft wiederholt, bis die Motilitätseinschränkung aufgehoben, die Muskelverspannung abgebaut, und die Schmerzintensität reduziert werden kann. Isometrics lassen sich darüber hinaus durch den Einbau der Atmung und optokinetischer Bahnungen in den Behandlungsrhythmus fazilitieren.

> Inspiration und Atemanhalten sowie die Blickrichtung zur Widerstandsseite erhöhen die Spannung, Exspiration und Blickwendung zur Mobilisationsrichtung begünstigen die Relaxationsphase.

Viele der gebräuchlichen Isometrics lassen sich nach entsprechender Einschulung auch als Nachbehandlung bzw. Selbstbehandlung, zur Überbrükkung ärztlicher Therapieintervalle, vom Patienten in Eigenregie ausführen.

Die zur Verfügung stehenden Techniken lassen sich am besten an Hand ihrer Wirkungsmechanismen unterteilen in:

1) Techniken mit postisometrischer Hemmung der Agonisten.
   Dazu gehören:

- Muskelenergietechniken (MET), die in der Entspannungsphase nur Fazilitation und Schwerkraft zur Dehnung nützen und kein passives Nachdehnen durch den Behandler erfordern.
- Postisometrische Relaxationen (PIR), bei denen in der Entspannungsphase mit geringer Kraft passiv die Dehnung verstärkt wird *(Abb. 17).*
- Kräftige Dehnung nach starker isometrischer Aktivierung *(Kabat).*

2) Techniken mit reziproker Hemmung der Antagonisten.

Am gebräuchlichsten sind jene Methoden, die unter der Bezeichnung PIR angeführt wurden. Ein Großteil der im Buch angegebenen Muskelentspannungstechniken folgt diesem Prinzip.
Eine Modifikation des Standardvorgehens ist gelegentlich dann erforderlich, wenn sogar bei diesen an und für sich schon recht schonenden Techniken eine Schmerzverstärkung auftritt. Dann kann die reziproke Hemmung der Antagonisten zur Bewegungsverbesserung benützt werden.

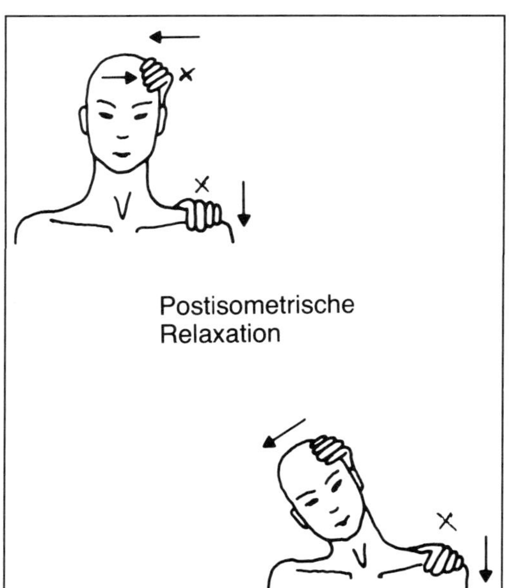

Abb. 17 Prinzip der postisometrischen Relaxationsbehandlung (PIR) (aus *Tilscher, H.* u. *Eder, M.,* Lehrbuch der Reflextherapie)

Ein Beispiel: Die Linksseitneigung der Halswirbelsäule ist muskulär eingeschränkt.

- Das Standardprogramm lautet:
  Einstellen der erreichbaren Linksseitneigung
  Blick nach rechts - einatmen - Gegenhalt von rechts
  Blicks nach links - ausatmen - Bewegungsverstärkung nach links
- Das modifizierte Programm:
  Einstellen der erreichbaren Linksseitneigung
  Blick nach links - einatmen - Gegenhalt von links
  Blick nach links - ausatmen - Bewegungsverstärkung nach links

Mit der Einführung der Isometrics in die Behandlungspalette der Chirotherapie hat sich deren Indikationsbreite zweifelsohne erweitert. Das schonende und reizarme Vorgehen, das mit dieser Methode verbunden ist, erlaubt ihren Einsatz auch dort, wo chirotherapeutische Manipulationen als zu »harte« Maßnahmen, nicht mehr eingesetzt werden können.
Des weiteren sind Isometrics überall dort überdurchschnittlich wirkungsvoll, wo fixierte Fehlstereotypien das Krankheitsbild beherrschen. Nach all dem Erwähnten verwundert es nicht, daß die postisometrische Relaxation mehr und mehr eingesetzt wird, dank ihrer Risikoarmut allerdings auch öfters dann, wenn Manipulationen angezeigt wären.
Und um es offen zu sagen: Häufig hat man geradezu den Eindruck, daß die enthusiastische Anpreisung der Isometrics als »Therapia magna« nur zur Verschleierung eines ungenügenden chirotherapeutischen Könnens, vor allem einer mangelhaften Manipulationstechnik dient.

> Isometrics leisten viel, aber auch sie haben ihre Wirkungsgrenzen und das gilt in besonders hohem Maße für das Kopfgelenkgebiet.

Die Behandlung von Kopfgelenkblockierungen mittels Manipulation bleibt weiterhin aktuell.

6.4 Manipulationen

> Manipulationen sind Behandlungstechniken,
> die mit geringer Kraft Impulse hoher Geschwindigkeit
> und kleiner Amplitude vermitteln.

Das passive Bewegen eines Gelenks über seinen physiologischen Bewegungsraum hinaus erschließt, vor dem Erreichen der traumatischen Grenze, einen schmalen, therapeutisch nutzbaren Bereich *(Abb. 16).*
Exakt innerhalb dieses geringen Spielraumes agiert die chirotherapeutische Manipulation, die ihre richtige Ausführung durch das bekannte Knack-

geräusch anzeigt. Neben dem bereits erwähnten Wirkungsmechanismus der Neurekrutierung der Afferenzmuster aus Muskulatur und Gelenkapparat und der damit verbundenen Entlastung gestörter arthromuskulärer Regelkreise, setzt der Manipulationsimpuls auch vegetative Regulationsvorgänge in stärkerem Ausmaß in Gang. Im gesamten ist die Reizintensität der Manipulationstechniken deutlicher als die anderer chirotherapeutischer Methoden. Eine Dosierung erscheint dennoch möglich, wenn berücksichtigt wird, daß traktorische Techniken nicht so reizintensiv wirken, wie solche in forcierter Rotation und Seitneigungseinstellung.
Entsprechende Überlegungen müssen speziell bei manueller Behandlung im empfindlicheren Halswirbelsäulenbereich angestellt werden.
Voraussetzung für einen Erfolg der Manipulation ist, und das soll besonders deutlich zum Ausdruck kommen, die tatsächlich auf das funktionsgestörte Gelenk gezielte Aktion. Um funktionell integrierte Nachbargelenke von einer Mitbehandlung auszuschließen, müssen diese durch entsprechende Verriegelungstechniken oder manuelle Fixierung geschützt werden.
Zur Klarstellung des Verriegelungsbegriffes sind einige ergänzende Bemerkungen erforderlich.
Unter Verriegelung versteht man die Kombination verschiedener Bewegungen eines Wirbelsäulenabschnittes, also solche, die Frontal-, Sagittal- und Rotationsebene benützen und die bis zu jenem Punkt führen, ab dem weitere Bewegungen dieses Abschnittes nicht mehr möglich sind. Er gilt dann als verriegelt. Die Maßnahme dient dazu, bei Mobilisationen, speziell aber bei Manipulationen, das zu behandelnde Bewegungssegment isoliert treffen zu können und die anderen gesunden Segmente vor unnötigen Behandlungsimpulsen zu schützen.
Darüber hinaus kann die geschulte Therapeutenhand auch, zum Beispiel im Halswirbelsäulenbereich, zur Verriegelung dienen, wenn sie breitflächig angesetzt, kranial und kaudal des gestörten Segmentes liegende Abschnitte fixiert (»Wickelgriff«).
Im Zusammenhang mit der Vorstellung des Manipulationsprinzips muß ein Problem Erwähnung finden, das dabei immer wieder angesprochen und teilweise sogar emotionell aufgebauscht wird. Dabei ist es ganz einfach, auch über Manipulationszwischenfälle objektiv zu reden. Ein wie so oft sehr brauchbares Mittel dazu liefert die Statistik. So sollen auch hier vor weiteren Details einige Zahlen zu diesem Thema Auskunft geben.

6.4.1 Zwischenfallbilanz

Aussagen über die Zwischenfallbilanz der Manuellen Therapie: *Dvořák* und *Orelli* sammelten die Berichte von 203 manualmedizinisch ausgebildeten Ärzten in der Schweiz, die in 33 Jahren insgesamt 2268000 Manipulationen ausgeführt hatten, davon alleine an der Halswirbelsäule 1535000.
Insgesamt wurden 1408 Komplikationen gemeldet, davon 1255 bei Behandlungen der Halswirbelsäule, wobei wiederum 1218 Fälle von kurzzeitigem Schwindel die Hauptkomplikationsrate stellte. Lediglich bei vier Patienten kam es zu neurologischen Ausfällen, das ist eine schwerere neurologische Komplikation bei 383750 Halswirbelsäulen-Behandlungen.

Gutmann befragte 55 manualtherapeutisch tätige Ärzte in der BRD über ihre diesbezügliche Komplikationsrate und ermittelte bei einer durchschnittlichen zwölfjährigen Ausübung der Handgrifftherapie, daß bei 37 der Befragten keine Komplikationen aufgetreten waren, 18 berichteten über Zwischenfälle, wobei hochgerechnet auf 450000 Behandlungen dieser Gruppe, sowie jener, die zwischenfallsfrei manipulierte, sich die Aussage ergibt, daß bei 1000000 manuellen Behandlungen der Halswirbelsäule mit zwei schweren, 15 mittelschweren und acht leichten Komplikationen gerechnet werden muß.
Wolff berichtete, daß nach Hochrechnung bei 2000000 manuellen Behandlungen pro Jahr unter Erfassung der literaturmäßig angeführten Zwischenfallszahlen und dem Einkalkulieren einer gleich hohen Dunkelziffer mit einer Komplikation bei 1000000 Behandlungen zu rechnen sein dürfte.
Nach *Tilscher* traten in 15 Jahren bei 78000 manuellen Behandlungen keine ernsten Komplikationen auf.
Eder überblickt einen Zeitraum von 28 Jahren Manualtherapie mit 168000 Behandlungen, die ohne ernstere Zwischenfälle verliefen.
Da ernstere Zwischenfälle praktisch nur in Verbindung mit Manipulationen im Halswirbelsäulenbereich vorkommen, empfiehlt sich diesbezüglich nicht nur besondere Vorsicht, sondern auch die Einhaltung bestimmter, bewährter Richtlinien. Aus diesem Grunde wurde von berufener manualmedizinischer Seite ein Memorandum ausgearbeitet das anläßlich des 6. Internationalen Kongresses für Manuelle Medizin in Baden-Baden 1979 vorgestellt wurde. Seiner Bedeutung wegen soll es nachfolgend auszugsweise wörtlich zitiert werden.

6.4.2 Memorandum zur Verhütung von Zwischenfällen

Zehn Merksätze zur Verhütung von Zwischenfällen durch gezielte Handgrifftherapie an der Wirbelsäule.

1. Todesfälle durch Handgrifftherapie sind nur an der Halswirbelsäule nachgewiesen. Sie betreffen in erster Linie die Arteria vertebralis. Es kann zu Thrombosen kommen, die die Durchblutung der hinteren Schädelgrube unterbrechen. Diese Schädigungsmöglichkeit ist selten. Sie muß aber immer bedacht werden.

2. Schon anamnestische und klinische Daten können die Gefahr signalisieren: Synkopale Ohnmachten, Schwindelattacken und heftige Kopf- und Nackenschmerzen bei extremen Halswirbelsäulenbewegungen können auf Insuffizienzen im Arteria-vertebralis-basilaris-Strombereich hinweisen.

3. Allgemeine klinische Tests zur Erkennung von gefährlichen Situationen im Vertebralis-Basilaris-Strombereich:

   a) *Hautand*'scher Versuch
   b) *De Kleijn*'scher Hängeversuch *(Abb. 18)*
   c) *Underberger* Tretversuch

4. Bei der manualmedizinischen Untersuchung findet sich bei einer Nacken-Kopf-Schmerz-Symptomatik, die von der Arteria vertebralis ausgeht, trotz

ähnlicher Klinik nicht das gewohnte Bild einer »Blockierung«. Entweder fehlen mechanisches Bewegungsdefizit und endständige Federungsempfindlichkeit oder die motorisch-neurophysiologischen Zeichen der Nozireaktion.

5. Keine gezielte Manipulation ohne exakte *Verriegelung* bzw. »Tiefen-Kontakt«!

6. Der Manipulationsstoß darf nur erfolgen, wenn vorher am Ende der passiven Beweglichkeit »Druckpunkt« genommen wurde und der Patient dabei keinerlei Verstärkung von Schmerzen und Symptomen zu erkennen gibt.

7. Nur vom *Durchreißen,* dem Manipulieren ohne »Druckpunkt nehmen«, gehen die z.T. tödlichen Gefahren der Handgrifftherapie aus.

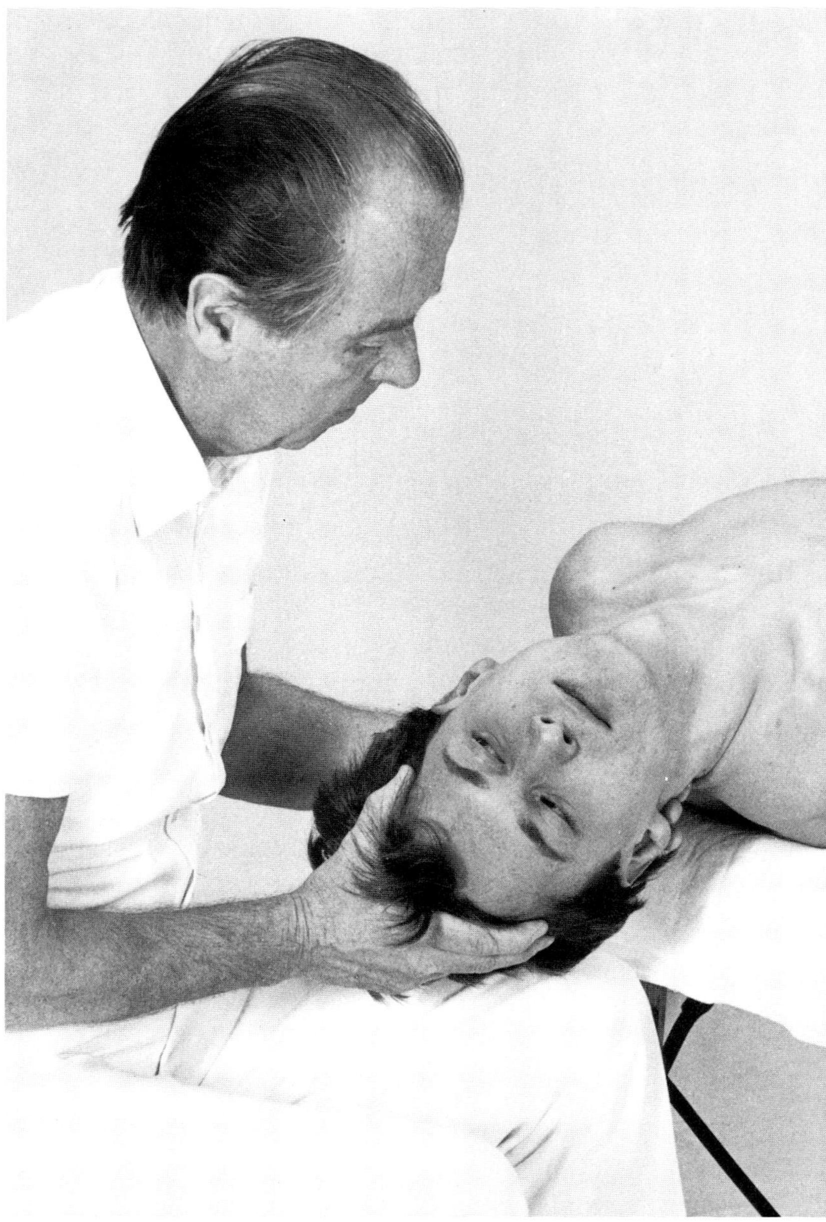

Abb. 18 *De Kleijn'*scher Hängeversuch.
Wenn Rotation bei starker Retroflexion der HWS Schwindel und/oder Benommenheit auslöst, besteht der Verdacht auf eine Durchblutungsstörung der A. vertebralis der Rotationsseite.

8. Die notwendige exakte Beherrschung der Handgrifftechniken ist nur durch länger dauernde Unterweisung in Kursen und/oder in klinischer Weiterbildung erlernbar.

9. Aufzeichnungen über klinisches Bild und angewandte Handgrifftechnik sind bei Manipulationen an der Halswirbelsäule dringend zu empfehlen.

10. Nur wenn eine hinreichende Ausbildung, eine exakte Diagnostik und eine präzise Handgrifftechnik nachgewiesen werden kann, kann bei einem eventuellen Zwischenfall die »Unvorhersehbarkeit« attestiert werden.

Wie zu sehen war, darf die Manipulationsbehandlung an sich bezüglich der Zwischenfallsrate als durchaus komplikationsarm betrachtet werden. So wie jedes therapeutische Vorgehen verlangt natürlich auch diese Methode ein exaktes Erlernen, fleißiges Üben und Beachten der bekannten Kautelen.

6.4.3 Prinzipielles zur technischen Ausführung der Manipulation

Abschließend zu den allgemeinen Ausführungen über Manipulationstechniken sollen jene Kriterien angeführt werden, die in jedem Einzelfalle einzuhalten sind.

- Der Patient muß ganz entspannt sein. Dies kann zusätzlich durch die Atmung fazilitiert werden.
- Der Behandlungsansatz erfolgt über die Einstellung des gestörten Bewegungssegmentes in optimaler Vorspannung am Ende des physiologischen Bewegungsraumes, bei sorgfältiger Verriegelung der Nachbarsegmente.
- Die Manipulationsrichtung muß der schmerzfreien Bewegungsrichtung des Gelenkes entsprechen.
- Der Manipulationsimpuls selbst darf ebenfalls nicht schmerzen.
- Mißlungene Manipulationen sollen nicht unmittelbar mit gleicher Technik wiederholt werden.
- Nach jeder Manipulation - nachtestieren!

6.4.4 Indikation und Kontraindikation der Manipulation

Grundsätzlich zu bedenken sind stets die Indikationen und Kontraindikationen für Manipulationen.
Die *Indikationsliste* läßt sich auf einen Satz reduzieren.

Die *Indikation* zur Manipulation ist dann gegeben, wenn Beschwerdebilder durch Blockierungen verursacht oder mitverursacht werden.

Nun zu den *Kontraindikationen:*

Dazu wäre als erstes anzuführen, daß dieser Terminus häufig mit dem Begriff »keine Indikation« gleichgesetzt wird. Hier sollte aber doch differenziert werden, denn:

Keine Indikation ist stets *das Fehlen von Blockierungen!*

- Eine *Kontraindikation* ist dann gegeben, wenn sich gravierende pathomorphologische Veränderungen gemeinsam mit Blockierungen aufdecken lassen (entzündliche, neoplastische, osteoporotische Veränderungen),
- wenn blockierungsbedingte hochakute Schmerzsyndrome mit schmerzreflektorischer Vollverspannung, ohne schmerzfreie Bewegungsrichtung bestehen, oder
- wenn Wurzelkompressionssyndrome mit dieser Symptomatik vorliegen.

Gleichfalls als Kontraindikation anzusehen sind sogenannte »feuchte Blockierungen« (etwa im Sinne der Synovitis), die im Zuge fieberhafter oder entzündlich-rheumatischer Zustände auftreten können.

Eine *relative Kontraindikation* stellen alle mit Hypermobilität respektive Instabilität einhergehenden Schmerzsyndrome dar, die mit Blockierungen kombiniert sind. Besonders zu bedenken sind diesbezüglich ligamentäre Reizzustände bei Beckenbänderschwäche und der Anteflexionskopfschmerz bzw. Zustände nach Schleudertrauma der Halswirbelsäule mit ligamentären Folgeschäden und Instabilitätssymptomatik.
Abschließend sei zur Manipulationsbehandlung noch angemerkt, daß in letzter Zeit in zunehmendem Maße der Terminus Manipulation durch die Wortkombination »Mobilisation mit Impuls« ersetzt wird.
Es liegt nun keinesfalls in der Absicht der Autoren, unbegründete Terminologieänderungen mitzumachen und den alteingeführten Begriff der Manipulation, der gleichbedeutend mit dem therapeutischen Eindringen in den paraphysiologischen Bewegungsraum steht, aufzugeben und ihn durch einen aus drei Worten zusammengesetzten Ausdruck zu ersetzen. In der Physik, und die ist zweifelsohne für die Mechanik der Handgrifftherapie zuständig, versteht man unter Impuls eine »gerichtete Bewegungsgröße« bzw. das Produkt aus Masse und Geschwindigkeit. Dieser Definition zufolge ist jede bewegungsverbundene Handgrifftherapie eine Methode mit Impuls. Und wollte man solcherart die Manipulation richtiger definieren, könnte man höchstens von einer »Mobilisation mit raschem Impuls« sprechen, eine Begriffserweiterung, die auch nicht besser klingen würde und die den Autoren, so glauben sie zumindest, recht gibt, wenn in den folgenden Ausführungen der Terminus Manipulation beibehalten wird.

6.5 Der Behandlungstisch

Bevor endgültig auf die Behandlungsdetails für die einzelnen Wirbelsäulenregionen eingegangen wird, soll noch eine wichtige Voraussetzung chirotherapeutischer Techniken, die korrekte Positionierung, respektive Lagerung des Patienten, Erwähnung finden.
Dazu stehen verschiedene Tischkonstruktionen zur Verfügung, wobei Höhenverstellbarkeit und Ausmaß der Liegefläche die entscheidenden Anschaffungskriterien darstellen sollten. Die Liegefläche muß ausreichend dimensioniert sein, eine Größe von 200 x 70 cm erfüllt dabei alle Ansprüche. Schmälere Liegen sind vor allem deshalb ungeeignet, weil speziell bei älteren Patienten das Lagern und Umdrehen auf schmalen Behandlungstischen Unsicherheit, Angst und Verspannung hervorruft, alles Reaktionen, die einer erfolgreichen Therapieführung entgegenwirken. Die Höhe und Verstellbarkeit der Behandlungsfläche ist ein weiteres wesentliches Kriterium. Höhenmäßig sollte ein Verstellbereich, der von 50 cm bis zu 90 cm variabel ist, verfügbar sein. Da gerade die Behandlungshöhe sehr oft neu angepaßt wird, empfehlen sich Konstruktionen mit hydraulischer oder elektromotorischer Höhenverstellbarkeit. Wichtig wäre ferner noch, daß das Kopfteil auf- und abschwenkbar gestaltet ist und genau in der Mitte eine Aussparung für das Gesicht aufweist, da sonst keine Neutralhaltung des Kopfes eingestellt werden kann.
Die erwähnten Konstruktionsdetails dienen letztlich aber nicht nur zur optimalen Patientenlagerung, sondern sind darüber hinaus für ein kraftökonomisches Arbeiten des Therapeuten entscheidend. Wer schon jemals an einem ergonomischen Prinzipien widersprechenden Behandlungstisch längere Zeit chirotherapeutisch gearbeitet hat, wird bestätigen, wie anstrengend und die eigene Wirbelsäule belastend diese Tätigkeit sein kann.

7. Vom Befund zur Behandlung

Im anschließenden Teil des Buches werden, nach anatomischen Regionen zusammengefaßt, jene Details, die unmittelbar in die Praxis überleiten, vorgestellt. Dazu wäre vorwegzunehmen, daß aus der Fülle der beschriebenen Tests im praktischen Alltag stets jene gezielte Selektion erfolgen muß, die für den zu beurteilenden Patienten erforderlich ist.
Wenn zum Beispiel Techniken im Sitzen und im Liegen angegeben sind, die gleichartig gewertet werden können, so wird etwa im Liegen dann getestet und/oder behandelt, wenn der Patient bettlägerig ist oder sitzend schlecht entspannt.
Als weitere Bemerkung zur praktischen Durchführbarkeit des Programms sei noch angefügt, daß der dazu erforderliche Zeitaufwand nach entsprechender Einarbeitung selbst in stark frequentierten Praxen durchaus vertretbar sein dürfte, da eine komplette Ausführung in wenigen Minuten abgewickelt werden kann.
Wesentlich erscheint es noch, bezüglich der Wertigkeit der Testergebnisse darauf zu verweisen, daß festgestellte Einzelbefunde nicht solitär betrachtet werden sollten. Ein Symptom, ein Testergebnis alleine ist, das sei hier ausdrücklich wiederholt, zuwenig für eine sichere Diagnose. Und das ist als weiterer Grund dafür anzusehen, daß des öfteren sich überschneidende bzw. ergänzende Details abgehandelt werden.

In allen verfügbaren Lehrbüchern und Monographien der manuellen Medizin werden eine große Zahl von Untersuchungs- und Behandlungsmethoden in Wort und Bild vorgestellt, die dem interessierten Leser einen Überblick über eine Vielzahl von angebotenen Techniken geben, ihn aber gleichzeitig verunsichern bzw. darüber im unklaren lassen, wann und warum welche Methode zum Einsatz kommen soll. Besonders die fehlende Verbindung von Untersuchungsergebnissen zu therapeutischen Konsequenzen war für die Autoren ein Hauptgrund, das vorliegende Buch zu verfassen, in dem im Anschluß an die Grundlagenvorstellung ein neuer Darstellungsweg gegangen wird.

Der folgende praktische Teil versucht die Materie so darzustellen, wie sie sich bei der täglichen Routinearbeit am Patienten bewährt hat. Hier ist es ja auch nicht möglich, Diagnostik und Therapie zu trennen, denn das naheliegende Interesse und die Erwartung des Kranken liegen in einer unmittelbaren Behandlung und Linderung seiner Beschwerden. Den dazu erforderlichen richtigen Einstieg liefert wiederum die bereits angesprochene struktur- und

aktualitätsbedachte Aufschlüsselung der gegebenen Symptomatik und das Wissen um die Reizintensität der beabsichtigten Therapiemethode, bei gleichzeitiger Berücksichtigung der konstitutionellen Verhältnisse des Patienten. Es leuchtet ein, daß zum Beispiel ein hypererger Pykniker in der Reizbeantwortung - manuelle Therapie setzt ja wie jede Reflextherapie dosierbare Reize - empfindlicher reagieren wird, als ein leptosomer hypoerger Konstitutionstyp.
Darüber hinaus bestimmt natürlich auch die Akuität der Symptomatik den einzuschlagenden Weg, wobei die Palette der Chirotherapie wohlsortiert erscheint und von zarten traktorisch-probatorischen Methoden zur Bestimmung der schmerzfreien Patientenlagerung bei Akutsyndromen, bis zur reizstarken Manipulation der Kopfgelenke beim chronischen Blockierungskopfschmerz reicht *(Abb. 19)*.
Neben Akuität oder Chronizität ist der strukturelle Ausgangspunkt der angegebenen Beschwerden für die einsetzbare therapeutische Technik maßgeblich. So verlangen Verquellungen im Bindegewebe nach entsprechenden Weichteiltechniken (Rollen der *Kibler*'schen Hautfalte, Bindegewebsmassage etc.) Verspannungen der Muskulatur nach Inhibitionen oder Vibrationen bzw. muskuläre Verkürzungen nach Dehnungen im Sinne der postisometrischen Relaxation und Einschränkung der Gelenkbeweglichkeit nach Mobilisation und/oder Manipulation.
An dieser Stelle darf gleich auf einen diesbezüglichen entscheidenden Faktor hingewiesen werden, der sich ebenfalls unmittelbar aus dem diagnostischen Procedere ergibt und als vorrangiger therapeutischer Wegweiser anzusehen ist. Angesprochen wird damit die für manuelle Behandlungsmethoden immer erforderliche Bestimmung der therapeutischen Bewegungsrichtung.

Balneotherapie	Thermotherapie	Bewegungstherapie	Massagen	Chirotherapie	
Ansteigende Teilbäder	Wattepackung	Passives Üben	Standardteilmassagen	Weichteil- und Extensionstechniken	**REIZINTENSITÄT**
Kneippgüsse Teil- bis Vollgüsse	Wärmelampen	Isometrische Gymnastik	Lymphdrainage	Muskelenergietechniken	
Medizinische Bäder	Kurz- und Mikrowellen	Lockerungsgymnastik	Vollmassage	Mobilisationen	
Thermalkurort	Moorpackungen	Widerstandsübungen	Intensive Bindegewebsmassage	Manipulationen an LWS und BWS	
	Heißluft		Unterwassermassage	Manipulation der Kopfgelenke	
	Überwärmungsbad				

Abb. 19 Reizintensität therapeutischer Reize, von oben nach unten zunehmend (aus *Tilscher, H.* u. *Eder, M.*, Lehrbuch der Reflextherapie)

Prinzipielles Behandlungsziel ist die Wiederherstellung der gestörten Funktion, das heißt, bei Bewegungseinschränkungen die Behandlungsführung in die eingeschränkte Richtung. Anwendbar ist diese Regel allerdings nur dann, wenn ein beschwerdefreies Vorgehen möglich ist, denn ein weiteres Therapieprinzip besagt, daß nur jene Behandlungsführung gewählt werden darf, die in eine freie, sprich *schmerzfreie* Richtung ausgeführt werden kann, wobei der Begriff *freie Richtung* ein relativer ist, da er nicht nur die in dem betroffenen Gelenk willkürlich ausführbaren Bewegungen umfaßt, sondern auch das passiv erreichbare Gelenkspiel beinhaltet.

Um dies an einem Beispiel zu zeigen:
Angenommen, Linksrotation und Linksseitneigung im Bewegungssegment C2-C3 sind eingeschränkt und schmerzhaft, die regionäre Muskulatur ist verspannt.
Der Behandlungsaufbau könnte folgendermaßen aussehen:
Vorbereitende Weichteiltechniken zur Lockerung der betroffenen Nackenmuskeln zeigen keine Effizienz, die Nozizeption aus den irritierten Gelenken dominiert.
Die segmentale Traktion ist schmerzfrei ausführbar, im Anschluß daran auch eine translatorische Mobilisation. Die festgestellte Bewegungseinschränkung hat sich vermindert, die Richtung wurde schmerzfrei.
Jetzt erst ist die angeschlossene, der Einschränkung entsprechende segmentale Mobilisation möglich geworden (segmentale Verstärkung der Linksrotation und Seitneigung) und zeitigt eine weitere Befundverbesserung.
Mit praktisch identischem Griffansatz erfolgt über einen kurzen traktorisch-seitneigungsverstärkend angebrachten Impuls die abschließende Manipulation zur Behebung der Reststörung.
Vom Prinzip her muß jeder manuelle Behandlungsplan in diesem Sinne aufgebaut sein, angepaßt natürlich an die regionäre Gegebenheit der Störung.

Erwähnung finden soll diesbezüglich noch der Umstand, daß bei hochakuten Syndromen jegliche schmerzfreie Richtung fehlen kann und dann selbstverständlich jegliche manuelle Therapie zu unterbleiben hat. Erst wenn über initiale Medikation, Infiltrationsbehandlungen und Ruhigstellungsmaßnahmen eine Beruhigung der Symptomatik eintritt und schmerzfreie Behandlungsrichtungen wieder gefunden werden können, ist der Zeitpunkt zum Einsatz chirotherapeutischer Techniken gegeben.

Selbst bei Beachtung aller vorgestellten Kautelen kann ein voller Therapieerfolg meist erst dann erreicht werden, wenn es gelingt, den Patienten zu überzeugen, daß Gesundwerden und Gesundbleiben nur bei aktiver Mitarbeit des Erkrankten möglich wird. Die multikausale Genese der meisten Schmerzsyndrome des Bewegungsapparates muß diesbezüglich Berücksichtigung finden,

weil ohne Erkennen und Ausschließen bestimmter schädlicher Faktoren (Fehlstereotypien aus Berufs- und Sportbetätigungen, Bewegungsmangel, Übergewicht etc.) unweigerlich Rezidive auftreten. Darüber hinaus ist in vielen Fällen eine Nachbehandlung im Sinne von Übungen (Gymnastik) oder Selbstbehandlungen unumgänglich (Dehnen verkürzter Muskeln, Kräftigen der geschwächten Muskulatur, Koordinationsübungen bei Dysbalance, Stabilisierungsgymnastik bei Instabilitäten, Bewegungsübungen bei Blockierungen).
Die nachfolgende Detaildarstellung des diagnostischen und therapeutischen Vorgehens konzentriert sich vor allem auf jene Techniken, die unmittelbar von der Diagnose zur Therapie führen und beschränkt sich ansonsten speziell im Diagnostikteil auf eine kursorische Auflistung kritischer Details unter Kommentierung weiterführender, wichtiger differentialdiagnostischer Einzelheiten, die ihrerseits therapeutische Konsequenzen bedingen.

7.1 Die Lenden-Becken-Hüftregion (LBH-Region)

Die Zusammenfassung von Lendenwirbelsäule, Becken und Hüftgelenken zu einem anatomischen Block erfolgt hier deshalb, da die zu beurteilende Symptomatik unter dieser Voraussetzung eine differentialdiagnostische Abklärung erleichtert.

7.1.1 Die Untersuchung am stehenden Patienten – Ergebnisse und Konsequenzen

Der Untersuchungsgang beginnt mit der Inspektion des stehenden Patienten, nach den bereits im allgemeinen Teil angeführten Kriterien. Inspektionsmäßig werden dabei gleichzeitig und vorwegnehmend natürlich auch die übrigen Wirbelsäulenabschnitte erfaßt. Dies gilt gleichfalls für die Beurteilung der allgemeinen Beweglichkeit.. Dazu wird der Patient aufgefordert, sich mit voll durchgestreckten Beinen soweit als möglich vorzubeugen *(Abb. 20).* Bei dieser *Anteflexionsprüfung* wird gleichzeitig der Finger-Boden-Abstand (FBA) notiert, ein Ausdruck, der zusätzlich Erklärungen erfordert. Als erstes sei dazu festgehalten:

> Der vergrößerte FBA ist ein uncharakteristisches Symptom, das von verschiedenen Ursachen abhängig sein kann.

Es sind dies:

- Generelle bzw. altersverbundene Hypomobilität,
- Verkürzung der Rückenstrecker,
- Verkürzung der ischiokruralen Muskulatur,
- Erkrankung der Hüftgelenke,
- Diskusprolaps mit echtem *Lasègue*-Zeichen.

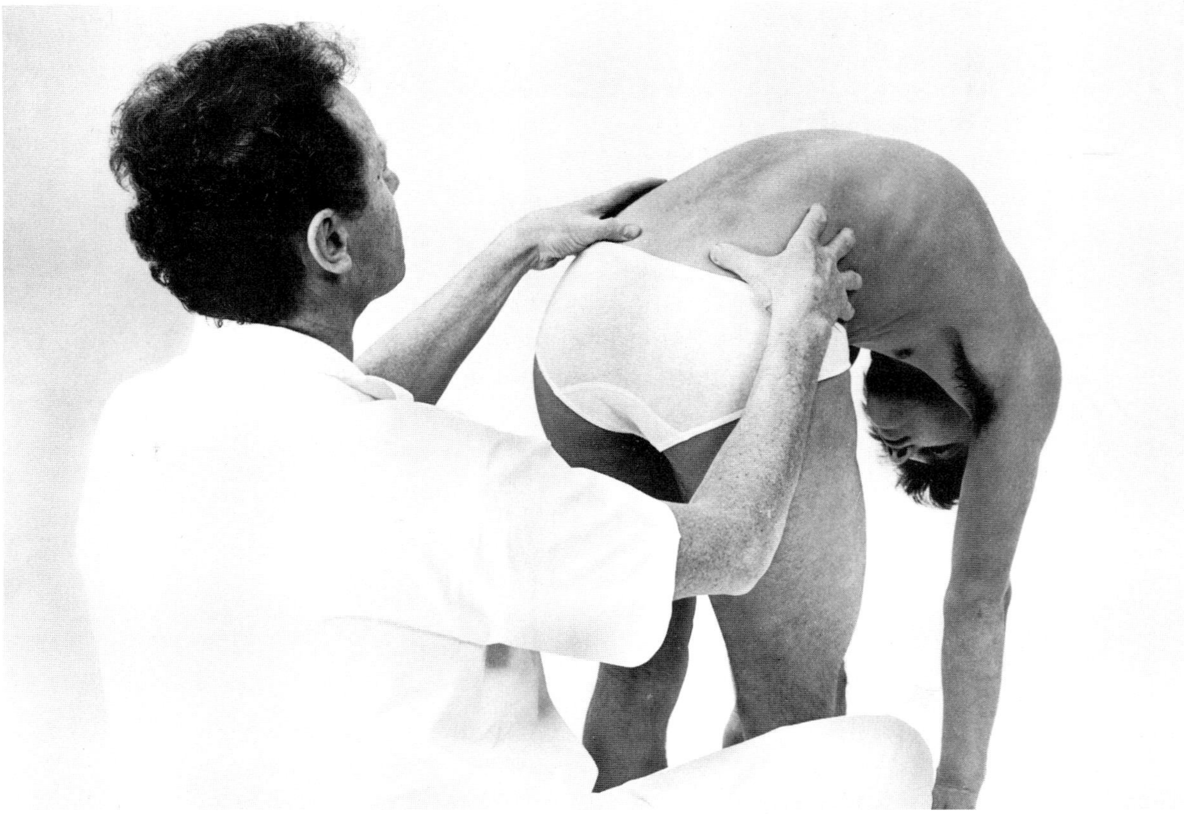

Abb. 20 Anteflexionsprüfung (FBA ?) – auf durchgestreckte Beine achten – Vorlaufphänomen?

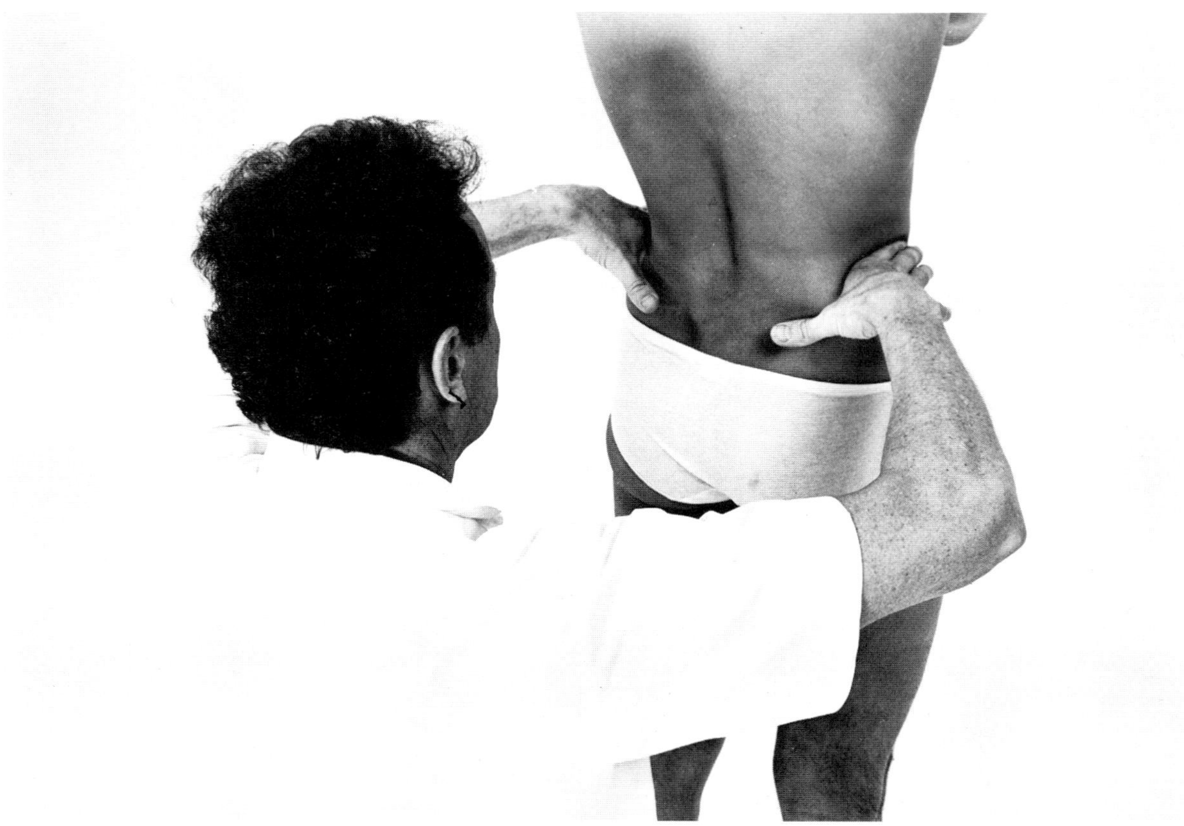

Abb. 21 Palpation der Beckenkämme und der hinteren oberen Darmbeinstacheln.

Ein normaler FBA liegt dann vor, wenn bei der Anteflexion die Fingerspitzen den Boden berühren können. Zeigt der Patient bei dieser Testung ganz stolz, daß er sogar die Handflächen flach auf den Boden legen kann, oder vornüber zusammenklappt wie ein Taschenmesser, so ist das ein Hinweis, daß entweder intensives Turntraining und Lockerungsgymnastik betrieben wurde oder aber eine echte Hypermobilität vorliegt. Letzteres muß als eventuelles Störungspotential zur Kenntnis genommen werden.
Um durch die Anteflexionsprüfung noch weitere Aussagen bekommen zu können, ist eine Orientierung über die Oberflächenanatomie der LBH-Region erforderlich. Dazu setzt sich der Untersucher auf einen Hocker und legt beide flachgehaltenen Hände, bei abgespreiztem Daumen, mit der Innenkante der Zeigefinger seitlich auf die Beckenkämme. So ist es möglich, seitenvergleichend Höhendivergenzen zu erkennen.
Als nächstes ertasten die Daumen bei gleichbleibender Handstellung die hinteren oberen Darmbeinstacheln (Spina iliaca posterior superior) *(Abb. 21).*

Merke: Sie stehen viel tiefer, als man glaubt.

Beim neuerlichen Vorbeugen wird nun darauf geachtet, ob sich beide Spinae gleichmäßig nach kranial bewegen, oder ob eine Seite rascher aufsteigt. In solchen Fällen spricht man von einem *»positiven Vorlaufphänomen«* und wertet dieses als mögliches Zeichen eines funktionsgestörten Iliosakralgelenks.
Da dieses Zeichen auf muskulären Mechanismen beruht, ist es nicht beständig, sondern oft nur kurze Zeit nachweisbar und muß daher rasch beurteilt werden.
Bei der anschließenden *Retroflexionsprüfung* wird auf die harmonische Krümmung oder das Erscheinen eines Plateaus geachtet. Retroflexionen der Lendenwirbelsäule haben ihren größten Bewegungsrahmen im Abschnitt L5/S1, und entsprechende Blockierungen besonders aber Instabilitäten manifestieren sich dort am häufigsten *(Abb. 22).*
Weiterhin hinter dem Patienten sitzend, läßt man ihn *Seitneigungen* (Lateroflexionen) ausführen, vergleicht das Ausmaß der Bewegungen zwischen rechts und links und achtet darauf, ob die Dornfortsätze dabei eine harmonische Krümmungslinie aufweisen. Segmentale Plateaubildungen sind ein Hinweis auf eventuelle Blockierungen. Bevorzugt betroffen von solchen Störungen ist das Bewegungssegment L4/L5, das in dieser Region die deutlichste Seitneigungsfähigkeit besitzt *(Abb. 23).*
Die Überprüfung der Lateroflexion gibt darüber hinaus ebenfalls Auskunft über eine eventuell bestehende Hypermobilität dieser Region, die dann anzunehmen ist, wenn bei der Seitbeugung die Lotlinie aus der kontralateral zur Beugerichtung liegenden Achselfalte über die Analfalte hinaus verschoben ist.
Am stehenden Patienten werden schließlich noch die vorderen Darmbeinstacheln (Spina iliaca anterior superior) getastet und höhenverglichen. Stehen vorderer und hinterer Darmbeinstachel auf einer Seite gleichermaßen tiefer als die kontralateralen, dann ist eine echte Beinlängendifferenz (Wachstumsstörung, Zustand nach Frakturen) wahrscheinlich.

Höhenungleichheit der ventralen und dorsalen Spinae auf einer Seite, bei unauffälligem oder gegensätzlichem Bild der anderen, weist auf eine Beckenverwringung hin, ein Befund, der vielfach mit Funktionsstörungen der Kreuzdarmbeingelenke verbunden ist. Beckenverwringungen bedingen des weiteren speziell dann, wenn ein Ilium dabei nach dorsal dreht, über eine Anhebung der Hüftgelenkpfanne ein funktionell kürzeres Bein dieser Seite.
Die Unterscheidung gegenüber einer echten Beinlängendifferenz ist schon deshalb wesentlich, weil Korrekturmaßnahmen über Sohlenerhöhung nur bei echten Beinverkürzungen verordnet werden dürfen.
Besteht der Verdacht auf eine Erkrankung der Hüftgelenke oder ihrer Muskulatur, so orientiert man sich noch über die Funktionstüchtigkeit der Hüftgelenkabduktoren (Musculus glutaeus medius et minimus), die im Störungsfalle oft vermindert ist. Der Prüfungsablauf ist ganz einfach.

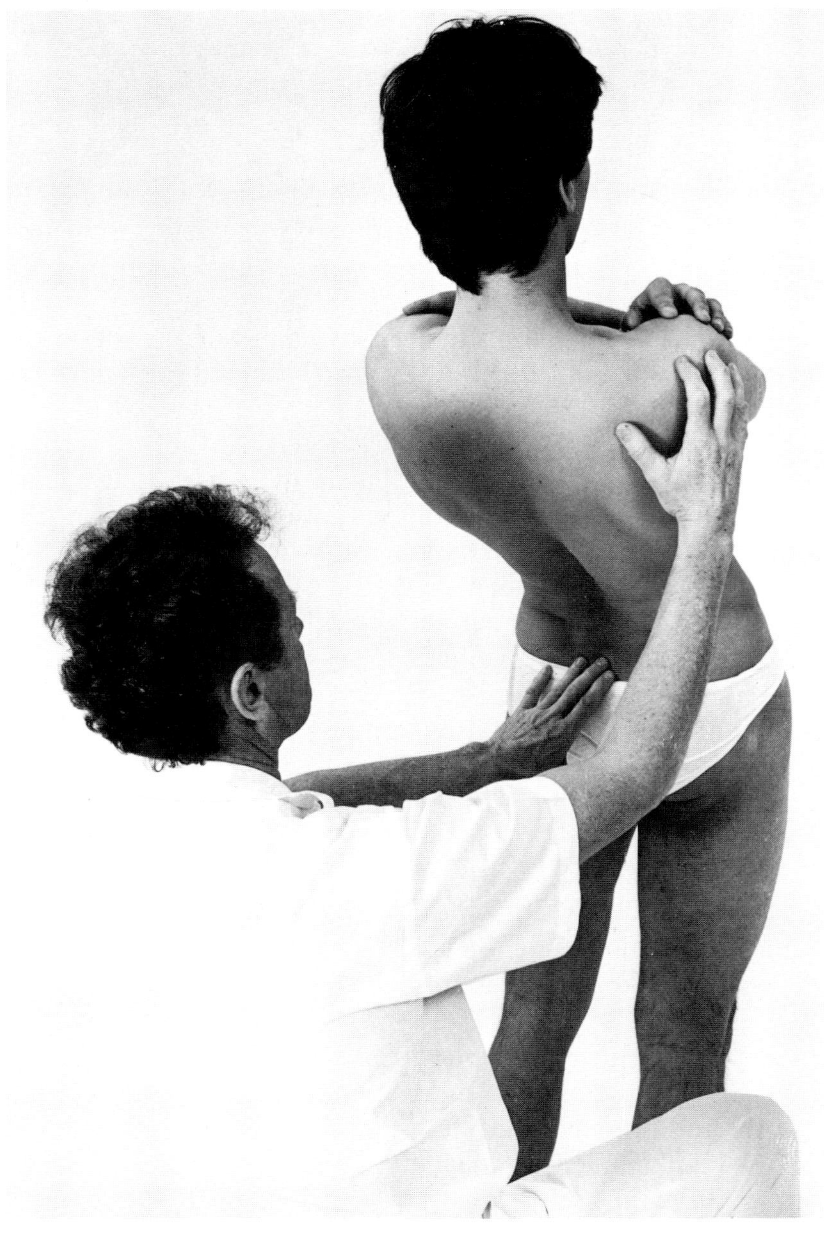

Abb. 22 Retroflexionsprüfung – harmonische Krümmungslinie?

Der Patient hebt ein Bein etwas an, so als ob er auf eine Stufe steigen wollte. Sinkt dabei die unbelastete Beckenseite beim Einbeinstand ab, so liegt ein sogenanntes *positives Trendelenburg-Phänomen* als Ausdruck der Abduktorenschädigung vor.
Die abschließende Überprüfung der Fähigkeit, auf den Zehenspitzen oder den Fersen gehen zu können, ist als grobneurologische Voruntersuchung im Hinblick auf motorische Ausfälle bei Wurzelkompressionssyndromen wertvoll. Das Unvermögen des Zehenganges weist auf der Seite des Absinkens auf einen entsprechenden motorischen Ausfall im Bereiche der Wurzel S1 hin. Störungen des Fersenganges sind typisch für L5-Läsionen.
Welche Konsequenzen ergeben sich auf diesen ersten Untersuchungsschritten? Hauptsächlich sind es bis jetzt Orientierungshilfen, die die Aufmerksamkeit auf spezielle weitere diagnostische Momente lenken werden, wie:

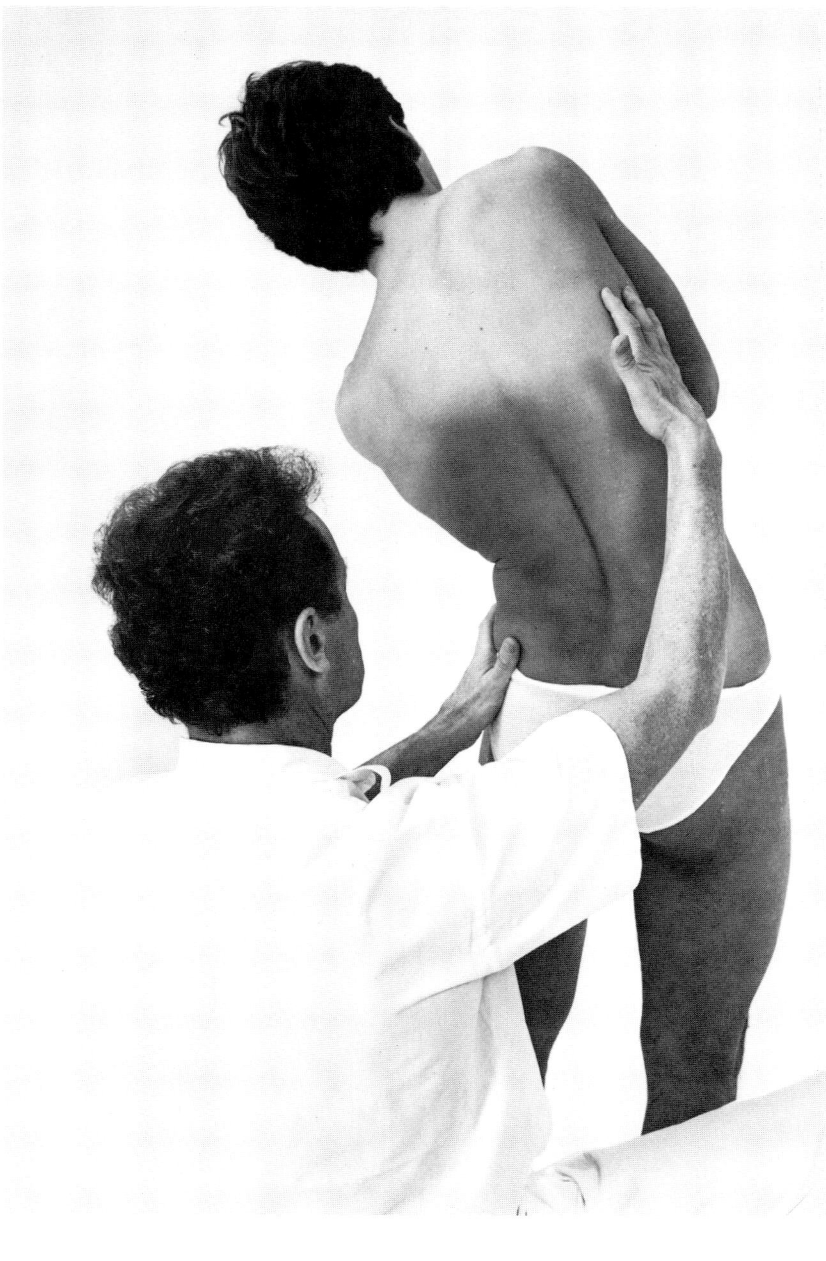

Abb. 23
Lateroflexionsprüfung – harmonische Krümmungslinie? Hypermobilität?

- Vergrößerter FBA: Durch welchen Faktor bestimmt?
- Positives Vorlaufphänomen: Iliosakralgelenk? Thorakolumbaler Übergang?
- Plateau bei Retroflexionen: Blockierung L5–S1?
- Plateau bei Lateroflexion: Blockierung L4–L5?
- Beckenschiefstand: Schuherhöhung nur bei echter Beinlängendifferenz
- Trendelenburg positiv: Hüftgelenk - Kapselmuster?
- Paresen: Weitere neurologische Exploration

7.1.2 Die ergänzende Untersuchung am sitzenden Patienten

Eine Untersuchung am sitzenden Patienten dient zur Kontrolle und Erweiterung bereits erhobener Befunde.
Bei der Beweglichkeitsprüfung der Lendenwirbelsäule schaltet die Sitzhaltung sowohl den Einfluß der Hüftgelenke, als auch jenen der ischiokruralen Muskulatur aus und die Anteflexion findet tatsächlich nur in der Lendenwirbelsäule statt. Eine weitere Befundergänzung gelingt über die Beurteilung des Rotationsverhaltens, das bei im Sitzen fixiertem Becken hauptsächlich in der unteren Brustwirbelsäule und dem thorakolumbalen Übergang erfolgt.
In der bereits beschriebenen Weise kann dann nochmals der Stand der Beckenkämme kontrolliert werden. Gleicht sich im Sitzen der im Stehen nachweisbar gewesene Beckenschiefstand einer Seite unter gleichsinnigem Verhalten des vorderen und hinteren Darmbeinstachels sowie des Aufrichtens der Skoliosierung aus, so bestätigt dies die Annahme einer echten Beinlängendifferenz. Betrifft der Höhenausgleich die Beckenkämme bei weiter divergierender Einstellung der Spinae, weist das auf eine Beckenverwringung hin.

Ausgleich eines Beckenschiefstandes im Sitzen:

- Gleichstand der Spinae = echte Beinlängendifferenz - anatomisch kurzes Bein
- Weitere Divergenz der Spinae = Beckenverwringung - funktionell kurzes Bein

7.1.3 Die Untersuchung in Rückenlage – Ergebnisse und Konsequenzen

Die Untersuchung beginnt mit dem Beinhebeversuch, der als *Testung des Lasègue-Zeichens* bekannt ist. Dazu wird das im Kniegelenk gestreckte Bein langsam angehoben, bis zu jenem Punkt, an dem der Patient Schmerzen angibt. Ein echtes positives *Lasègue*-Zeichen liegt nur dann vor, wenn der angegebene Schmerz fast blitzartig ins Bein schießt und dabei die der gereizten Wurzel entsprechende Ausstrahlungstendenz aufweist. Gleichzeitig mit

der Schmerzauslösung versucht dabei der Patient durch Anheben des Bekkens auf der Prüfungsseite und mitlaufender Abduzierung des Beines, der schmerzenden reinen Hüftbeuge auszuweichen. Die beim Beinhebeversuch erreichbare Winkelstellung wird gradmäßig geschätzt und gibt einen Hinweis auf die Schwere und Akuität der vorliegenden Wurzelirritation. Schmerzauslösungen unter 45 Grad sind stets mit gravierenden diskogenen Störungen verbunden *(Abb. 24).*
Treten beim Anheben des Beines im rückwärtigen Oberschenkel, bis zum Kniegelenk ausstrahlende und beim Weiterheben nur langsam zunehmende Schmerzen auf, so sind diese auf den Dehnungsreiz der ischiokruralen Muskulatur zurückzuführen und dürfen nicht als *Lasègue*-Zeichen gewertet werden. Ebenso stellen im Sakral- oder Lendenwirbelsäulenbereich angegebene Schmerzen, die durch das Heben des Beines und eine damit verbundene Irritation von Ligamenten und/oder Gelenken ausgelöst werden, nur ein *Pseudo-Lasègue-Zeichen* dar.
Bei Ausstrahlungsschmerzen in das Bein muß zusätzlich eine orientierende neurologische Untersuchung erfolgen, die speziell auf motorische Ausfälle auszurichten ist.
Ein Unvermögen, das im Kniegelenk gebeugte Bein gegen Widerstand zu strecken, liegt bei Läsionen der Wurzeln L3 und L4 vor.

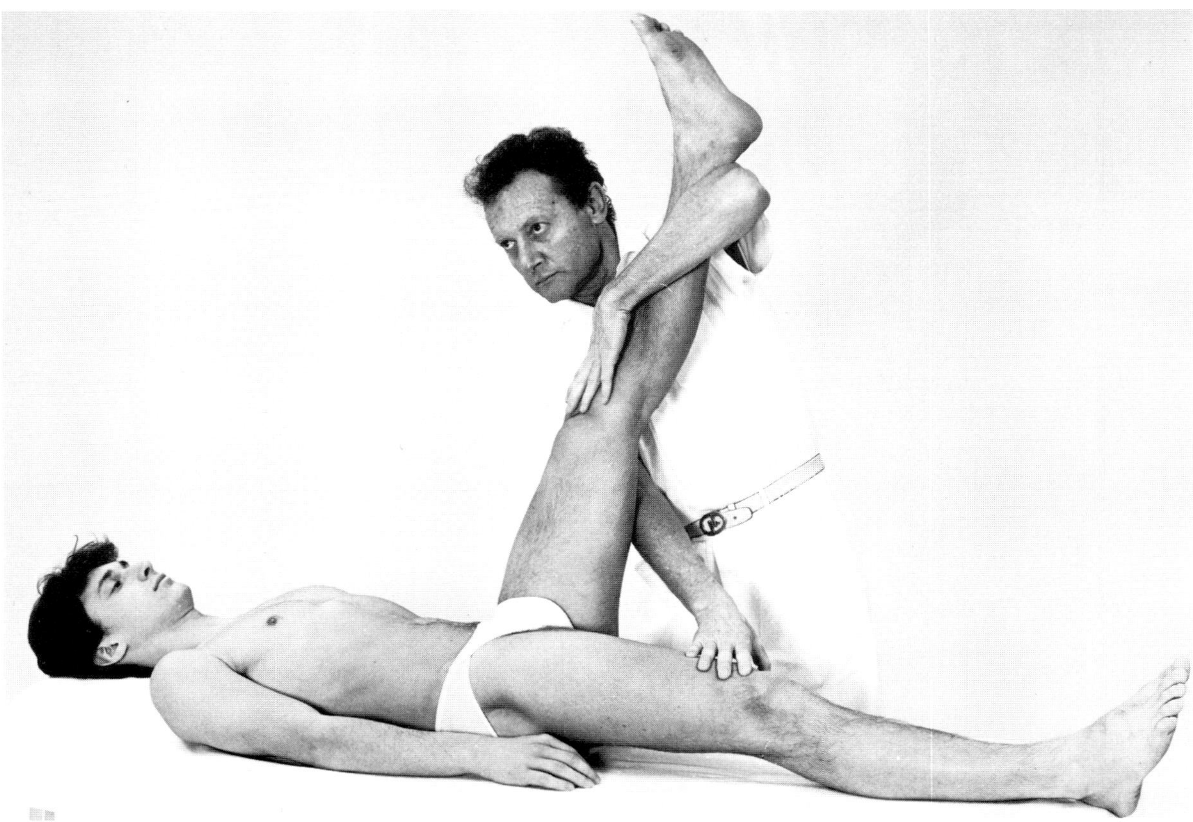

Abb. 24 Prüfung des *Lasègue*-Zeichens.

Die Abschwächung des Musculus tibialis anterior als Zeichen einer L4-Schädigung erkennt man durch das Unvermögen, die dorsalflektierte Fußschaufel gegen einen Plantarzug zu halten.
Die Großzehenstreckerschwäche gilt als typisches Symptom der Wurzelschädigung L5 und eine Schwäche beim Anheben des lateralen Fußrandes als S1-Hinweis.
Die ergänzende Reflexprüfung bestätigt beim Ausfall des Achillessehnenreflexes (ASR) die Läsion der Wurzel S1, ein fehlender oder abgeschwächter Patellarsehnenreflex (PSR) findet sich bei Wurzelschädigungen L3 oder L4.

Orientierungstabelle der radikulären Symptomatik

Segment	Dermatome	Kennmuskeln	Reflexausfälle
L3	von der Streckseite zur Innenseite des Oberschenkels bis über die Knie	Parese des M. quadriceps femoris	fehlender Patellarsehnenreflex (PSR)
L4	von der Außenseite des Oberschenkels bis zum inneren Unterschenkel und inneren Fußrand	Parese des M. quadriceps femoris und M. tibialis anterior	Abschwächung des PSR
L5	vom äußeren Unterschenkel bis zur Großzehe	Parese des M. hallucis longus Fersengang gestört	Ausfall des Tibialis-posterior-Reflexes (unsicher)
S1	Rückseite von Ober- und Unterschenkel bis zur Kleinzehe	Parese der Mm. peronaei und des M. triceps surae; Zehengang gestört	Ausfall des Achillessehnenreflexes (ASR)

Akute radikuläre Syndrome erlauben meist als einzige mögliche initiale manuelle Behandlungen zarte traktorische Methoden, wobei die dreidimensionale Traktion in Rückenlage hauptsächlich dazu Verwendung findet, die Anwendbarkeit einer schmerzreduzierenden Stufenlagerung zu testen *(Abb. 25)*.
Als nächster manualtherapeutischer Schritt kann, bei Rückgang der Akutsymptomatik und wenn eine schmerzfreie Seitlagerung erreichbar ist, eine segmentale Traktionsmobilisation versucht werden.

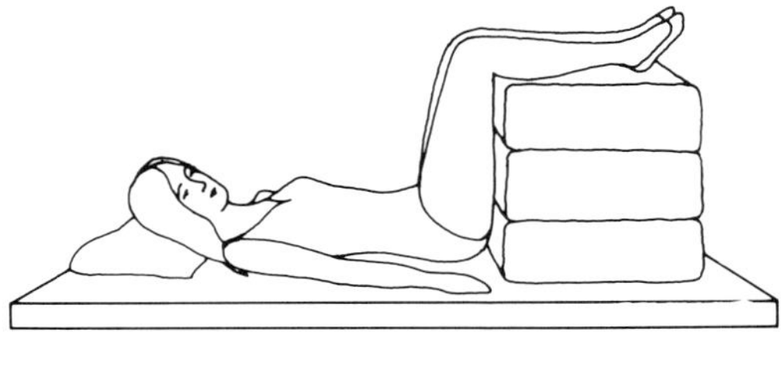

Abb. 25 Stufenlagerung (aus *Tilscher, H.* u. *Eder, M.:* Lehrbuch der Reflextherapie.)

Zur *dreidimensionalen Traktion der Lendenwirbelsäule* liegt der Patient auf dem Rücken, mit dem Becken am unteren Tischrand, die abgewinkelten Beine werden vom Behandler so gehalten, daß er dazwischenstehend und die Unterschenkel zwischen seinen Armen und dem Körper fixierend, mit in den Kniekehlen gehaltenen Händen eine Traktion ausüben kann. Diese erfolgt durch Rückverlegung des eigenen Körpergewichts. Dabei ist es möglich, durch dreidimensionales Variieren der Zugrichtung die optimale antalgische Einstellung zu finden, in der dann rhythmische Traktionen ausgeführt werden. Bei bettlägerigen Patienten mit akutem Lumbalsyndrom bewährt sich, wie erwähnt, die festgestellte antalgische Traktionseinstellung zur Stufenlagerung mittels fester Kissen *(Abb. 26)*. Findet sich in Rückenlage kein schmerzfreier Traktionsansatz, kann eine *Variante in Bauchlage* versucht werden, bei der lediglich die äußerst schonende respiratorische Fazilitation mit Gegenhalt zur Anwendung kommt. *(Abb. 27)*
Zur *segmentalen Traktionsmobilisation in Seitenlage (Abb. 28)* liegt der Patient auf der Seite, die Beine rechtwinkelig angezogen. Der Therapeut beugt sich von vorne über ihn, einen Unterarm über der Dornfortsatzreihe plaziert, mit den Fingern die Spitze des kranialen Processus spinosus im gestörten Bewegungssegment fixierend. Die andere Hand umgreift von kaudal das Becken und nimmt Fingerkontakt am unteren Dornfortsatz. Durch rhythmischen Zug am kaudalen Dorn, unterstützt durch ein Abwärtsdrängen des Beckens mittels Oberkörperkontakt an den Oberschenkeln des Patienten, kommt es zur beabsichtigten segmentalen Traktionsmobilisation.

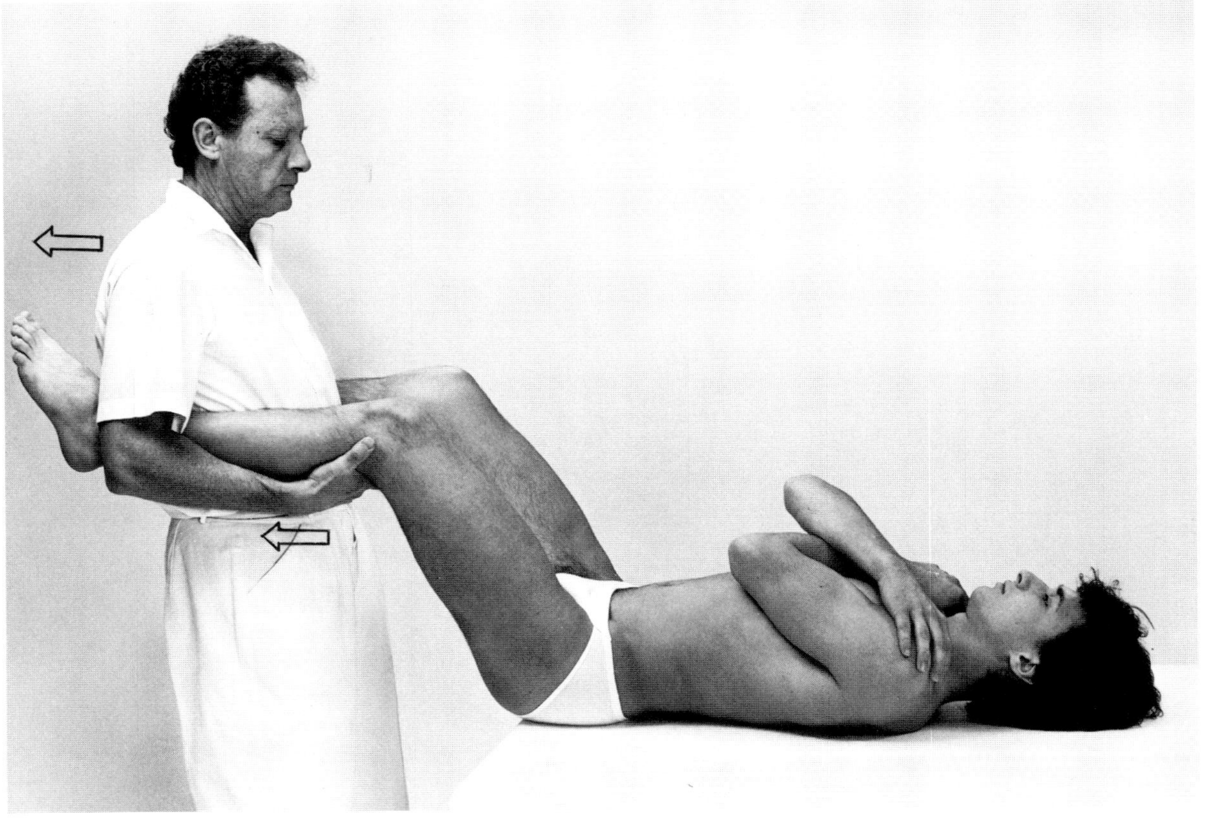

Abb. 26 Dreidimensionale Traktion der LWS.

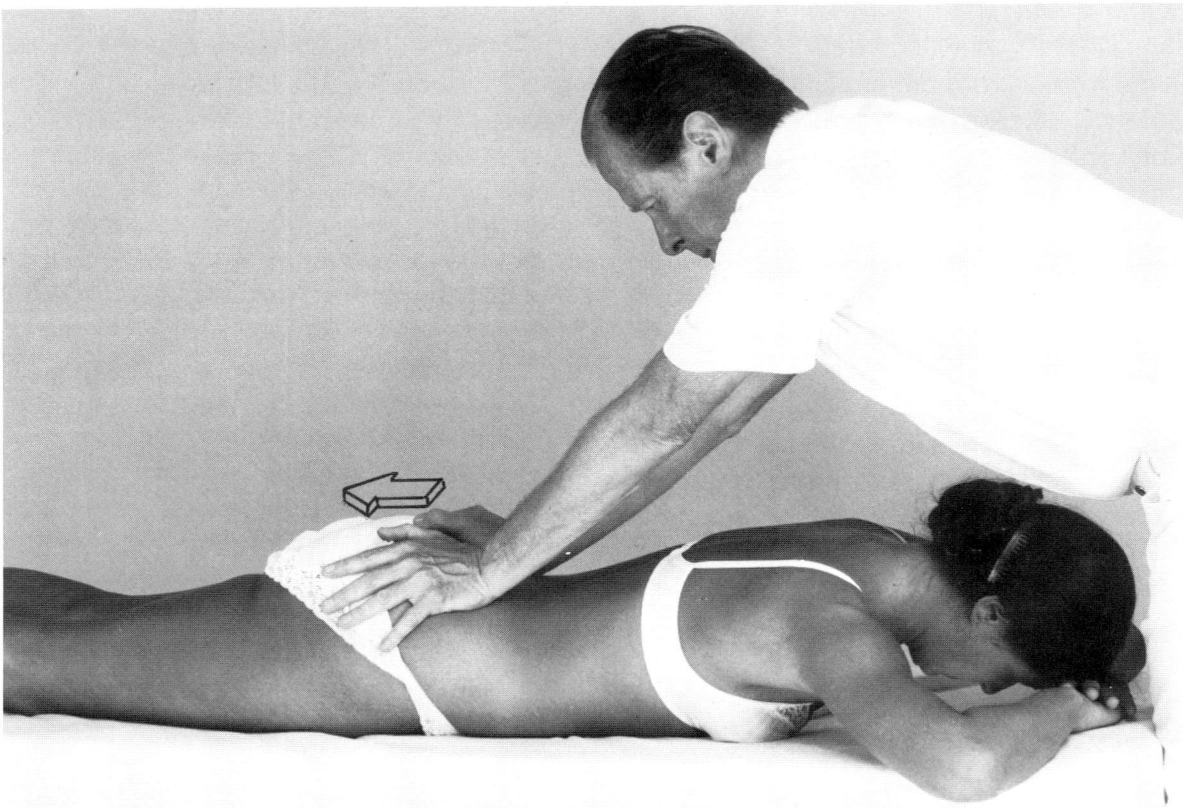

Abb. 27 Traktionsbehandlung der LWS mittels respiratorischer Fazilitation.
Einatmen – Gegenhalt Ausatmen – Schub

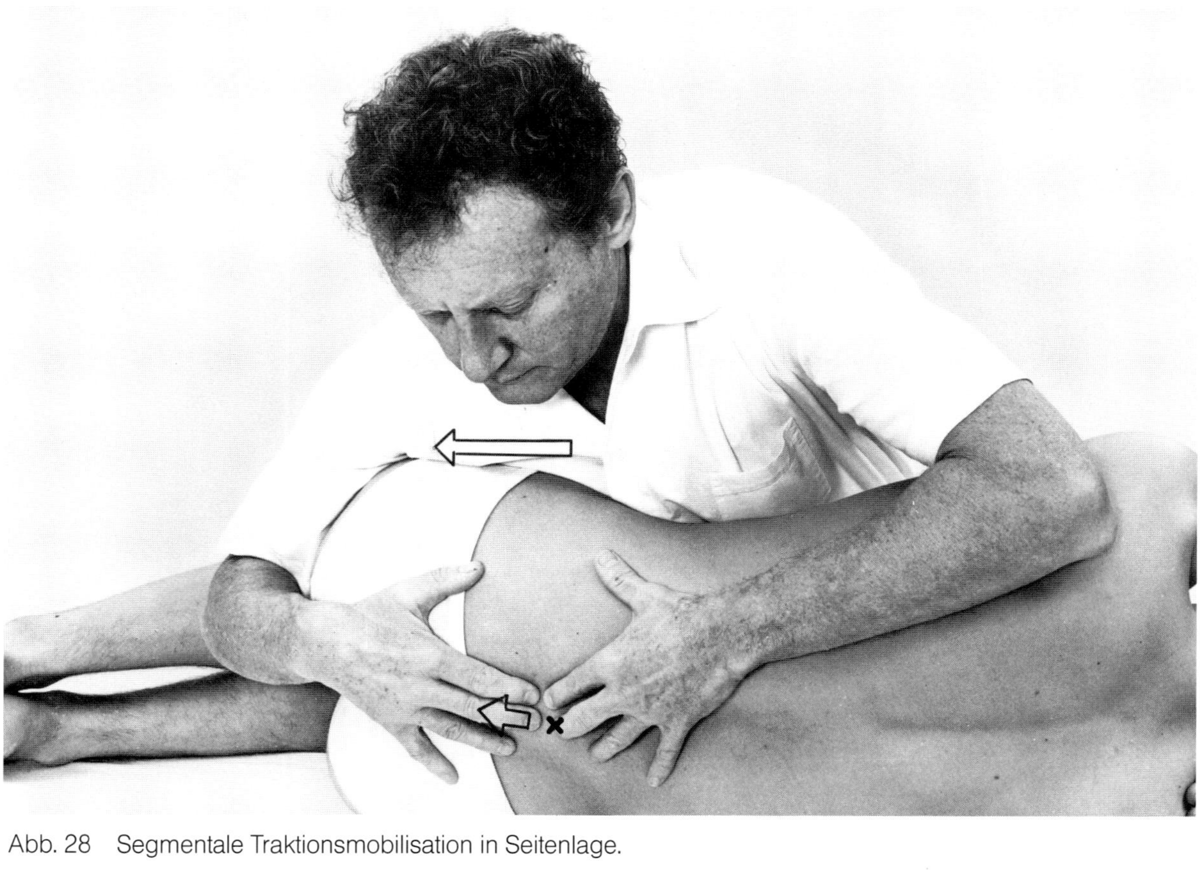

Abb. 28 Segmentale Traktionsmobilisation in Seitenlage.

Fehlen radikuläre Symptome wird als nächstes die Hyperabduktion und damit der Spannungszustand der Adduktorenmuskulatur untersucht. Verkürzungen bezeichnet man dabei als positives *Patrick-Zeichen. (Abb. 29)*
Die Ausführung des Tests erfolgt bei im Knie und Hüftgelenk gebeugtem Bein, das mit dem Fuß neben dem Knie des gestreckten anderen Beines aufgesetzt wird. Durch Fallenlassen des Beines zum Tischrand (Außenrotation und Abduktion) und vergleichendem Vorgehen auf beiden Seiten erhält man die gewünschte Information. Differentialdiagnostisch bleibt nun zu klären, ob die Adduktorenverkürzung vom Reizzustand des Hüftgelenks oder des Kreuzdarmbeingelenks ihren Ausgangspunkt nimmt, oder ob eine reine Bewegungseinschränkung der Hüfte besteht.

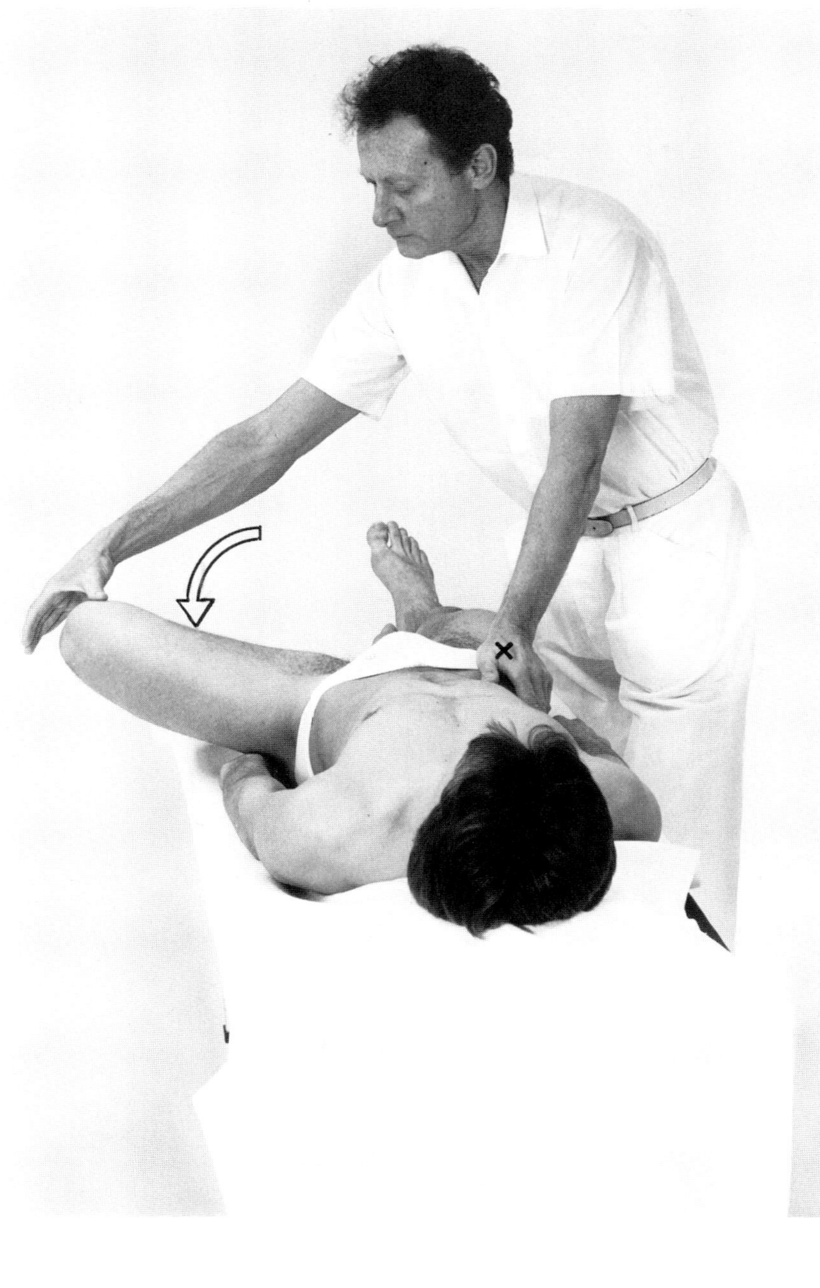

Abb. 29
Testung des *Patrick*-Zeichens
– Hyperabduktionstest

Zwei einfache Tests erlauben die diesbezügliche Abklärung:

Testung des Hüftgelenkes (Abb. 30):
Das im Knie und Hüftgelenk rechtwinkelig gebeugte Bein wird vom Untersucher unter beidhändiger Führung innenrotiert. Ist diese Innenrotation bei seitenvergleichender Betrachtung ungestört und schmerzfrei möglich, kann das Hüftgelenk als weitgehend unbedenklich gelten, da Funktionsstörungen dieses Gelenks sich im Sinne des Kapselmusterverhaltens *(Cyriax)* zuerst als Behinderung der Innenrotation äußern.

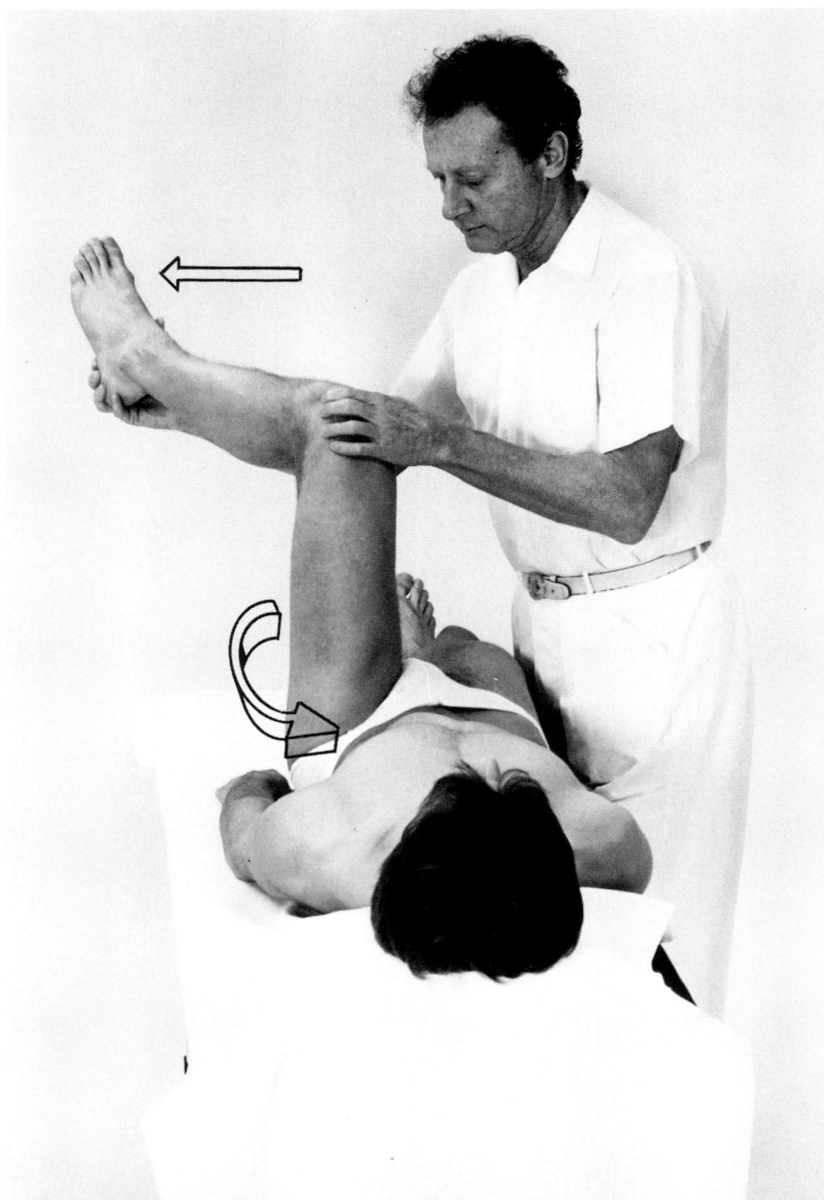

Abb. 30 Testung des Hüftgelenks – Innenrotation?

Testung des Kreuzdarmbeingelenks - Federungstest (Abb. 31 a, b, c):
Der Untersucher steht kontralateral seitlich zur Untersuchungsregion. Mit der kaudal auf den Patienten bezogenen Hand umfaßt er das im Knie angewinkelte und im Hüftgelenk gebeugte Bein über der Patella und zieht es im Sinne einer Adduktion zu sich.
Unter die dabei leicht angehobene Beckenhälfte legt er nun die Finger der kranial postierten Hand, und zwar so, daß diese mit dem Handrücken am Untersuchungstisch aufliegt. Die Finger ertasten sich dann den Gelenkspalt des Kreuzdarmbeingelenks.

Merke: Es liegt viel weiter medial, als man glaubt.

Nachdem das Becken langsam auf die Palpationsfinger zurückgeführt wurde, (die verriegelnde Adduktion wird so vermindert), können diese die mit der Führungshand in axialer und leicht adduktorischer Richtung ausgeführten zarten stoßartigen Impulse bei intakter Gelenkfunktion im Gelenkspalt als weiches federndes Nachgeben tasten. Für Blockierungen typisch ist das Fehlen des getesteten Gelenkspiels.

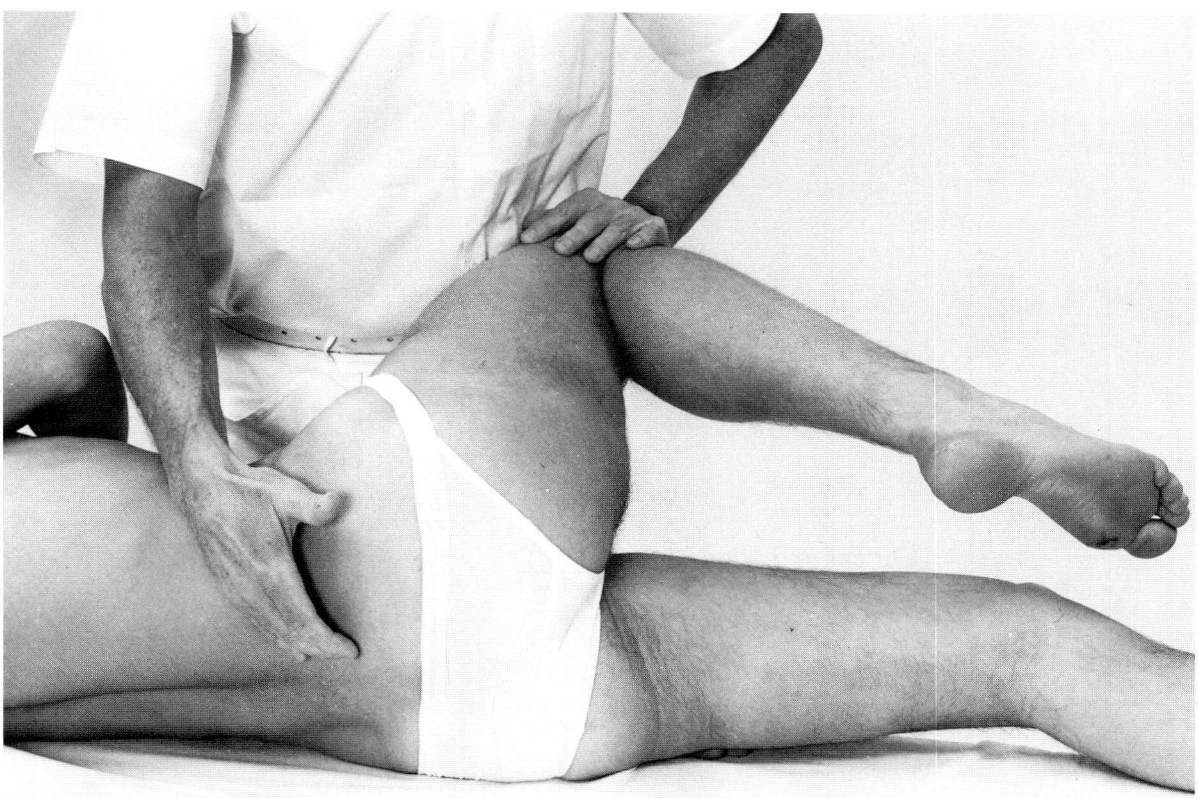

Abb. 31 a, b, c Federungstest des Kreuzdarmbeingelenks, kontralaterale und homolaterale Ausführung.

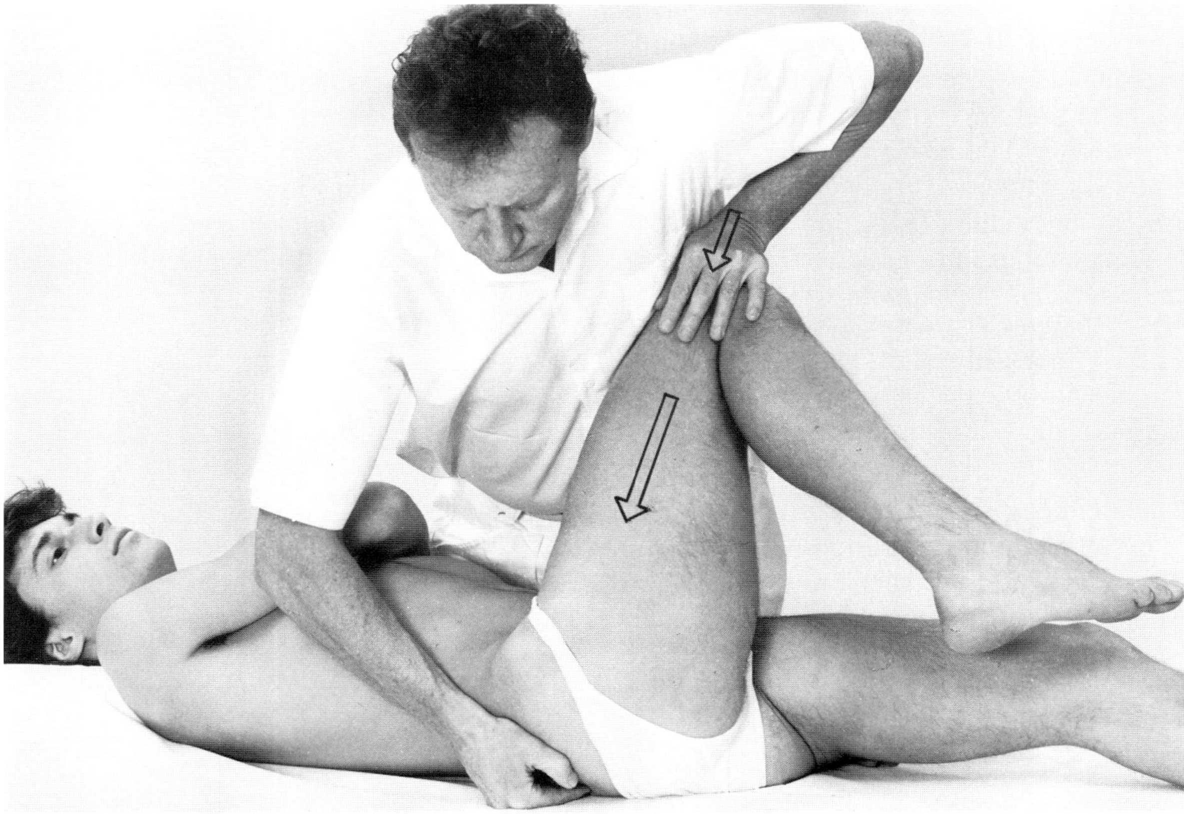

Abb. 31 b Federungstest des Kreuzdarmbeingelenks, kontralaterale und homolaterale Ausführung.

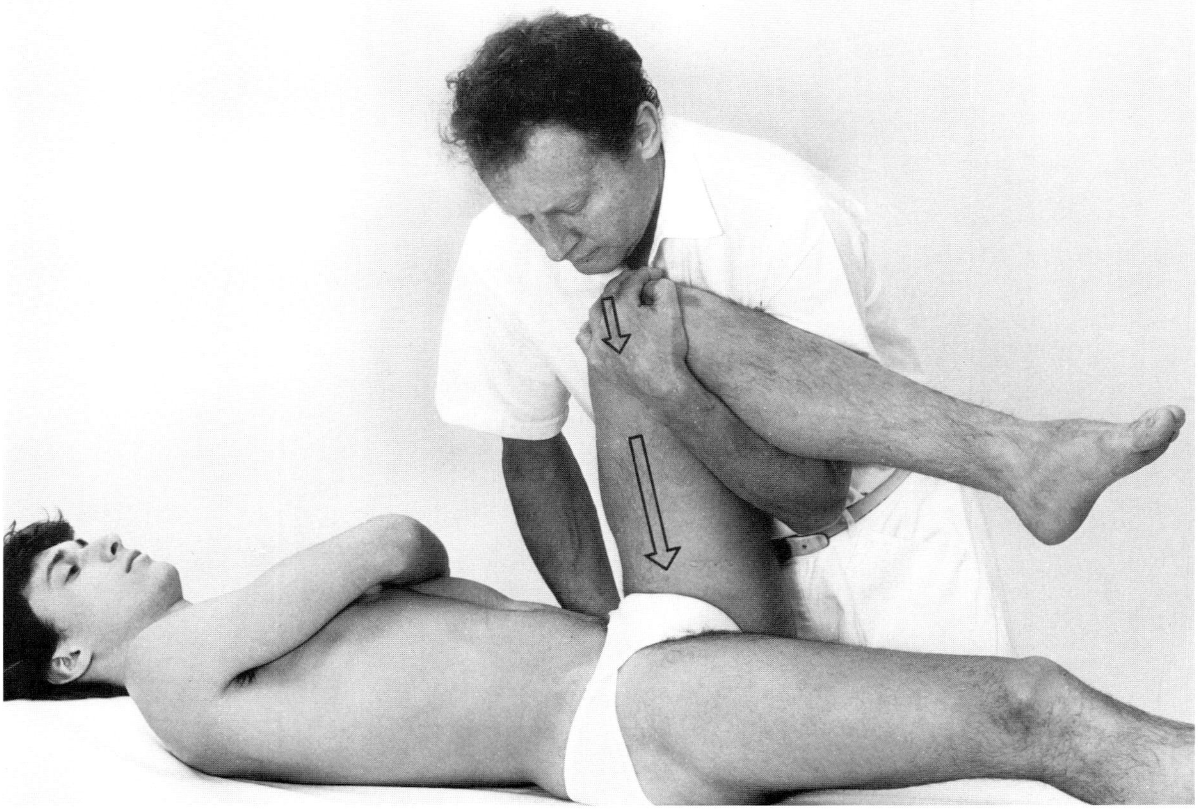

Abb. 31 c Federungstest des Kreuzdarmbeingelenks, kontralaterale und homolaterale Ausführung.

Die Untersuchung in Rückenlage wird durch eine *seitenvergleichende Tast- und Schmerzpalpation des M. iliacus und des M. psoas* weitergeführt *(Abb. 32, 33).*
Der M. iliacus liegt im Gebiet über dem äußeren Drittel des Leistenbandes. Verdickung und Druckempfindlichkeit gelten als Begleitsymptom einer Beckenverwringung (Iliosakralgelenkverschiebung). Der M. psoas läßt sich pararektal durch die Bauchdecke tasten, wobei zur besseren Entspannung dieses Muskels zuerst das gleichseitige gestreckte Bein vom Untersucher leicht angehoben gehalten wird. Nachdem der Muskel in dieser entspannten Lage palpiert wurde, fordert man den Patienten auf, das angehobene Bein selbst zu halten. Treten dabei unter unverändertem Palpationsdruck Schmerzen auf, weist das auf eine pathologische Verspannung des M. psoas hin.

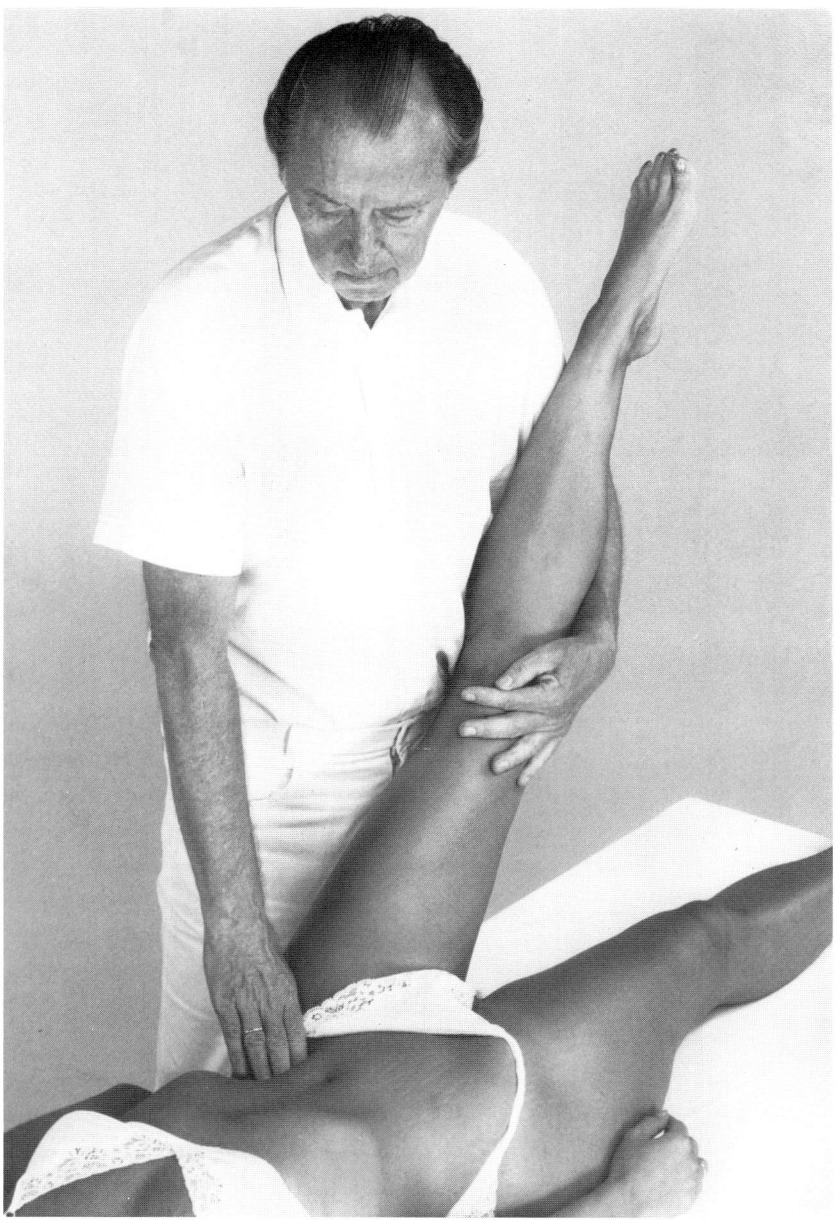

Abb. 32 Palpation des M. psoas.

Abschließend werden noch Hüftgelenk, Symphyse, Trochanter, Adduktorenansätze, der Pes anserinus und der Processus xyphoideus palpatorisch exploriert.

Die Untersuchung in Rückenlage erbringt zur Befunderweiterung:
- Bestätigung einer eventuellen radikulären Symptomatik
- Funktionszustand der Hüftgelenke?
- Iliosakralgelenke? (*Patrick*-Zeichen, Federungstest)
- Feststellung muskulärer Irritationen (M. iliopsoas u.a.m.)

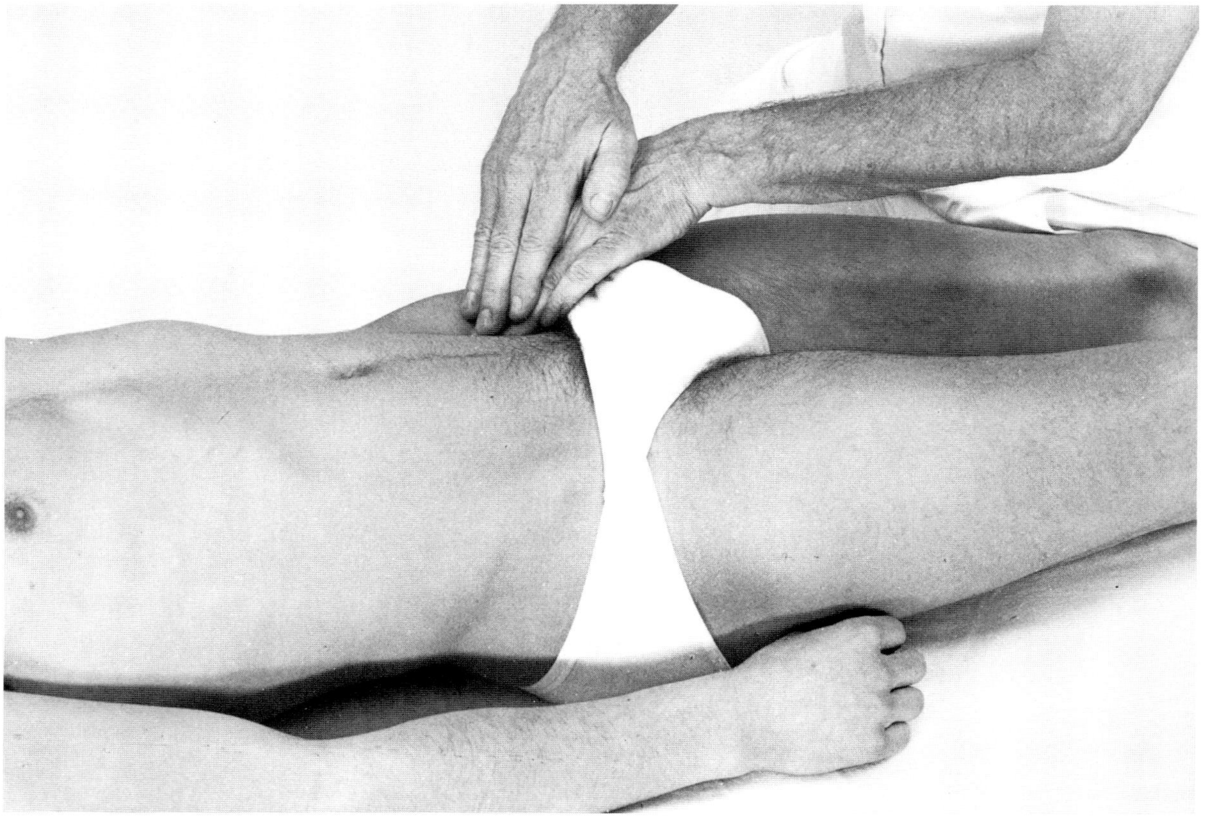

Abb. 33 Palpation des M. iliacus.

7.1.4 Die Untersuchung in Bauchlage – Ergebnisse und Konsequenzen

Am Untersuchungsanfang verschafft man sich einen Überblick über Turgor und Verschieblichkeit von Haut und Subkutis. Dies geschieht entweder durch zartes Anheben und Bewegen von Hautfalten *(Abb. 34) (Kibler'sche Hautfalte)*, oder mittels des sogenannten *»diagnostischen Strichs der Bindegewebsmassage« (Abb. 35).* Wie bereits ausgeführt, sind hiermit segmentdiagnostische Hinweise bei entsprechenden Verquellungsbefunden erhältlich. Eine mehrfache Ausführung stellt bereits eine wirksame Behandlung der bindegewebigen Verquellung dar.

Die Tastpalpation erlaubt des weiteren das Erkennen von regionären oberflächlichen und tiefen muskulären Verspannungen, wobei entsprechende Befunde in der autochthonen Muskulatur ebenfalls zur Segmentdiagnostik herangezogen werden können.

Auch hier ist es bereits möglich, mittels Inhibition oder Vibration die Zonen zu behandeln und dabei festzustellen, ob sich diese lösen lassen, oder als Ausdruck eines übergeordneten Reflexgeschehens weiterbestehen.

Muskuläre Schmerzpunkte finden sich des weiteren an der medialen Insertion des M. glutaeus medius (D-Punkt nach *Hackett),* über dem M. piriformis sowie an den muskulären Insertionen am Beckendamm.

Die Schmerzpalpation muß ferner das Kreuzdarmbeingelenk, die Ansätze des Ligamentum iliolumbale am Ilium (ligamentäre Insuffizienz), die interspinösen Bänder (Interspinosussyndrom) und die Steißbeinspitze (Kokzygodynie) berücksichtigen.

Ergänzend zum Federungstest des Kreuzdarmbeingelenks in Rückenlage kann mit identischer Zielsetzung der sogenannte *Rütteltest* angewendet werdenn. Dazu wird die Beckenschaufel von ventral umfaßt und mit kleinen, dorsal gerichteten Impulsen geschüttelt. Die über dem Iliosakralgelenk liegenden Finger der anderen Hand fühlen das federnde Nachgeben, oder dessen Fehlen bei Blockierungen *(Abb. 36).*

Eine weitere Prüfung des Iliosakralgelenks gelingt über rhythmische Druckimpulse auf das untere Kreuzbeindrittel, wobei die Finger der anderen Hand über dem Kreuzdarmbeingelenk die Antwort empfangen *(Abb. 37).*

Diagnostisch wertvoll ist noch der sogenannte *3-Phasentest.* Dazu umfaßt der Untersucher mit einer Hand das gestreckt liegende Bein und führt es in der 1. Phase, unter Gegenhalt der anderen Hand am Becken, in die Retroflexion. Treten dabei Schmerzen auf, weist dies auf eine Störung im Hüftgelenk hin. Wird der Gegenhalt in der 2. Phase über dem Sakrum angebracht und ruft die Retroflexion Schmerzen hervor, muß an das Kreuzdarmbeingelenk gedacht werden.

Fixiert schließlich in der 3. Phase die eine Hand mit der Handwurzel den fünften Lendenwirbel und löst jetzt die weitere Retroflexion eine Schmerzverstärkung aus, dann besteht der Verdacht auf eine Läsion des lumbosakralen Überganges.

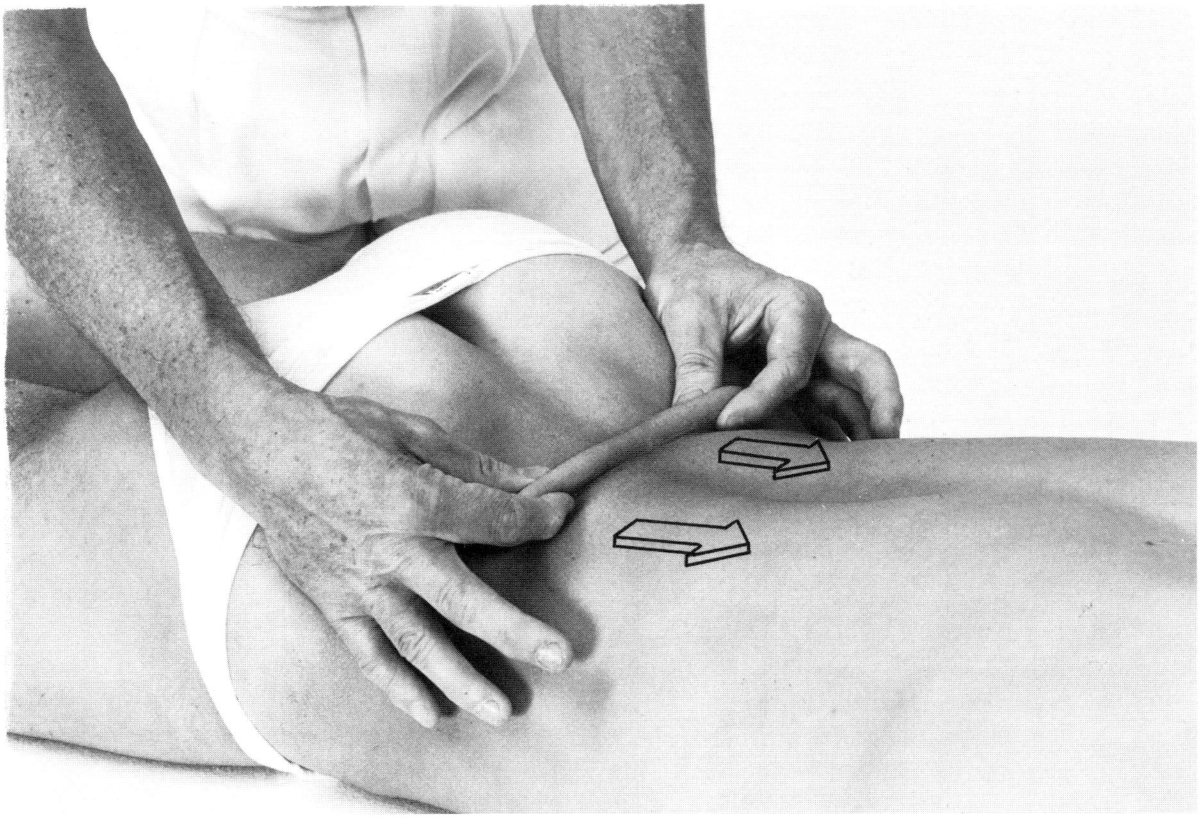

Abb. 34 Kibler'sche Hautfalte.

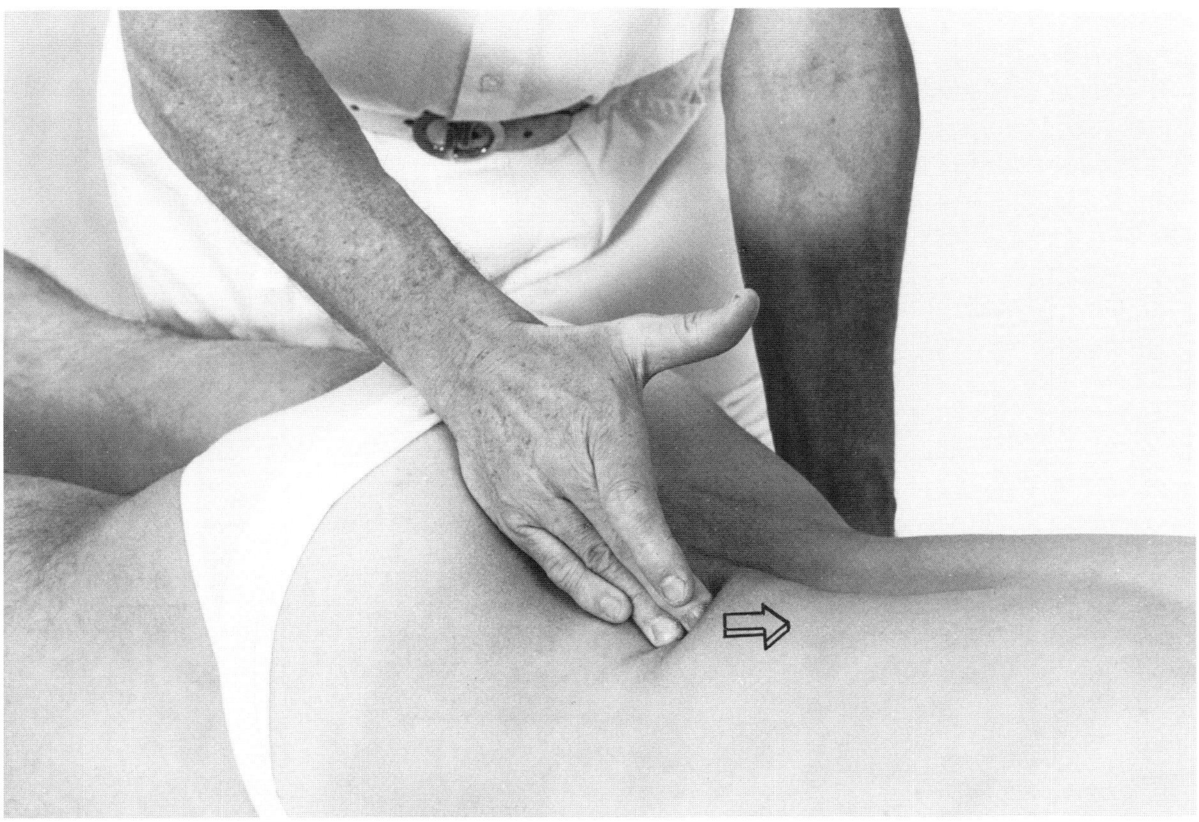

Abb. 35 Diagnostischer Strich der Bindegewebsmassage.

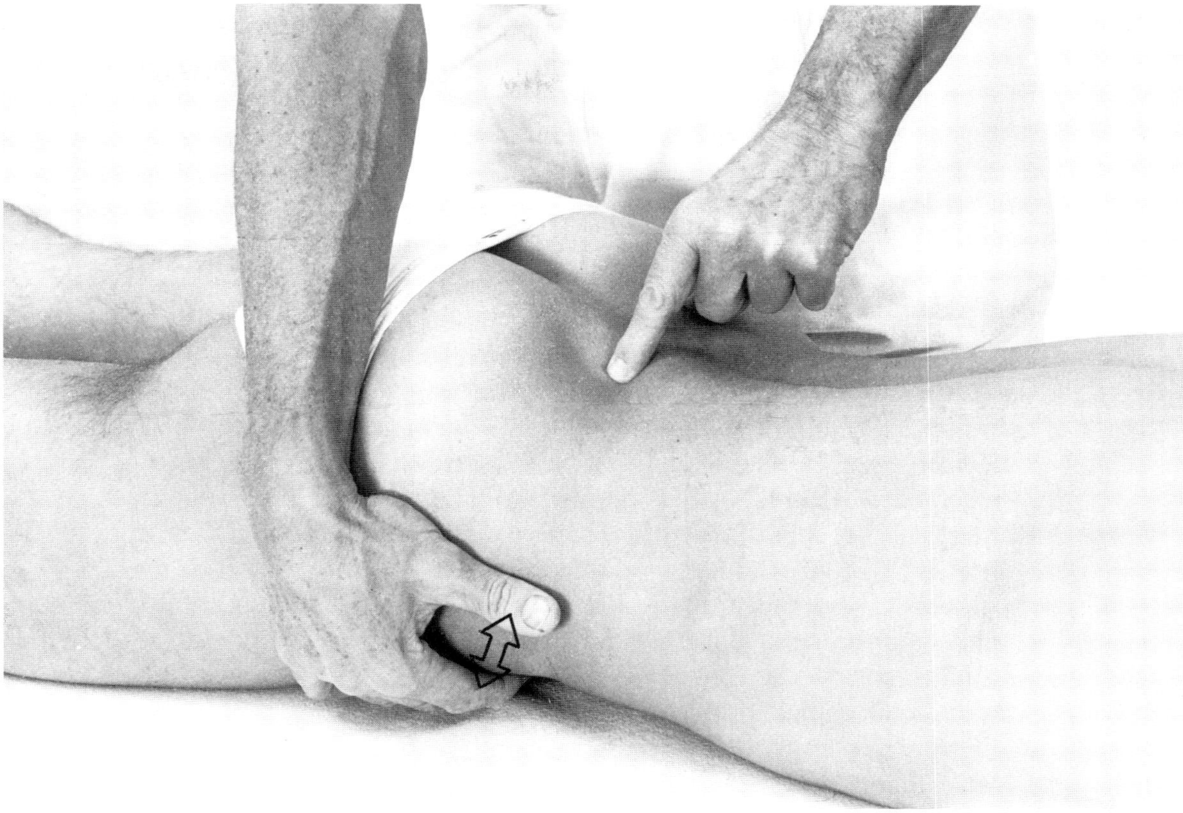

Abb. 36 Rütteltest zur ergänzenden Überprüfung der Iliosakralgelenkfunktion.

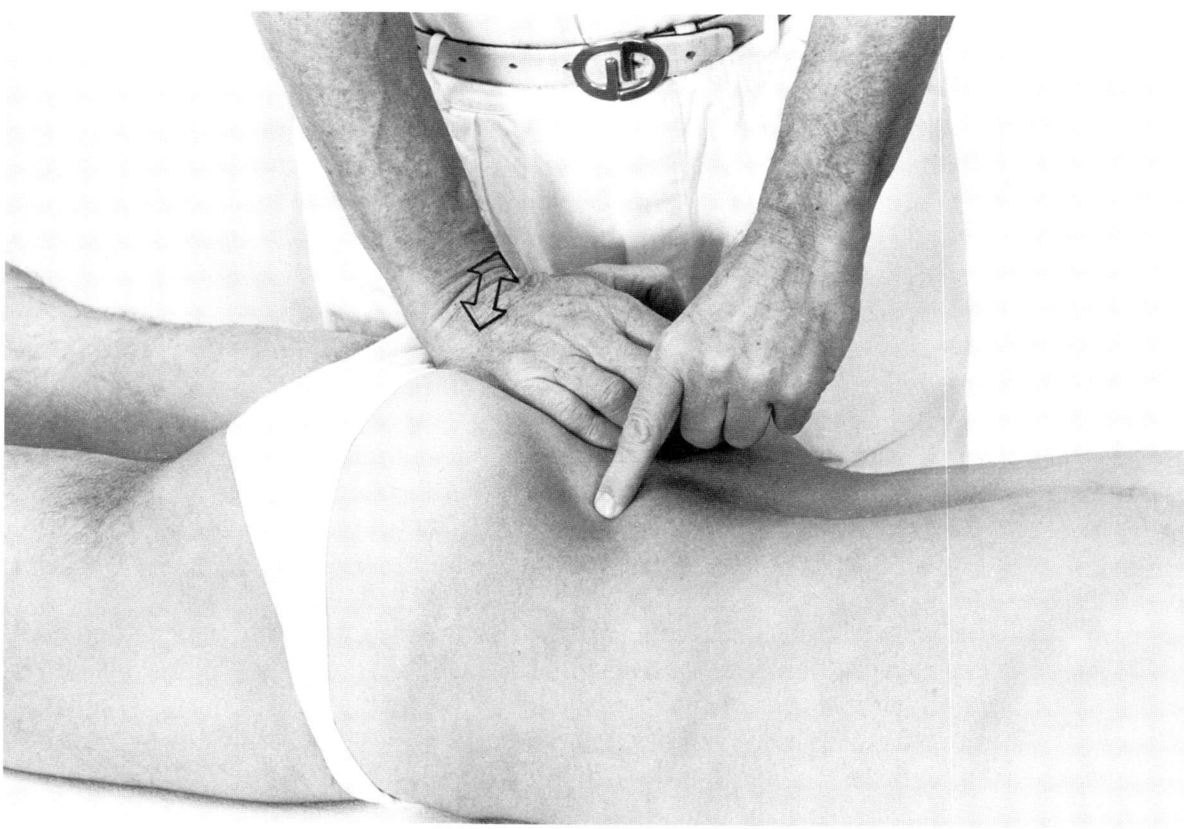

Abb. 37 Prüfung des Iliosakralgelenks – Impulse auf unteres Kreuzbeindrittel.

Die Untersuchung in Bauchlage ergänzt die Untersuchung hinsichtlich
- der segmentalen Bindegewebsqualität sowie Tonussituation der Muskulatur
- des Funktionszustandes der Iliosakralgelenke
- einer eventuellen Kokzygodynie
- oder ligamentärer Reizungen

Nicht von ungefähr wurden bereits mehrere und durchaus verschiedene Untersuchungsmethoden für die Iliosakralgelenke angegeben. Dies deshalb, weil keine Einzelmethode absolut zuverlässsig auf Funktionsstörungen hinweist. So ist man darauf angewiesen, aus mehreren übereinstimmenden Befunden entsprechende Rückschlüsse zu ziehen.
An dieser Stelle ist aber generell zum Thema *Iliosakralgelenkstörung* anzumerken, daß sich dieses Teilgebiet zur ideologischen Spielwiese theoretisierender Manualtherapeuten entwickelt hat.
In weiterer Folge wurde das Iliosakralgelenk zu einem hypothetischen Komplex hochstilisiert, der über die tatsächliche klinische Bedeutung sicherlich hinausgeht.
Um die Orientierung zu erleichtern, wann bei einem lumbalen Schmerzsyndrom eine eventuelle Störung des Funktionsbereiches Becken - Iliosakralgelenk angenommen werden kann, sind nachfolgend aufgelistete Befunde zu beachten und Störungen der Kreuzdarmbeingelenkfunktion dann anzunehmen, wenn:

- In diesem Bereich Schmerzen bestehen,
- pseudoradikuläre, unscharfe Ausstrahlungen über der dorsolateralen Beinregion und/oder in die Leistengegend vorliegen,
- das Kreuzdarmbeingelenk auf Druck schmerzhaft reagiert,
- Myogelosen vorhanden sind,
- ein *Pseudo-Lasègue*-Zeichen zu beobachten ist,
- Federungs- und Rütteltest Hinweise geben,
- die 2. Phase des 3-Phasentests positiv ist,
- das Vorlaufphänomen auftritt,
- Funktionsstörungen im thorakolumbalen Übergang aufgedeckt werden,
- der M. iliacus verdickt und druckempfindlich erscheint,
- eine Psoasverspannung und/oder Verkürzung vorliegt,
- ein Patrick-Zeichen vorhanden ist.

Die sehr häufige Psoasverspannung stellt einen wesentlichen pathogenetischen Faktor bei Störungen des Iliosakralgelenks dar. Das von D 12 bis L 5 reichende Ursprungsgebiet des Muskels und seine Insertion am Trochanter minor sowie sein Verlauf über den oberen Schambeinast (wie die Geigensaiten über den Steg), können im Falle von Verspannungen und/oder Verkürzungen des Muskels eine Kippung der gleichseitigen Beckenschaufel erzwingen, die das Ilium nach dorsal dreht und zwar so, daß die Spina iliaca posterior

superior tiefer steht als der vordere Darmbeinstachel. Diese Verstellung der Beckengeometrie (das Acetabulum steht mehr ventral und kranial) zieht oft eine gleichseitige virtuelle Beinverkürzung nach, genauso wie sie für das bereits beschriebene Vorlaufphänomen den Ausgangspunkt bildet. Der ablaufende Fehlmechanismus bewirkt weiterhin gleichzeitig eine relative Gegenbewegung des Sakrums im Sinne der gleichseitigen Nutation (Ventral-Kaudalstellung). Und dabei überschneiden sich die Grenzen zwischen Bekkenverwringung und Iliosakralgelenkblockierung, da die letzterwähnte Sakrumstellung auch die häufigste Blockierungssituation in diesem Gelenk darstellt.
Welche Konsequenzen ergeben sich nun sowohl bei der diagnostischen als auch therapeutischen Vorgehensweise solcher Störungen.

1. Iliosakralverschiebung respektive Beckenverwringung und Iliosakralgelenkblockierung werden zwar didaktisch getrennt geführt, lassen aber in vielen Fällen eine exakte Trennung nicht zu.
2. Während für Iliosakralblockierungen mehrheitlich die Meinung der überwiegend mechanischen Bahnung angenommen wird gelten für die Iliosakralverschiebungen reflektorische Mechanismen als hauptverantwortlich. Störungen im Bereiche des thorakolumbalen Übergangs, der Hüftgelenke sowie Diskopathien einerseits, aber auch viszero-vertebrale Reflexabläufe stehen vordergründig zur Überlegung.
3. Die in diesem Kapitel aufgelisteten Hinweise, die für eine Störung im abgehandelten Sinne sprechen, sind selten in ihrer Gesamtheit präsent. Die nachweisbaren Einzelsymptome dienen als Wegweiser der einzuschlagenden Behandlung.

Chirotherapeutisch führen folgende anschließende Überlegungen zum Therapieansatz.
Überwiegen die Blockierungssymptome (Federungstest, *Patrick*-Zeichen, Druckempfindlichkeit der Iliosakralgelenkgegend), ist die direkte Mobilisation und Manipulation des Iliosakralgelenks erste Wahl.
Dominieren die Zeichen der Beckenverwringung (Vorlaufphänomen, virtuelle Beinlängendifferenz, Divergenz der Spinae, Psoasverspannung, Blokkierungen im thorakolumbalen Übergang) muß die Behandlung meist mehrschichtig ausgeführt werden. Neben der Beachtung von Auslösungsmomenten aus dem thorakolumbalen Übergang und einer eventuellen notwendigen Dehnung des M. psoas haben auch korrigierende Mobilisationen und/oder Manipulationen ihren Sinn, wobei sich die erforderlichen Techniken aus der Beckenpalpation mit Provokationsmechanismen und dem Prinzip der freien Richtung ableiten lassen.
Die universellste Möglichkeit der Behandlung des Iliosakralgelenks kann in Bauchlage des Patienten als *Mobilisation,* aber auch als *Manipulation* zur Anwendung kommen. Diese Technik ist dann angezeigt, wenn die in der Mehrzahl aller Fälle gegebene Iliosakralgelenkblockierung in Nutationsstellung des Sakrums bei Dorsaldrehung des Iliums vorliegt.
Der Therapeut steht dazu seitlich-kontralateral zum behandlungsbedürftigen Gelenk. Mit gekreuzt gehaltenen Händen wird homolateral das Sakrum fixiert und kontralateral am dorsolateralen Abschnitt des Beckenkammes Kontakt genommen. Diese Hand verabreicht rhythmische Druckimpulse in

ventrolateraler Richtung (Mobilisation). Bei ungenügender Wirkung kann nach guter Vorspannung durch einen kurzen forcierten Stoß auf das Ilium ein Manipulationseffekt erzielt werden *(Abb. 38)*.
Bei ungenügender Effizienz empfiehlt sich eine *Technikvariante,* wobei der Patient zum Tischrand rückt und das eine Bein seitlich davon in Hüft- und Kniegelenk gebeugt auf den Boden stellt. Dies geschieht deshalb, weil so die Lendenlordose aufgehoben und der empfindliche lumbosakrale Übergang verriegelt wird. Das gestreckt auf dem Tisch liegende Bein der Behandlungsseite wird nun vom Therapeuten, der kontralateral seitlich steht, erfaßt, abgehoben und so in volle Retroflexion gebracht, daß das Hüftgelenk überstreckt ist und die Behandlungsimpulse dieses Gelenk nicht treffen. Der Ballen der anderen Hand agiert, wie beim Standardverfahren, als Impulsgeber *(Abb. 39)*.
Die Behandlung der häufigen Fehlstellung »Sakrum kaudal« kann über einen Angriffspunkt am kaudalen Sakrumbereich vorgenommen werden, wobei zuerst die von *Sell* angegebene Modifikation einen Versuch wert ist. Die benötigte Ausgangslagerung bleibt gleich, nur muß der Patient so weit zum unteren Tischrand rücken, daß das Bein der Behandlungsseite frei herausragt und vom Therapeuten der fußwärts steht, mittels Beinschere gehalten und extendiert werden kann. Die ulnare Handkante nimmt dann einen Querfinger seitlich-kranial der Sakrumspitze Kontakt. Nach zunehmender Vorspannung über extensorischen Zug mittels der Beinschere wird der kranialwärts gerichtete Manipulationsstoß, unter gleichzeitiger impulsartiger Traktionsverstärkung über die Beinschere, ausgeführt *(Abb. 40)*.

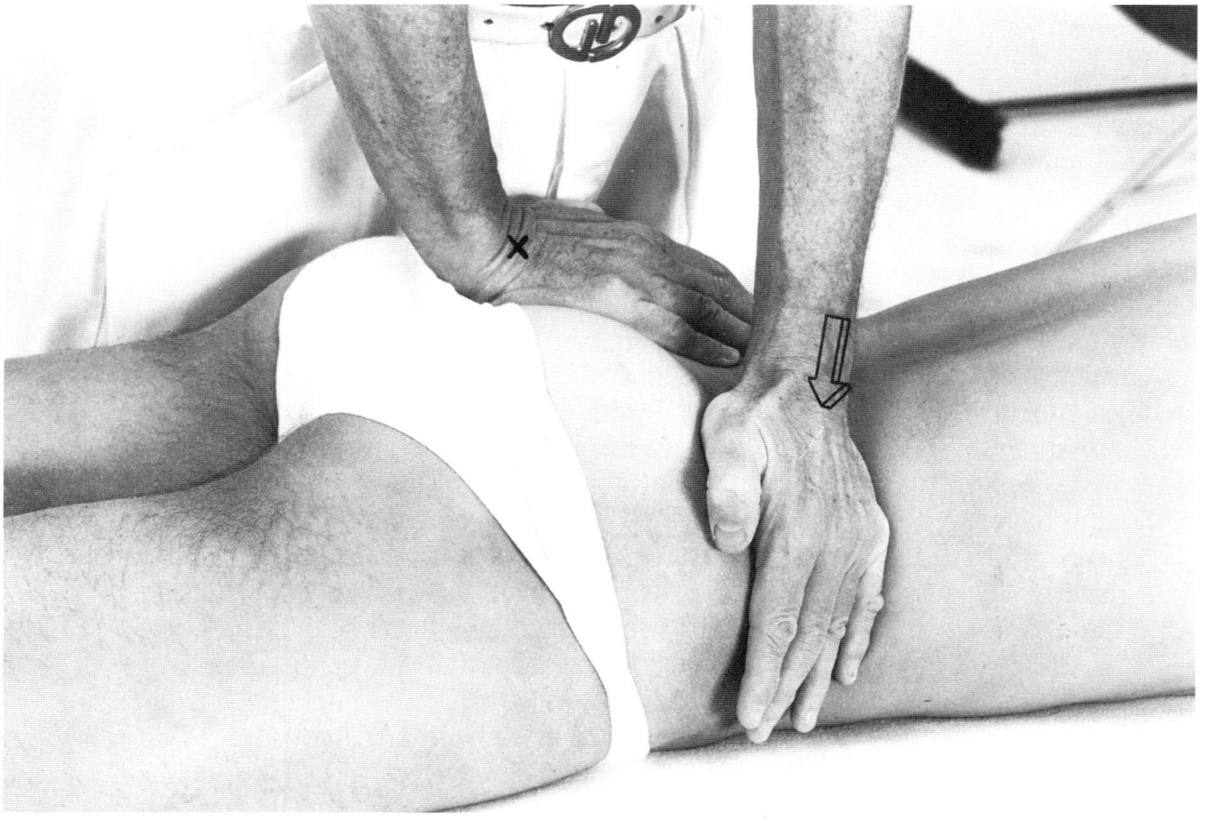

Abb. 38 Griffansatz zur Mobilisation und Manipulation bei Iliosakralgelenkblockierung.

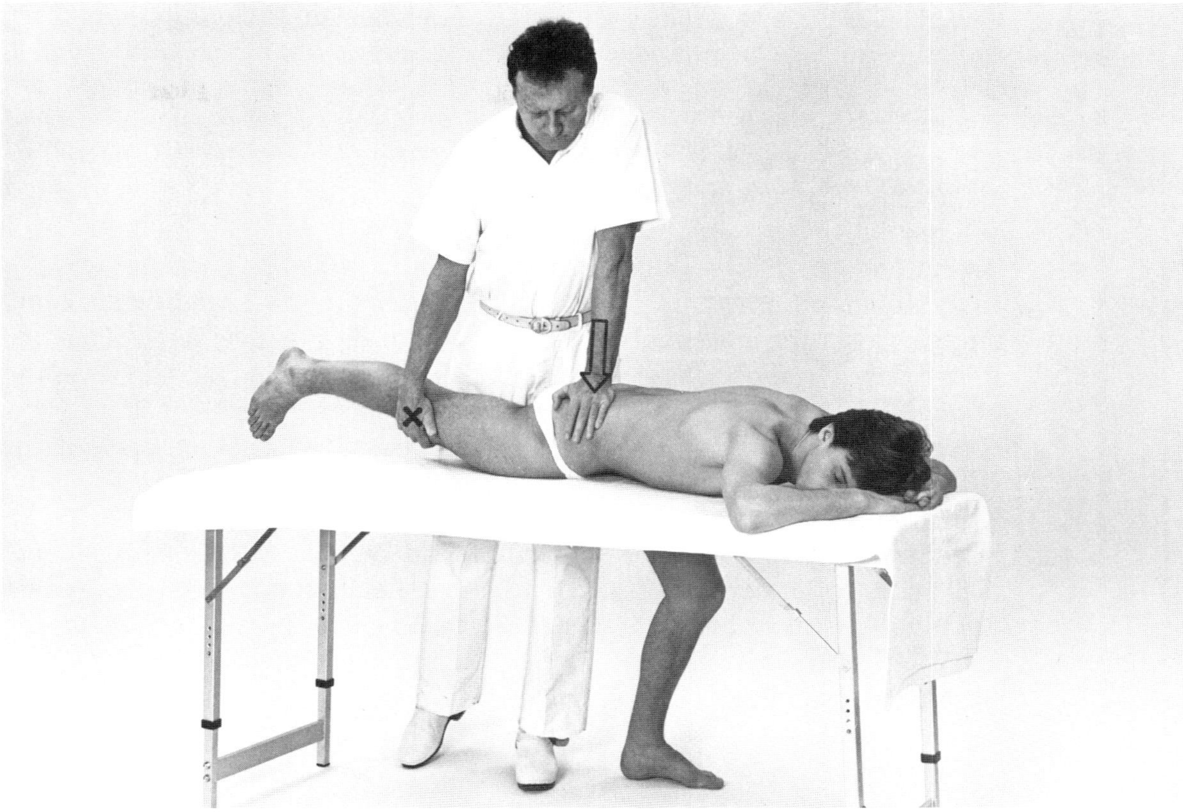

Abb. 39 Technikvariante zur Mobilisation des Iliosakralgelenks.

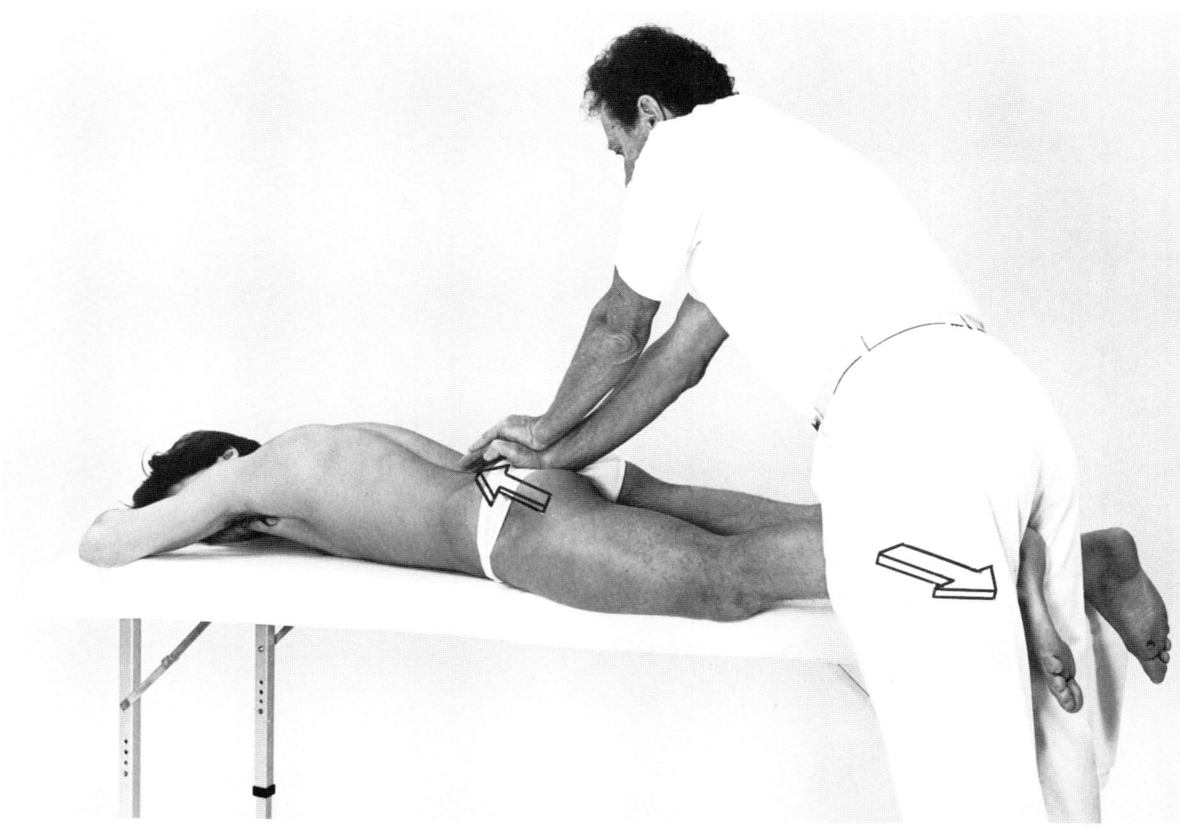

Abb. 40 Iliosakralgelenkbehandlung – Modifikation nach *Sell.*

Das gleiche therapeutische Ziel verfolgt der sogenannte *Sakrumspitzenstoß,* der in Seitenlage des Patienten zur Ausführung kommt. Das tischwärtige Bein liegt gestreckt, das obere gebeugt. Der Therapeut steht seitlich dem Patienten zugewandt. Er umfaßt und hält mit der kranial liegenden Hand den Oberschenkel, um die Iliosakralgelenkverriegelung zu vermeiden, die andere Hand nimmt an der unten liegenden Seite der Sakrumspitze Kontakt und gibt einen kranialwärts gerichteten Impuls *(Abb. 41).* Möglich ist auch eine Variante in Bauchlage *(Abb. 42).*

Eine Mobilisationstechnik, die ebenfalls das *Ilium nach ventral* bringen kann, erfolgt wiederum in Seitenlage, nur wird dazu diesmal das unten liegende Bein fixiert. Die Crista iliaca wird durch die kranialwärtige Hand nach ventral bewegt, der kaudal liegende Unterarm umfaßt den oben liegenden Oberschenkel und abduziert ihn leicht, um eine Iliosakralgelenkverriegelung bei Hüftadduktion zu vermeiden. Die Hand selbst nimmt am Tuber ossis ischii Kontakt und setzt einen kranial-dorsalen Impuls *(Abb. 43).*

Steht in seltenen Fällen das Ilium ventral und das Sakrum dorsal, so verlangt dies nach folgender Technik: Der Patient liegt seitlich, das obere Bein gebeugt, das untere gestreckt. Die fußwärtige Hand drängt den Sitzbeinhökker nach ventral, die andere Hand die Crista iliaca nach dorsal. Technikbezeichnung: *Ilium nach dorsal (Abb. 44 a, b).*

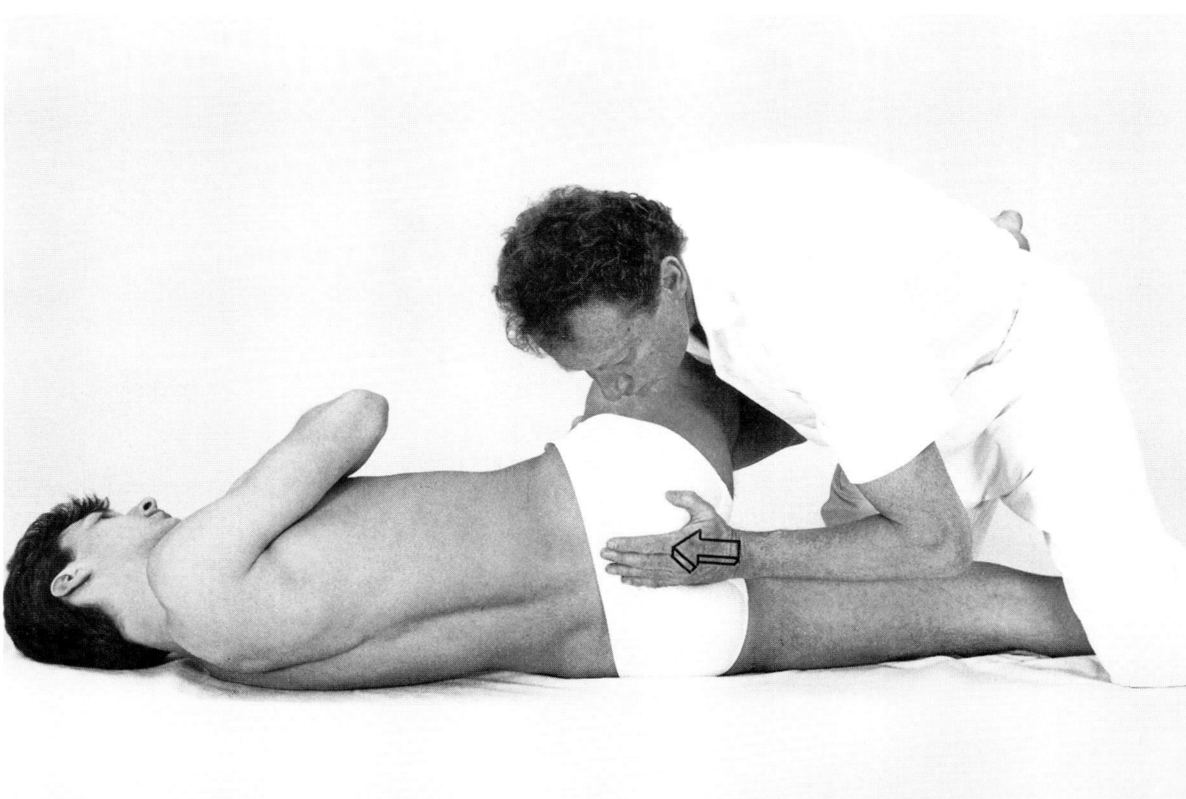

Abb. 41 Sakrumspitzenstoß in Seitenlage.

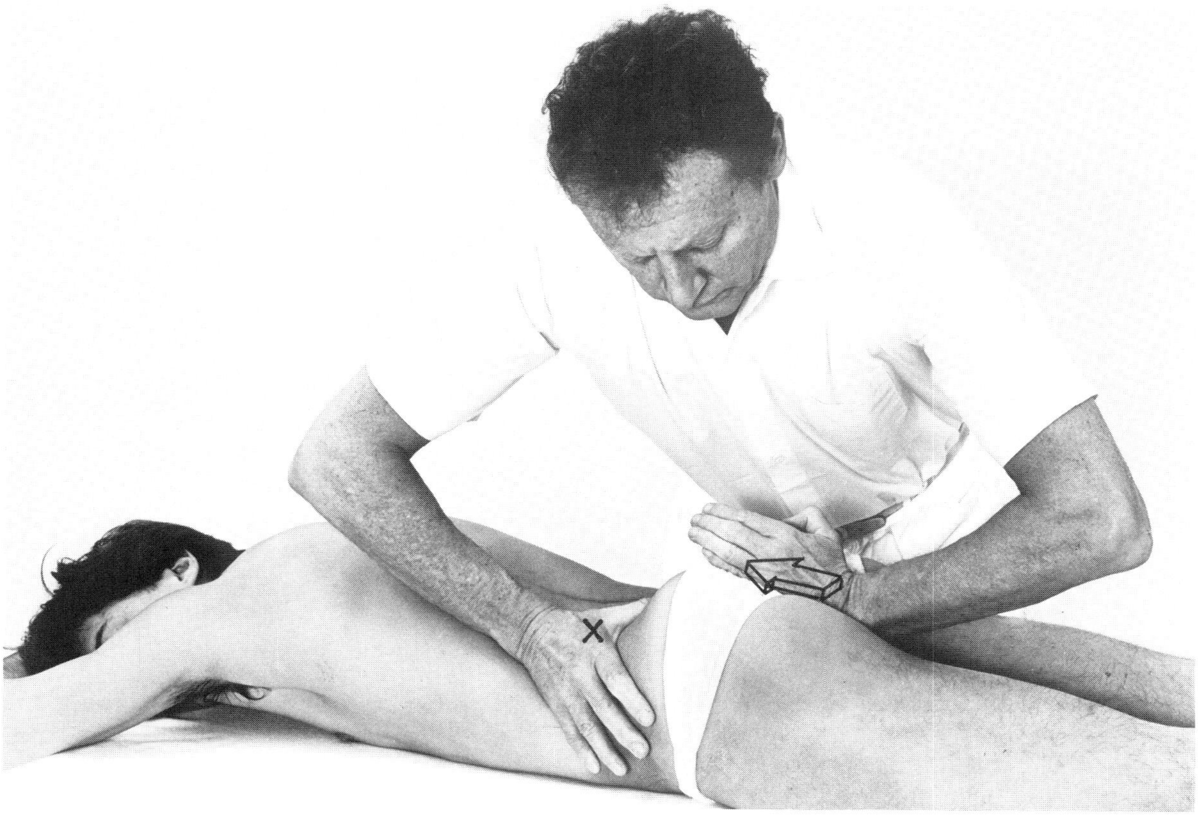

Abb. 42 Sakrum nach kranial – Variante in Bauchlage.

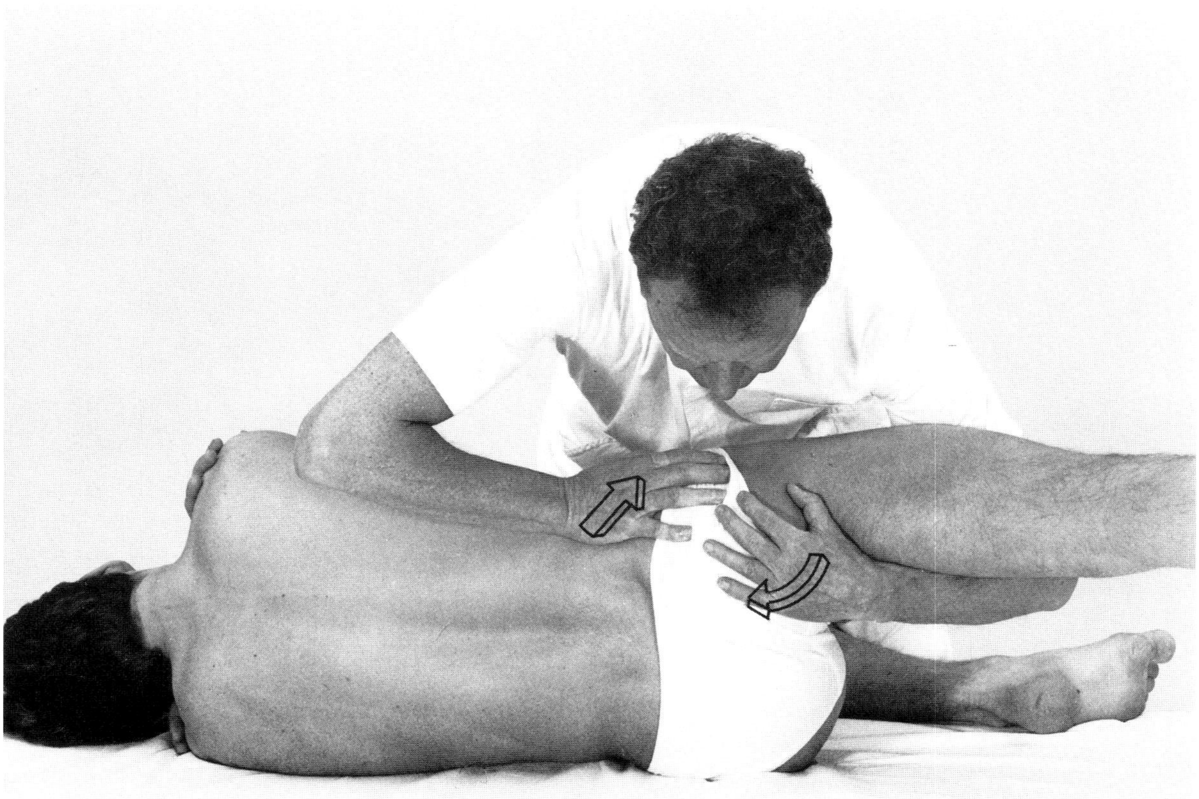

Abb. 43 Mobilisationstechnik – »Ilium nach ventral«.

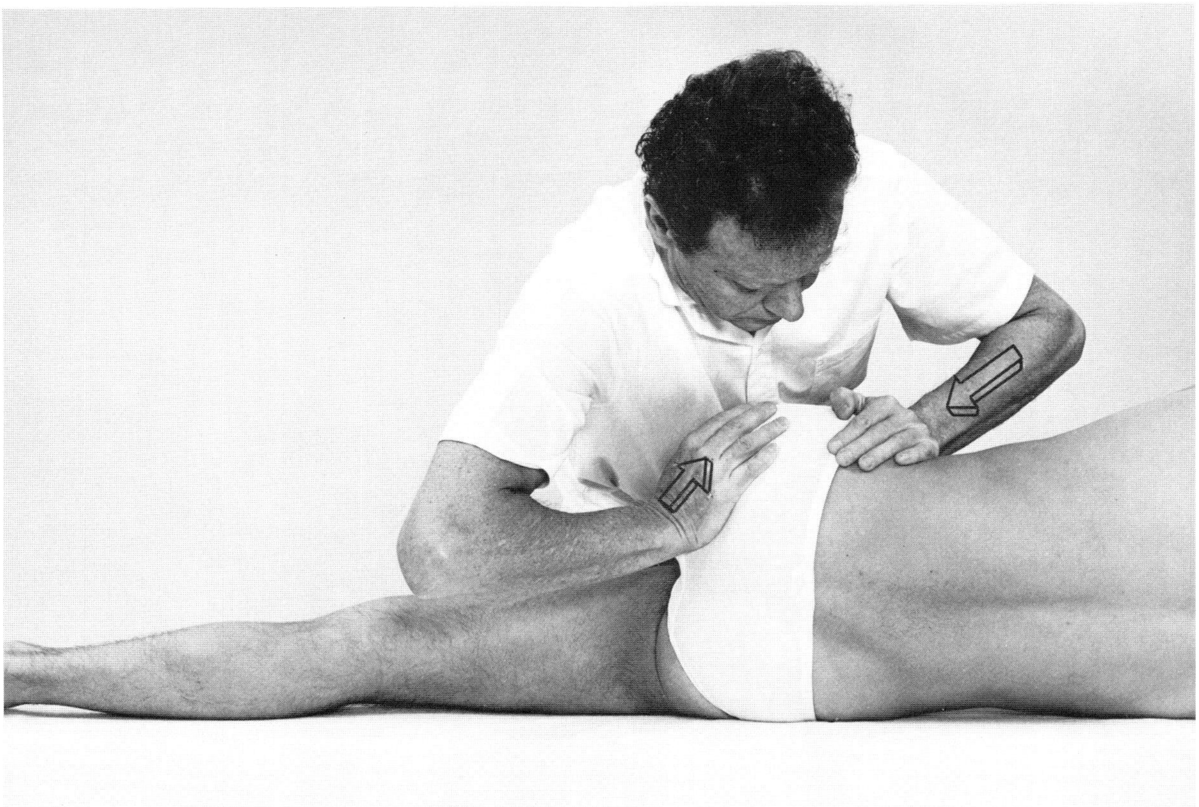

Abb. 44 a) Mobilisationstechnik – »Ilium nach dorsal«

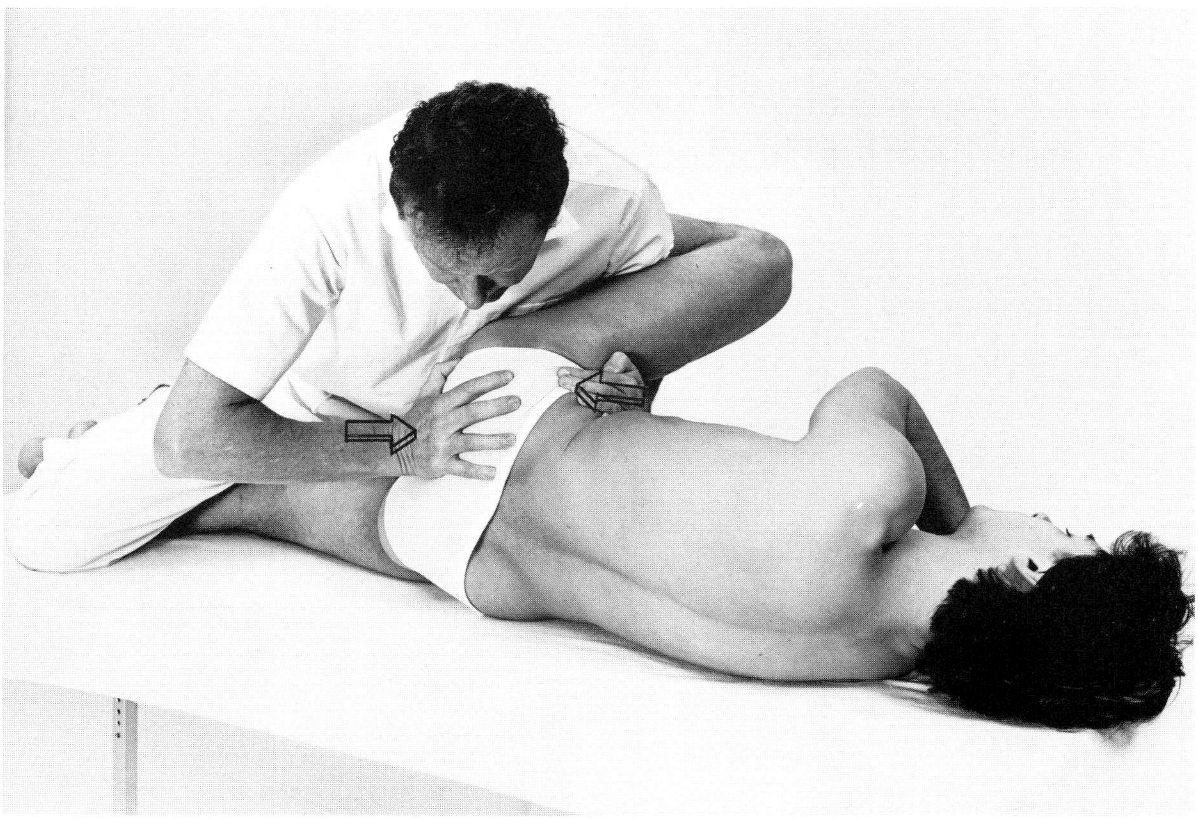

Abb. 44 b) »Ilium nach dorsal« – Variante der Standardtechnik.

Aus den erhobenen Befunden ergaben sich bisher folgende therapeutische Konsequenzen:

● Anatomisch kurzes Bein	- Schuherhöhung
● Hüftgelenkerkrankung	- orthopädische Therapie, Mobilisation
● Radikuläre Syndrome	- dreidimensionale Traktion, Lagerung, segmentale Traktionsmobilisation
● Iliosakralgelenkblockierung	- Mobilisation und Manipulation in Bauchlage
● Iliosakralgelenkverschiebung	- Mobilisation entsprechend der Verstellung (z.B. Sakrum ventral - Ilium dorsal)
● Bindegewebsverquellung	- Bindegewebsmassage
● Muskelverspannung	- Dehnungsbehandlung

7.1.5 Weiterführende Untersuchungen an der Lendenwirbelsäule Ergebnisse und Konsequenzen

Als wichtiger Beitrag zur Lokalisierung von Störungen in der Lendenwirbelsäule dient der *Springing-Test (Abb. 45).* Dazu legt man die gespreizt gehaltenen 2. und 3. Finger einer Hand parallel zur Lendenwirbelsäule an (unter Freilassung der empfindlichen Dornfortsätze) und sucht den Kontakt mit den Laminae des jeweils kaudal liegenden Wirbels. Mit der Ulnarkante der anderen Hand, die quer über den Palpationsfingern liegen soll, wird ein langsam federnder intensiver Druck ausgeübt, der durch die Palpationsfinger auf die Laminae übertragen wird. Befundmäßig ausgewertet werden können dabei:

1. das federnde Nachgeben im Laminabereich als Ausdruck einer intakten Gelenksituation,
2. das fehlende Federn als Zeichen einer Blockierung,
3. Angaben des Patienten über die segmental empfundene Schmerzverstärkung, die dann häufig Ausdruck einer Irritation des hinteren Längsbandes bei dorsalen Bandscheibenprotrusionen ist oder
4. eine segmentale Instabilität anzeigt.

Ein notwendiger ergänzender Test zur Erkennung der im lumbosakralen Übergang sehr häufig zu beobachtenden Hypermobilität bzw. Instabilität ist der *Instabilitätstest des lumbosakralen Übergangs.* Bei Seitenlage des Patienten legt der Untersucher die Finger beider Hände übereinander auf den fünften Lendenwirbel, um ihn so zu fixieren. Über die schräg etwa 120° angewinkelten und in den Kniegelenken mäßig gebeugten Beine werden durch die Oberschenkel des Untersuchers, über Knie und Femur des Patienten, axiale rhythmische Impulse auf das Sakrum übertragen. Gelingt es dabei, das Sakrum nach dorsal unter den fünften Lendenwirbel zu bringen, - der Rezeptor dafür sind die widerstandleistenden Hände am fünften Lendenwirbel -, so kann eine Instabilität des lumbosakralen Überganges angenommen werden *(Abb. 46).*

Mit dieser Untersuchung wird im Prinzip das translatorische Gleiten geprüft, das im Gegensatz zur übertriebenen Deutlichkeit bei der Instabilität, bei seinem Fehlen auf eine Blockierung hinweist. Auch in den übrigen kranialeren Lendenwirbelsäulensegmenten weist eine mit dieser Testmethode festgestellte fehlende translatorische Bewegung auf das Vorliegen einer Blockierung hin.
Bei der Untersuchung der Lenden-Becken-Hüftregion in Seitenlage läßt sich dann auch gleich das Bewegungsverhalten jedes einzelnen Bewegungssegmentes überprüfen. Üblicherweise wird dabei im lumbosakralen Übergang beginnend, bis L1 hinauf, Segment für Segment bezüglich Anteflexion, Retroflexion und Seitneigung getestet.

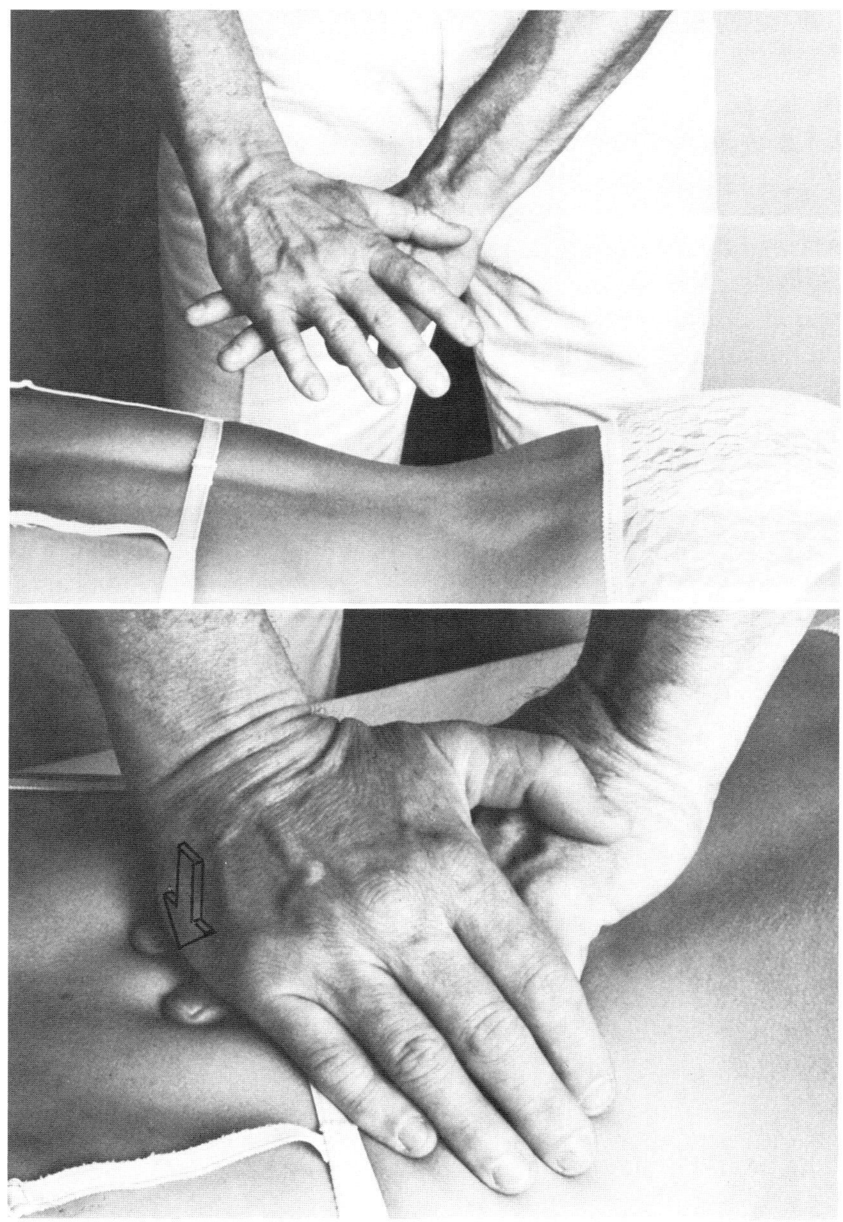

Abb. 45 »Springing-Test«.

Zur Ausführung:
Bei der *segmentalen Anteflexionsprüfung in Seitenlage* wird über die in Knie- und Hüftgelenken gebeugten Beine das Becken durch den Untersucher wiederholt passiv angewinkelt. Der interspinös liegende Finger der Palpationshand fühlt die mitlaufende Spreizung der Processus spinosi, die im blockierten Segment fehlt oder eingeschränkt erscheint *(Abb. 47).*
Die *Retroflexionsprüfung* erfolgt in analoger Weise, nur werden die angewinkelten Beine nach dorsal geführt. Das Becken kippt dabei nach ventral, die Lendenwirbelsäule lordosiert über die verbundene Retroflexion, der palpierende Finger fühlt das Zusammenrücken der Dornfortsatzspitzen *(Abb. 48).*
Zur *segmentalen Lateroflexionsprüfung* wird über die rechtwinkelig in Hüft- und Kniegelenken gebeugten Beine das Becken seitlich hochgehebelt.
Die resultierende Lateroflexion der Lendenwirbelsäule kann so segmental über den interspinös liegenden Palpationsfinger getestet werden *(Abb. 49).*
Bei allen drei Einzeltestungen ist die Beurteilung des federnden Endgefühls von besonderer Bedeutung.

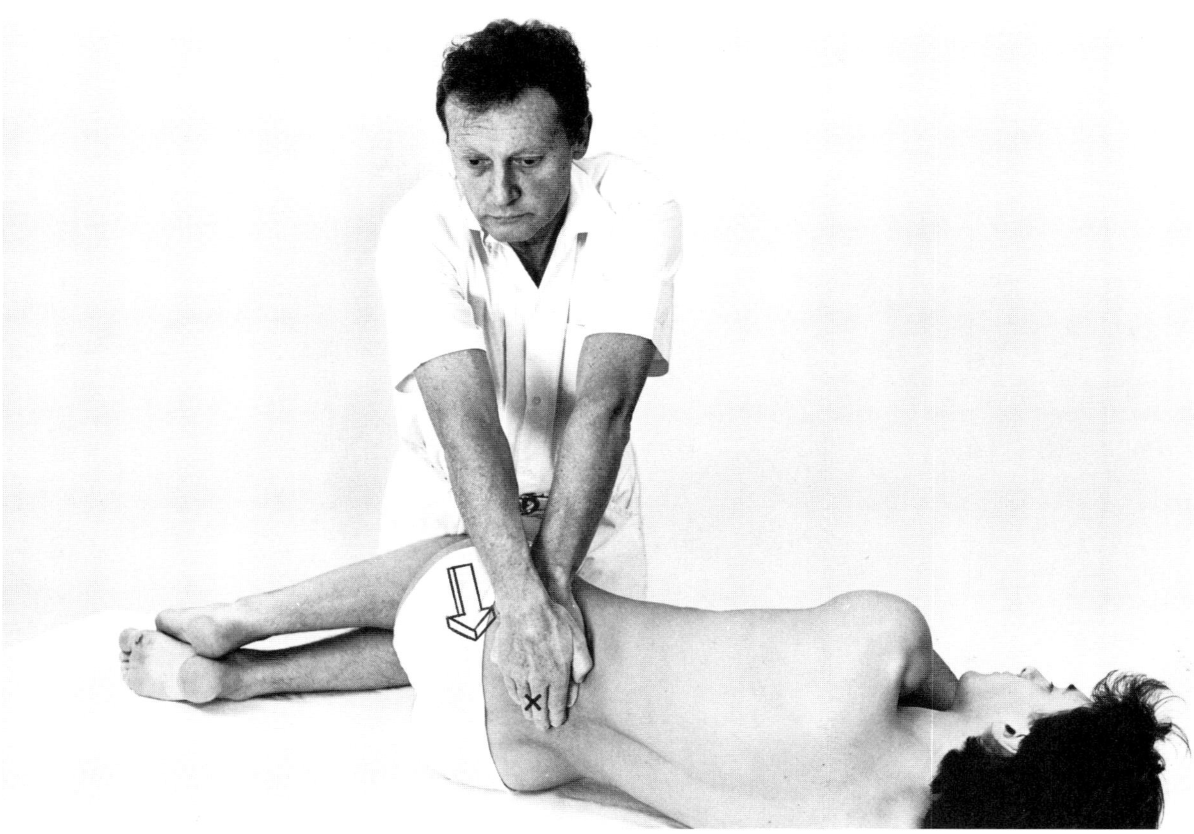

Abb. 46 Instabilitätstest für den lumbosakralen Übergang.

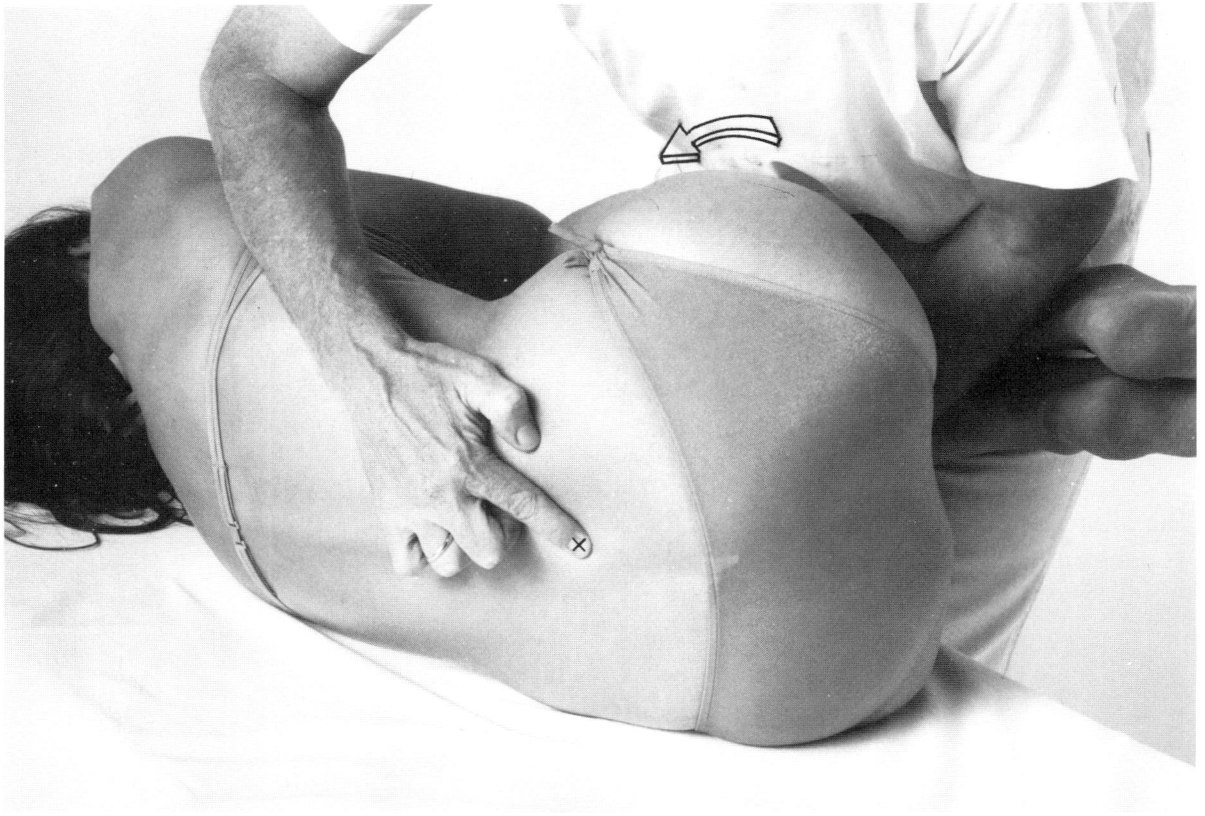

Abb. 47 Segmentale Anteflexionsprüfung der LWS.

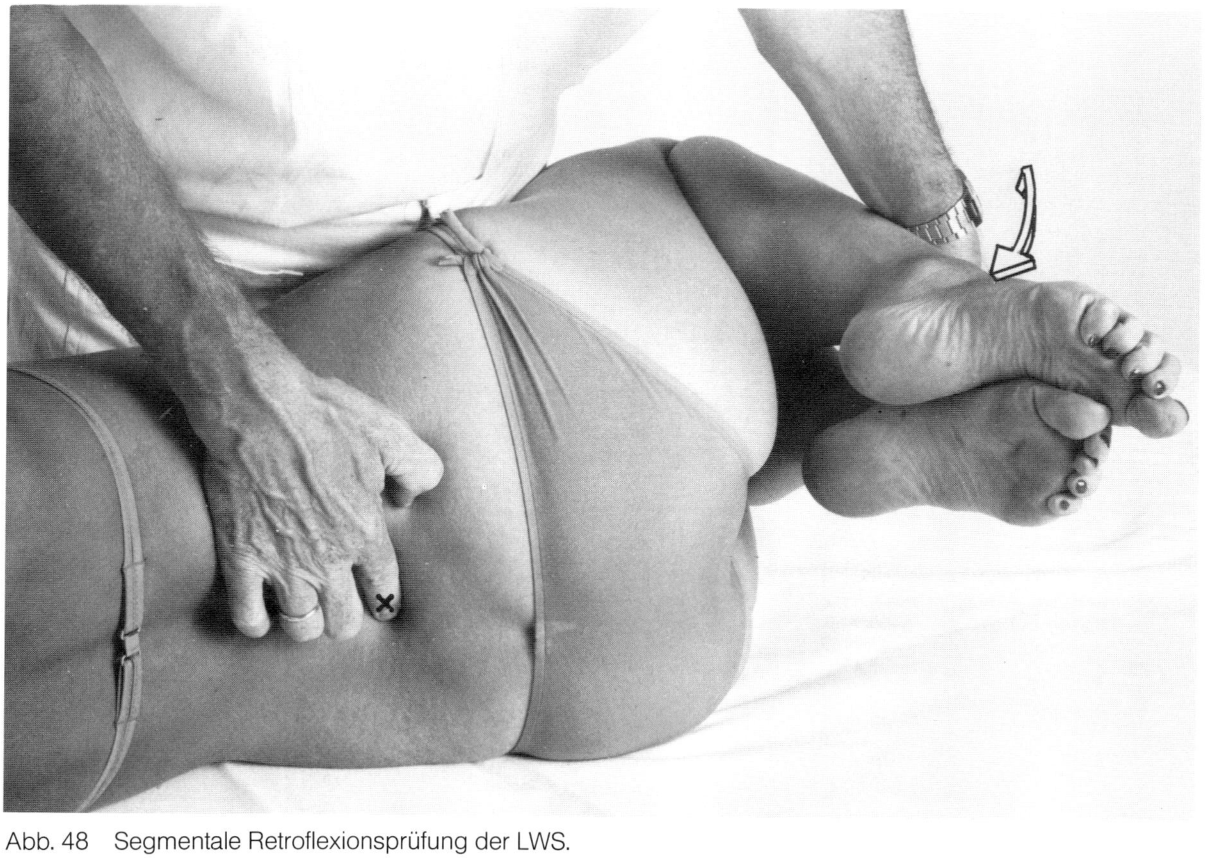

Abb. 48 Segmentale Retroflexionsprüfung der LWS.

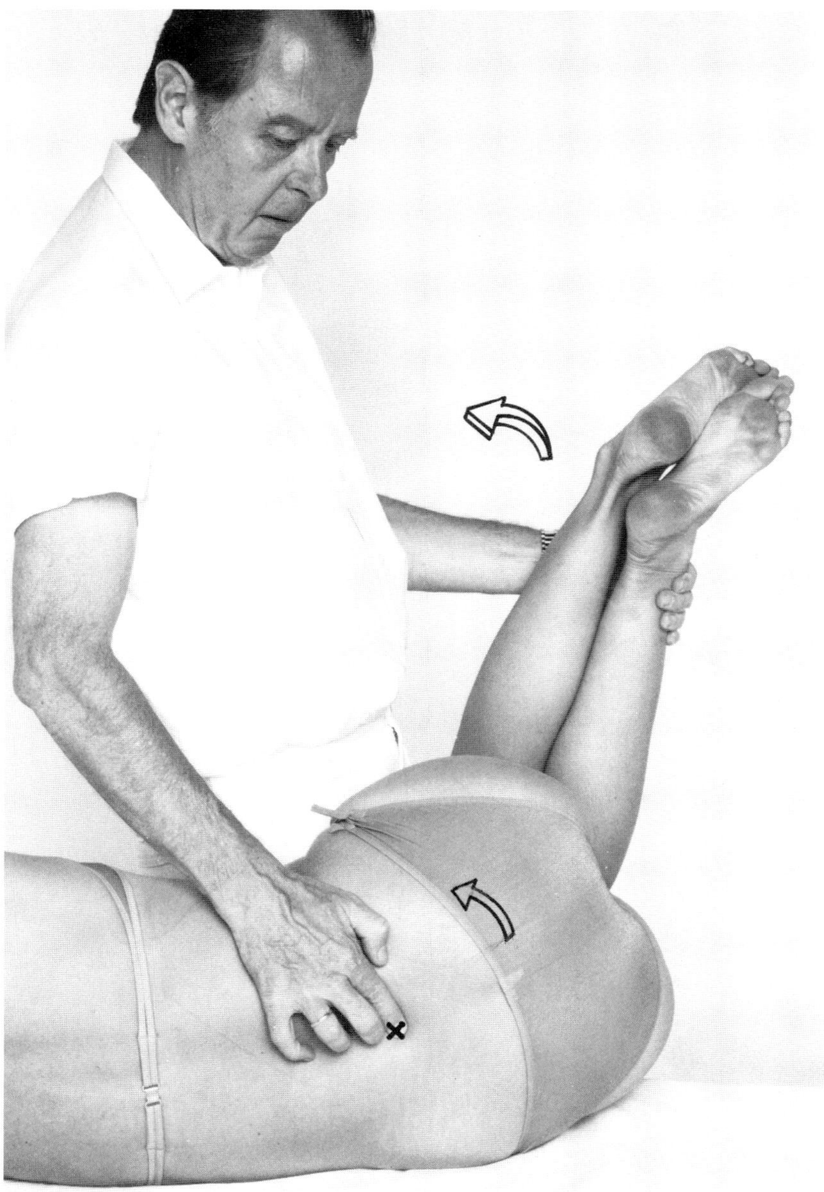

Abb. 49 Segmentale Lateroflexionsprüfung der LWS.

> Mit Springing-Test, Instabilitätsuntersuchung des lumbosakralen Übergangs und segmentaler Funktionstestung in Seitenlage ergibt sich die differential-diagnostische Klärung: Blockierung-Hypermobilität.

Finden sich bei den vorgestellten Tests in Seitenlage Bewegungseinschränkungen, so kann aus der gleichen Patienteneinstellung und bei gleicher Handhaltung des Therapeuten sofort eine Mobilisationsbehandlung oder auch eine postisometrische Relaxationstherapie zur Ausführung kommen. Der einzige Unterschied liegt im Agieren der Tasthand, die im Falle der Mobilisation den kranialen Dorn des Störungssegmentes fixiert *(Abb. 50)*.

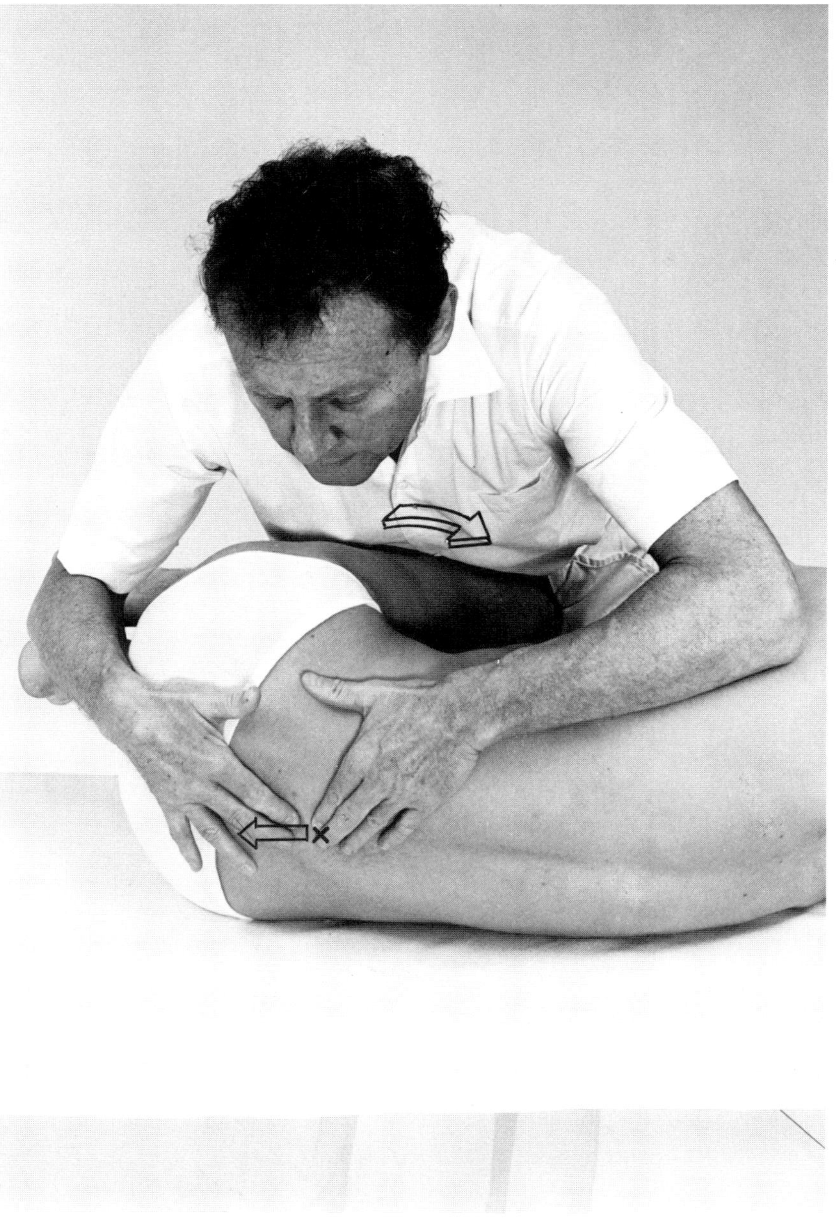

Abb. 50 Segmentale Mobilisation – der kraniale Dornfortsatz wird fixiert.

Die vielfach im Anschluß doch noch notwendige Manipulationsbehandlung kommt ebenfalls in Seitenlage des Patienten zur Ausführung.
Durchforstet man die verschiedentlich angegebenen zahlreichen Manipulationstechniken für die Lenden-Becken-Hüftregion auf ihre durchschnittliche Nützlichkeit, so bleiben bei kritischer und aus Eigenerfahrung gereifter Beurteilung nur wenig bewährte Methoden übrig, die anschließend vorgestellt werden.
Die *segmentale Rotationsmanipulation in der Lendenwirbelsäule* ist davon die bekannteste und weltweit am meisten ausgeführte, wobei allerdings überaus häufig nur eine ungezielte simple Technikvariante zur Anwendung kommt. Bei der anzustrebenden, genau auf das gestörte Bewegungssegment ausgerichteten Technik hingegen müssen mehrere Faktoren übereinstimmen. Dazu liegt der Patient auf der Seite, wobei die untere Schulter bis zum Tischrand vorgezogen wird, um bei der folgenden Oberkörperrotation eine Retroflexion der Lendenwirbelsäule zu verhindern. Das unten liegende Bein bleibt ganz leicht flektiert, das obere wird stärker gebeugt und der Fuß an der Wadenmitte des unteren Beines angehakt. Diese Einstellung gilt für das Bewegungssegment L5-S1.
Für die darüberliegenden Abschnitte, also L4-L5, L3-L4 etc., muß das obenliegende Bein zunehmend mehr gebeugt und höher kniewärts am unteren aufliegen. Die dadurch kaudal des Behandlungssegmentes zunehmende Kyphosierung unterstützt über die verbundene Bandstraffung die notwendige Verriegelung. Durch einen tischwärts gerichteten gegenläufigen Druck mit beiden Unterarmen auf die Schulter und das Becken des Patienten kommt es zur Verriegelung der oberhalb liegenden Abschnitte und zu der gewünschten Vorspannung des Behandlungssegmentes. Der Daumen der kranial liegenden Hand nimmt nun von oben lateralen Dornfortsatzkontakt am kranialen Wirbel und fixiert ihn zusätzlich. Der 2. und 3. Finger der kaudal angelegten Hand ziehen von unten den kaudalen Dorn in die Torsionsrichtung. Nach dem Erreichen der perfekten Verriegelung und in optimaler Vorspannung erfolgt der Manipulationsimpuls über die untere Kontakthand und den Unterarm durch eine rasche und kurze Rotationsverstärkung. Der Rotationseffekt kann durch Beindruck des Behandlers auf das angewinkelte Patientenbein gesteigert werden *(Abb. 51, 52, 53, 54 a, b).*
Die Behandlung der oberen Lendenwirbelsäulenabschnitte (kranial von L3-L4) erfolgt sinngemäß, verlangt aber die Impulssetzung über die obere Kontakthand bei Fixierung der kaudalen Bewegungssegmente *(Abb. 55, 56).*
Bei hartnäckigen, schwierig zu lösenden Blockierungen, kann eine Vorbehandlung über Isometrics nützlich sein. Das Procedere entspricht dem gerade geschilderten Vorgehen, bis zum Punkt vollständiger Verriegelung und Vorspannung. Anstatt des Manipulationsimpulses aktiviert sich der Patient isometrisch gegen die eingestellte Torsion und zwar in Abhängigkeit von der zu behandelnden Segmenthöhe, entweder durch Aufwärtsdrücken seines gebeugten Beines gegen den Behandler oder aber durch einen entsprechenden Gegendruck der Schulter. In der Entspannungsphase wird die Grundeinstellung verstärkt. Nach einigen Wiederholungen kommt es meist zu einem deutlichen Abbau muskulärer Gegenspannungen und zum Gelingen der angeschlossenen Manipulation.

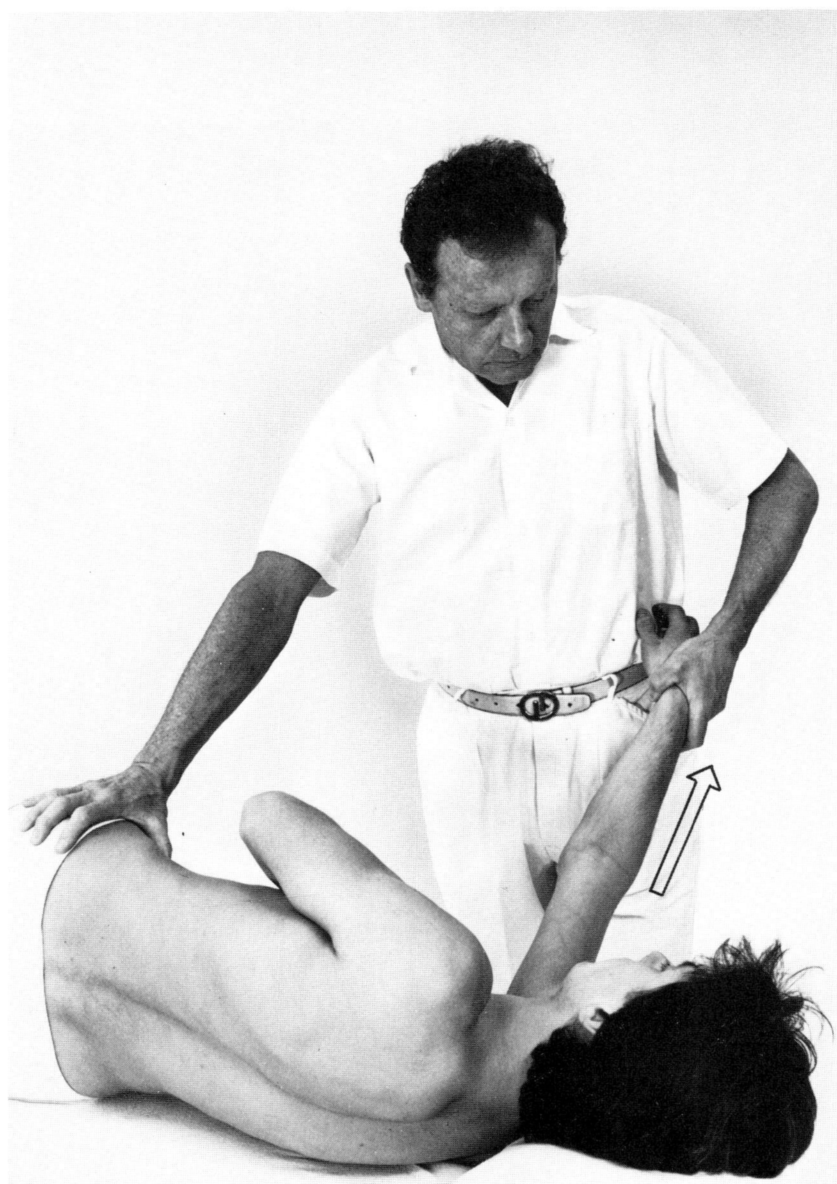

Abb. 51 Bei der Lagerung des Patienten zur Rotationsmanipulation wird die untenliegende Schulter zum Tischrand gezogen.

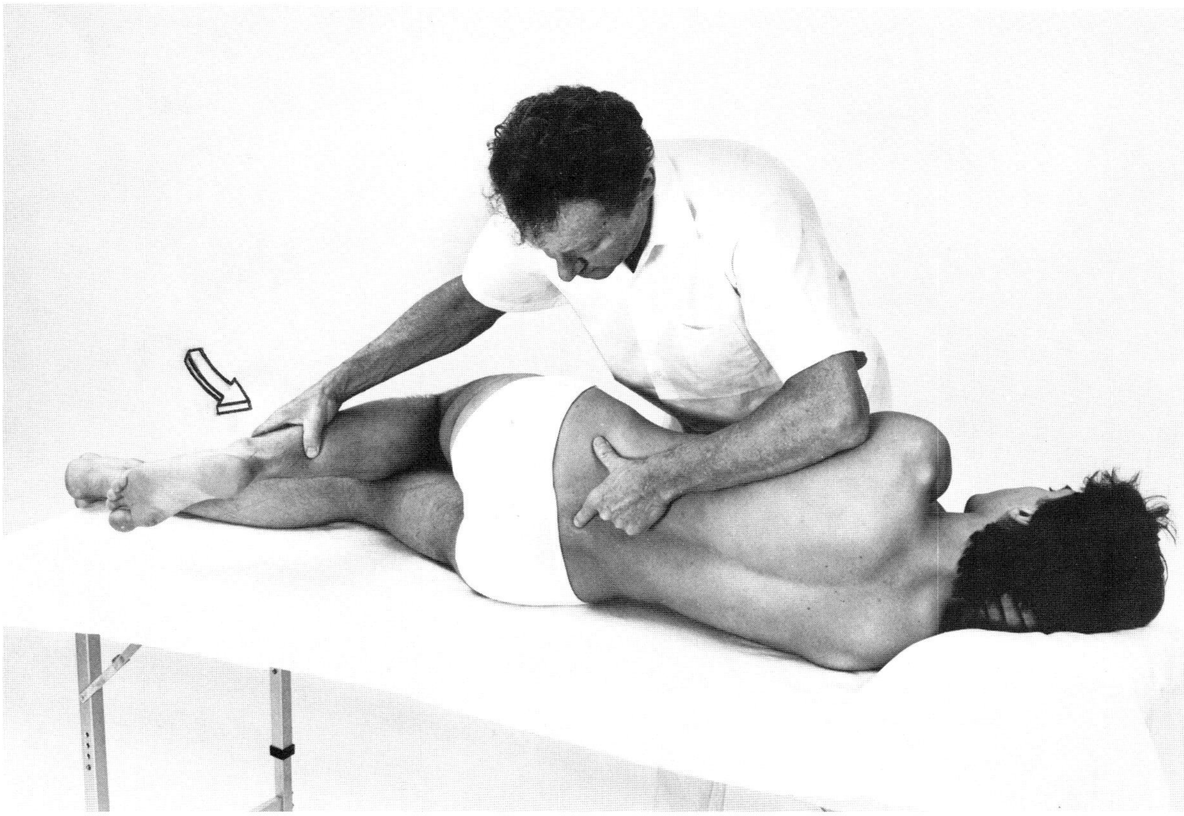

Abb. 52 Das obenliegende Bein wird abgewinkelt und der Fuß für die Behandlung der kaudalen Bewegungssegmente ungefähr in der Mitte des anderen Unterschenkels aufgelegt.

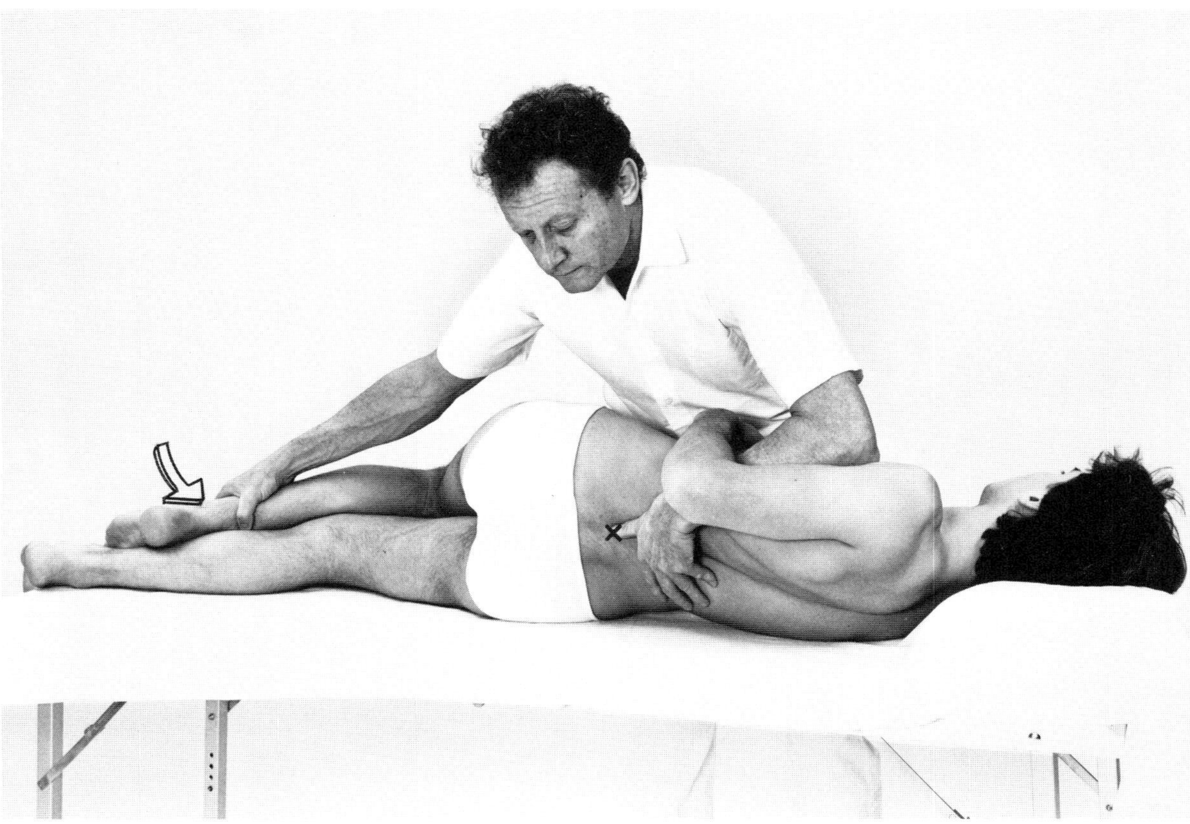

Abb. 53 Der Daumen der kranial liegenden Hand gibt Gegenhalt am oberen Dornfortsatz des blockierten Abschnitts, der Ellbogen ruht am oberen Thorax und verstärkt die Rumpfrotation.

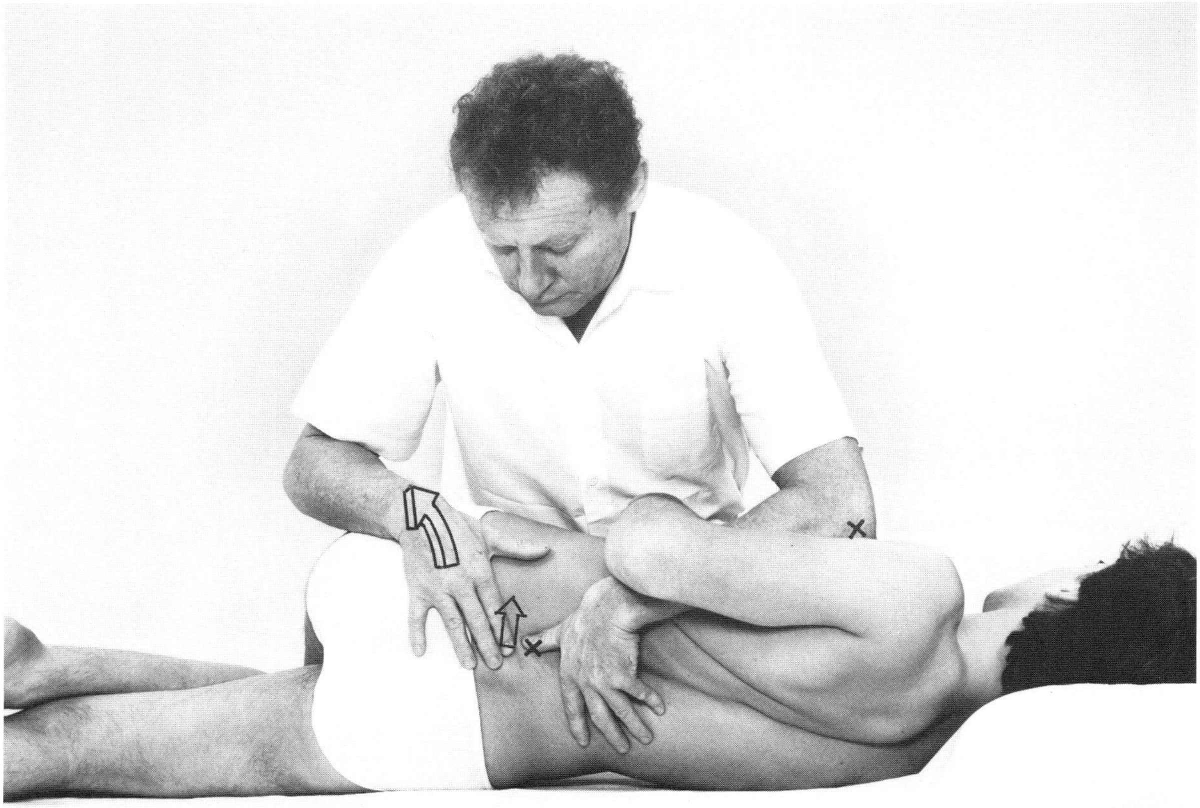

Abb. 54 a) 2. und 3. Finger der anderen Hand nehmen Kontakt am unteren Dornfortsatz (an der tischwärtigen Seite). Aus dieser Endeinstellung heraus erfolgt die eigentliche Manipulation.

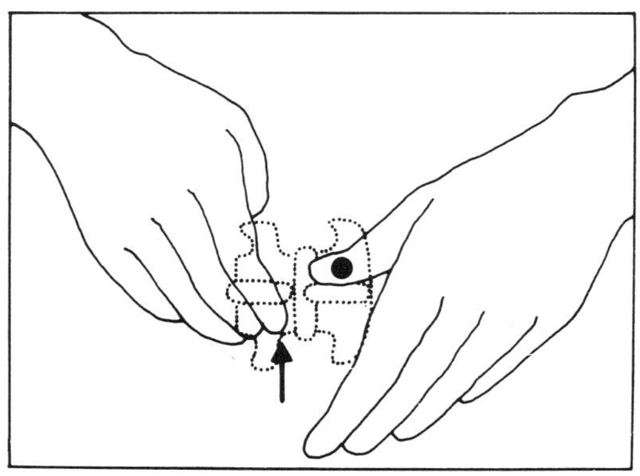

Abb. 54 b) *Tilscher, H.* u. *Eder, M.:* aus Lehrbuch der Reflextherapie.

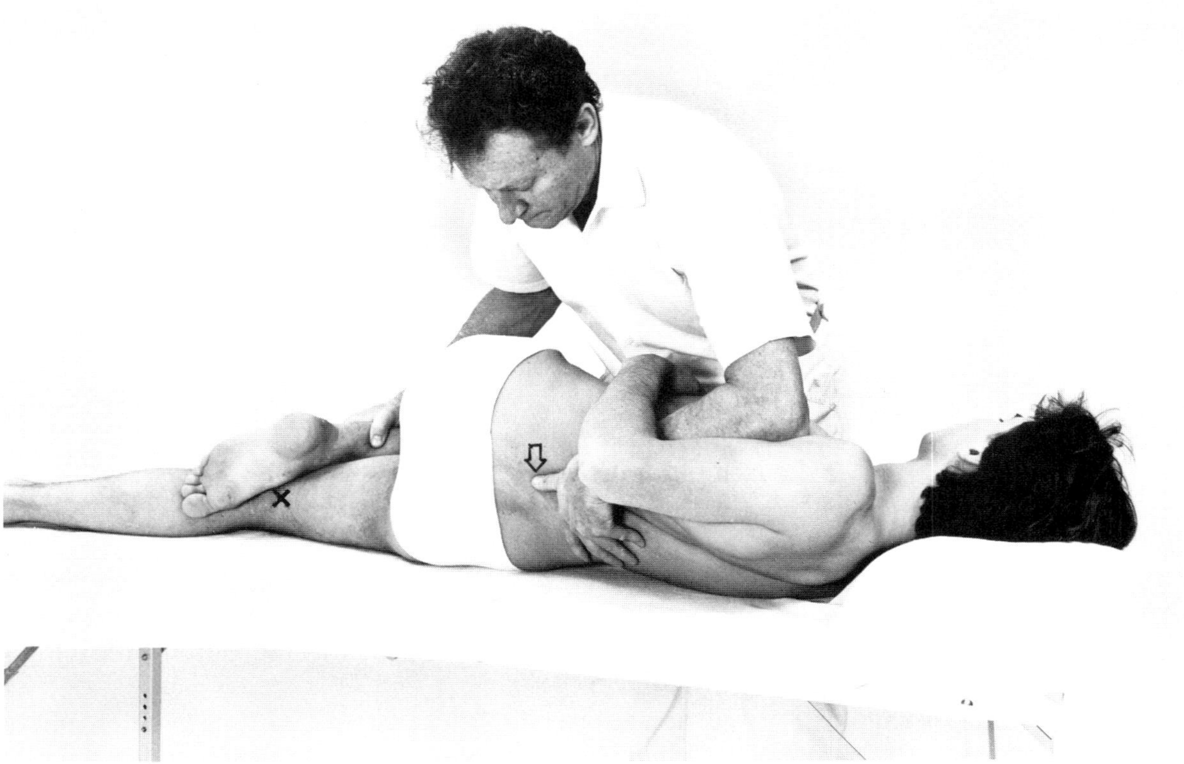

Abb. 55 Für die Behandlung der oberen Lendenwirbelsäule wird der Fuß des obenliegenden Beines in Kniehöhe aufgelegt.

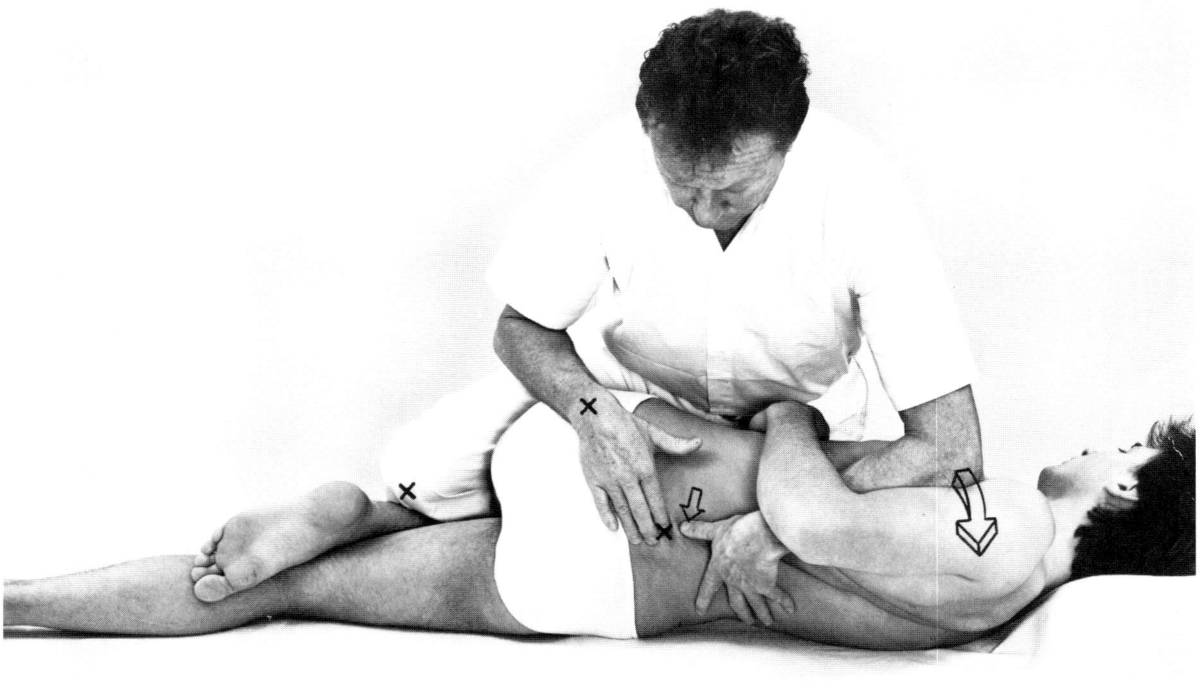

Abb. 56 Impulsgeber der Manipulation ist jetzt der Daumen der kranial liegenden Hand (tischwärtiger Ruck), wobei die Rumpfrotation durch synchronen Ellbogendruck verstärkt wird.

Als weiterer wesentlicher pathogenetischer Faktor muß auch das muskuläre Störungspotential Beachtung finden.
Die Stabilität der Lendenwirbelsäule wird nicht zuletzt durch die Stammmuskulatur abgesichert. Balancestörungen wirken sich hier insofern fatal aus, als sie einem ständigen Rezidivieren vieler Lumbalgieformen Vorschub leisten.
Fünf Muskelgruppen sind es vor allem, die in dieser Hinsicht erhöhte Aufmerksamkeit erfordern:

- Die Rückenstrecker,
- gerade und schräge Bauchmuskulatur,
- die Gesäßmuskeln,
- der M. iliopsoas,
- die ischiokrurale Muskulatur.

Verspannungen, respektive Verkürzungen der Rückenstrecker offenbaren sich meist schon bei der Inspektion durch ihr deutliches wulstartiges Vorspringen und weiterhin bei der Beweglichkeitsprüfung durch eine eingeschränkte Anteflexionsfähigkeit.
Die antagonistisch zu den tonischen Rückenstreckern eingestellten phasischen Bauchmuskeln zeigen ein gegenteiliges Verhalten. Man findet hier im Störungsfalle ausschließlich Abschwächungen, oft ganz beträchtlichen Gra-

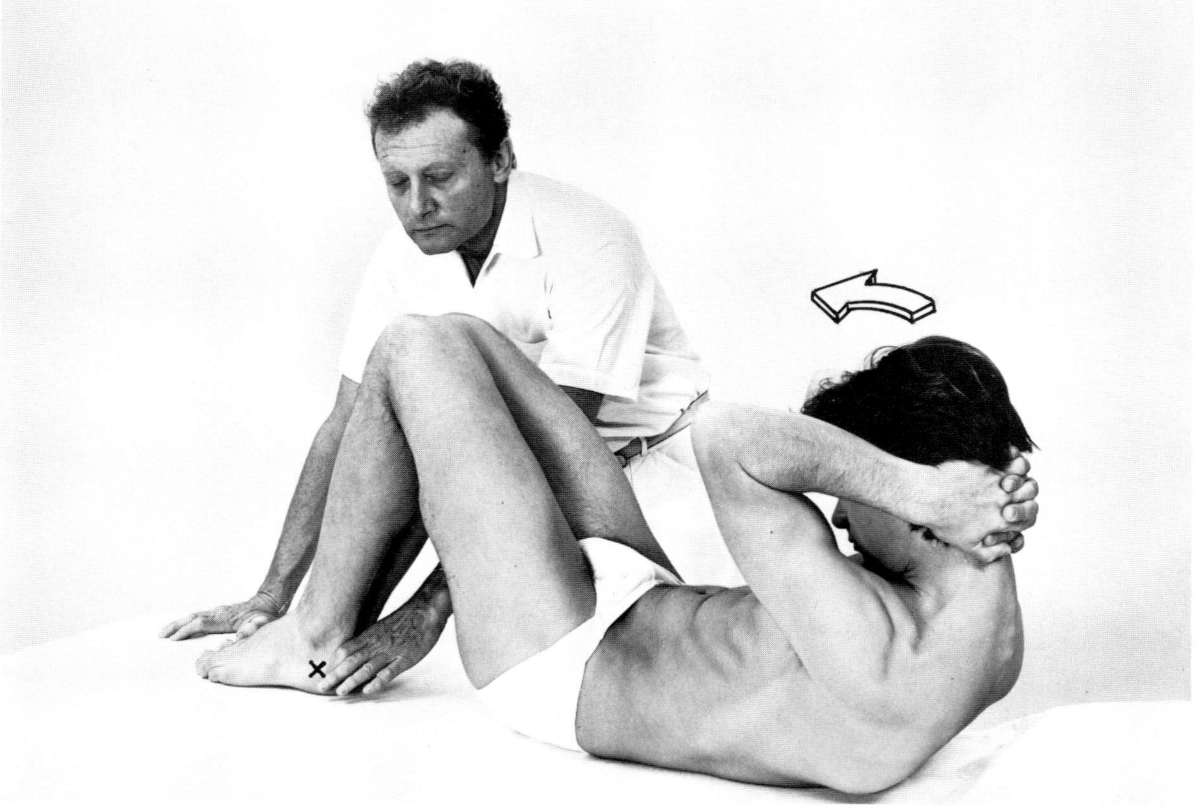

Abb. 57 Prüfung der geraden Bauchmuskulatur.

des. Die Testung erfolgt dadurch, daß man den Patienten auffordert, sich aus der Rückenlage bei aufgestellten, gebeugten Beinen langsam aufzusetzen. Dieses Anwinkeln der Beine ist unbedingt zu fordern, denn nur so bleibt der M. iliopsoas bei der Aufsetzaktion weitgehend entspannt und kann die Kraft der Bauchmuskulatur beurteilt werden *(Abb. 57).*
Gleichfalls zur Abschwächung neigen die Gesäßmuskeln, der M. glutaeus maximus sowie die Mm. glutaeus medius und minimus.
Eine Abschwächung des M. glutaeus medius et minimus läßt sich über das bereits beschriebene *Trendelenburg*-Phänomen feststellen.
Die *Kraft des M. glutaeus maximus* wird in Bauchlage beurteilt. Das Bein der Untersuchungsseite ist im Kniegelenk gebeugt. Mit einer Hand wird das Becken fixiert. Die andere Hand liegt auf der Dorsalseite des Oberschenkels und leistet gegen die erfolgende Retroflexion Widerstand *(Abb. 58).*

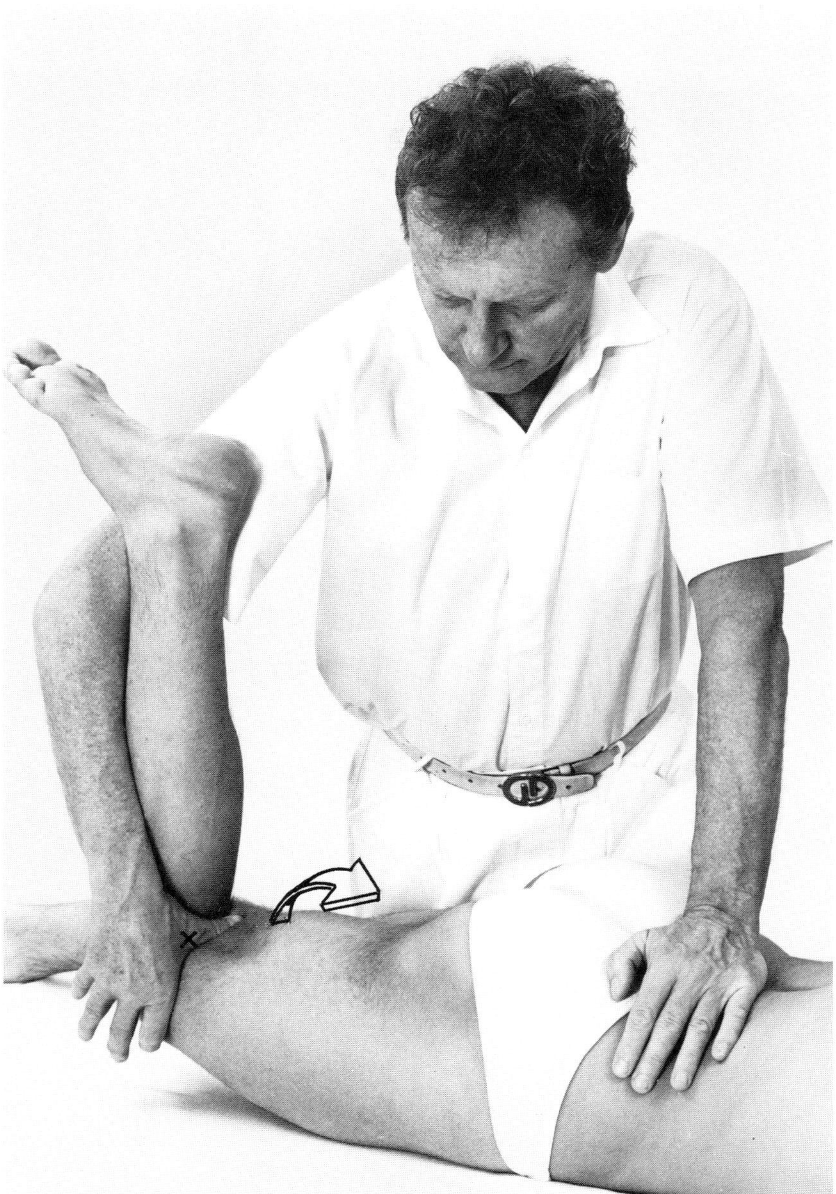

Abb. 58 Prüfung des M. glutaeus maximus.

Zur *Testung des M. iliopsoas* bleibt der Patient am Tischende, nur diesmal in Rückenlage. Unter Anwinkelung eines gebeugten Beines zur Brust und Fixierung mit den Händen, hängt das andere Bein der Testseite frei über dem Tischrand. Beobachtet wird nun, wie weit dieses Bein absinkt. Eine leichte Retroflexionseinstellung sollte dabei erreichbar sein und der Unterschenkel im rechten Winkel zum Boden hängen. Bleiben eine leichte Flexionsstellung im Hüftgelenk und/oder ein nicht entspanntes Absinken des Unterschenkels bestehen, so muß weiter differenziert werden, ob der M. iliopsoas alleine verkürzt oder auch der *M. rectus femoris* mitverspannt ist. Die Unterscheidung gelingt einfach. Verstärkt sich die Hüftbeugung bei passivem Weiterflektieren des Unterschenkels im Kniegelenk, dann liegt eine Verkürzung des M. rectus femoris vor, bleibt die Einstellung des Hüftgelenks dabei unverändert, weist dies auf die alleinige Verkürzung des M. iliopsoas hin *(Abb. 59).*
Die Verkürzung der ischiokruralen Muskulatur äußert sich in einem positiven *Pseudo-Lasègue*-Zeichen.
Als therapeutische Konsequenz ergibt sich primär sowie prinzipiell - und dazu sei an die allgemeinen Ausführungen über Antagonismusmechnismen im Kapitel über das muskuläre Störpotential rückverwiesen -, daß zuerst verkürzte Muskelpartien zu dehnen sind und erst dann abgeschwächte Muskeln gekräftigt werden können.

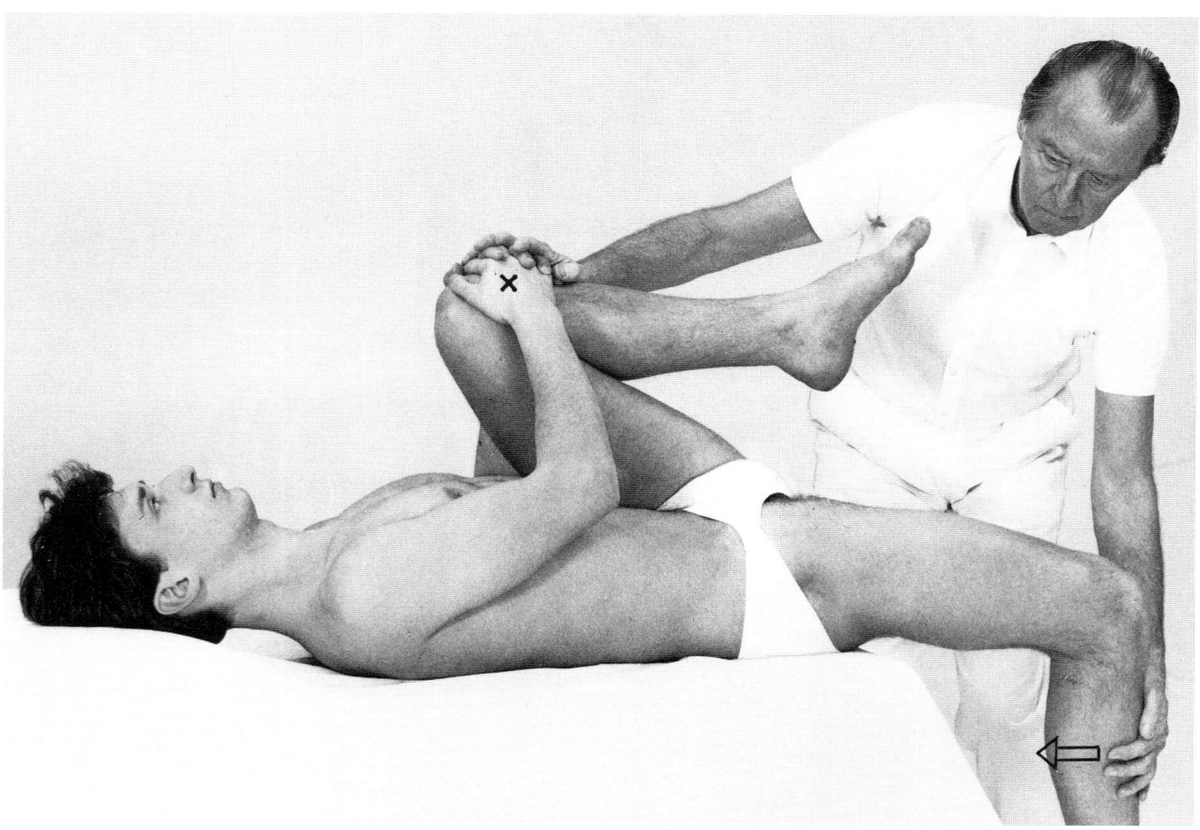

Abb. 59 Testung des M. iliopsoas und M. rectus femoris.

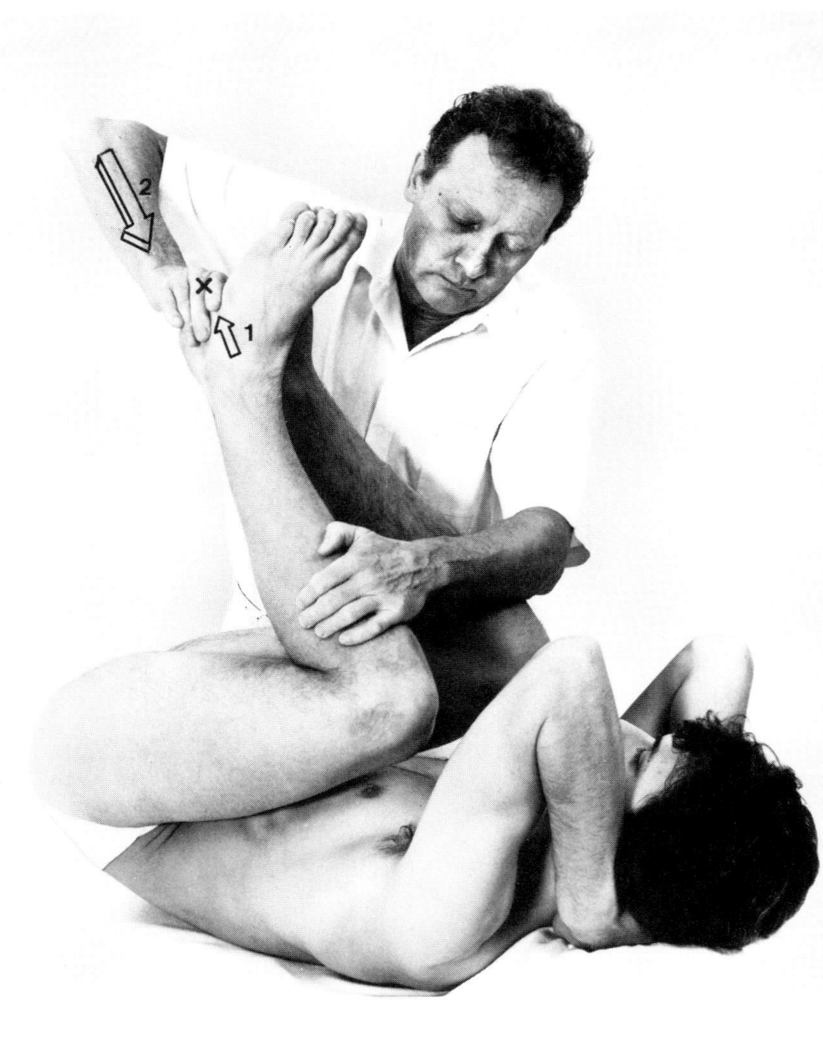

Abb. 60 Dehnung der Rückenstrecker (PIR) – Knie zum Kinn.

Dazu im einzelnen:
Die *Dehnung der Rückenstrecker* erfolgt in Rückenlage des Patienten, über Widerstand an den angewinkelten Knien, gegen ein leichtes isometrisches Kaudalaktivieren und anschließender Dehnung, durch kinnwärts gerichtetes Hochdrücken der Beine *(Abb. 60, 61).*
Gute Wirkung bei Anteflexions- und Seitneigungshemmung durch Verspannungen der Rückenstrecker und des M. quadratus lumborum zeigt die *Traktion und Quermassage der Rückenstrecker:*
Der Patient legt sich auf die Seite, Arme und Beine leicht angewinkelt. Der Therapeut stützt sich, vor dem Patienten stehend, mit seinen Ellbogen auf Schulter und Beckenkamm ab. Mit den Fingern beider Hände dehnt er dann die paravertebralen Muskelwülste von der Wirbelsäule weg nach lateral (Quermassage) und unterstützt das Dehnen durch einen synchronen Längszug (Traktion), der dadurch erfolgt, daß die Ellbogen des Therapeuten Schulter und Becken nach oben bzw. nach unten drängen. Dieser Vorgang wird so lange rhythmisch wiederholt, bis der muskuläre Spannungszustand nachläßt *(Abb. 62 a, b).*
Die Selbstbehandlung mittels MET zeigt die *Abb. 63 a, b.*
Zur *Dehnung des M. iliopsoas* dient die vorgestellte Testlagerung. Die Dehnungsbehandlung erfolgt sinngemäß über einen Beugungswiderstand am Oberschenkel und anschließender Verstärkung der Streckbewegung *(Abb. 64).*

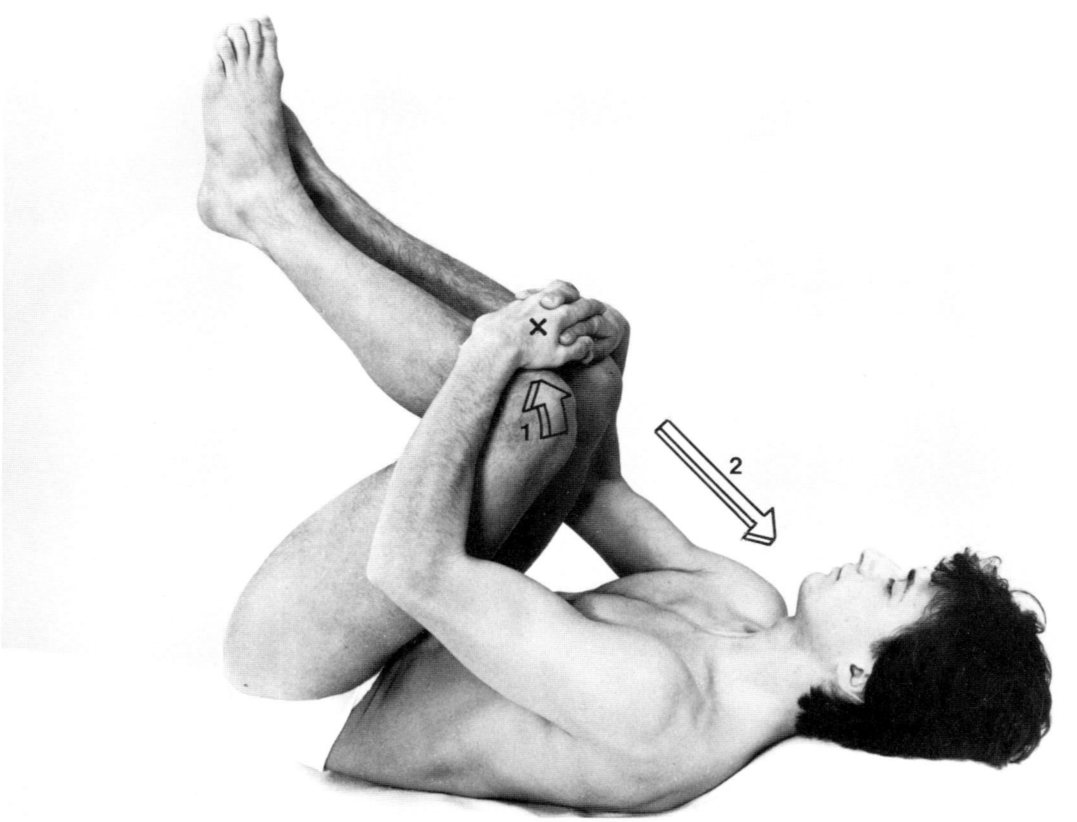

Abb. 61 Selbstbehandlung verkürzter Rückenstrecker (PIR).

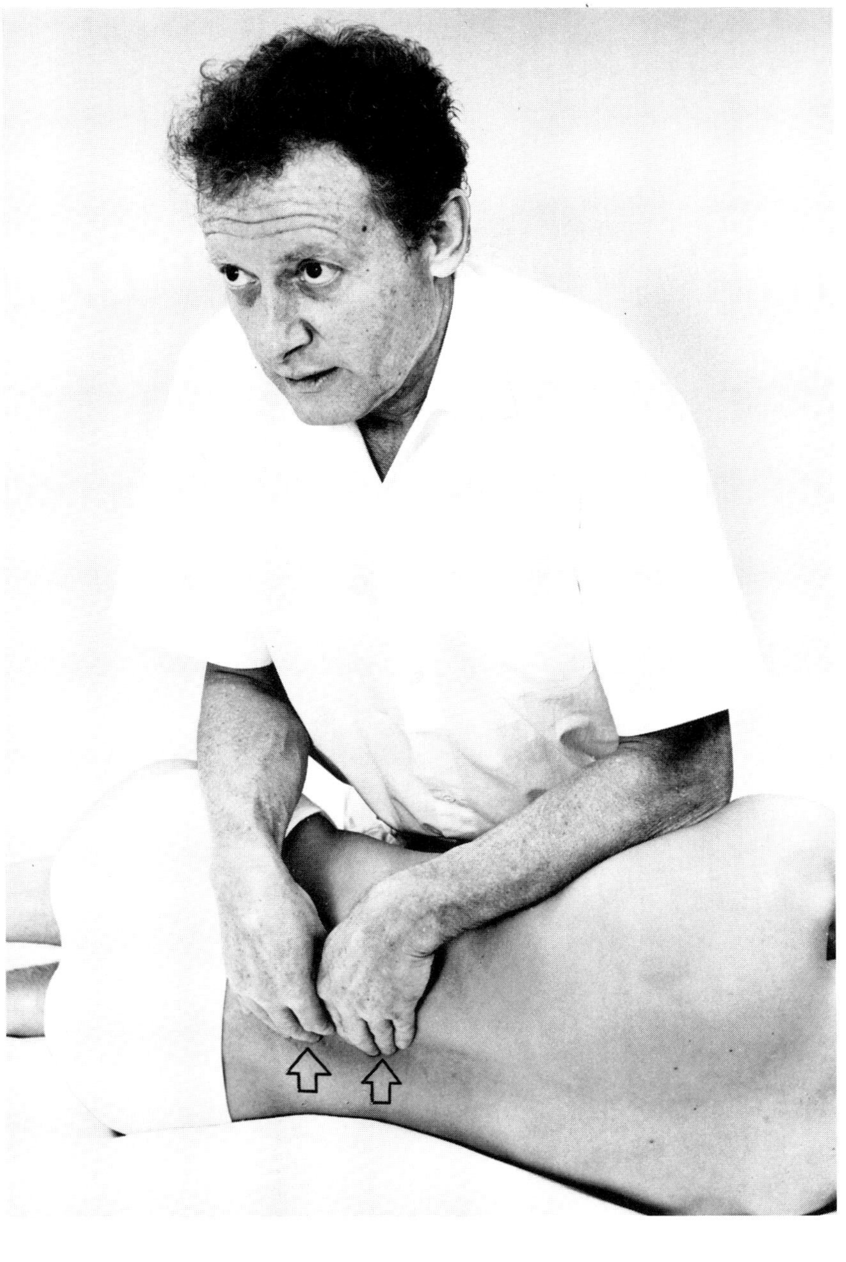

Abb. 62 a Quermassage mit Längsdehnung bei Verspannungen der Rückenstrecker und des M. quadratus lumborum.

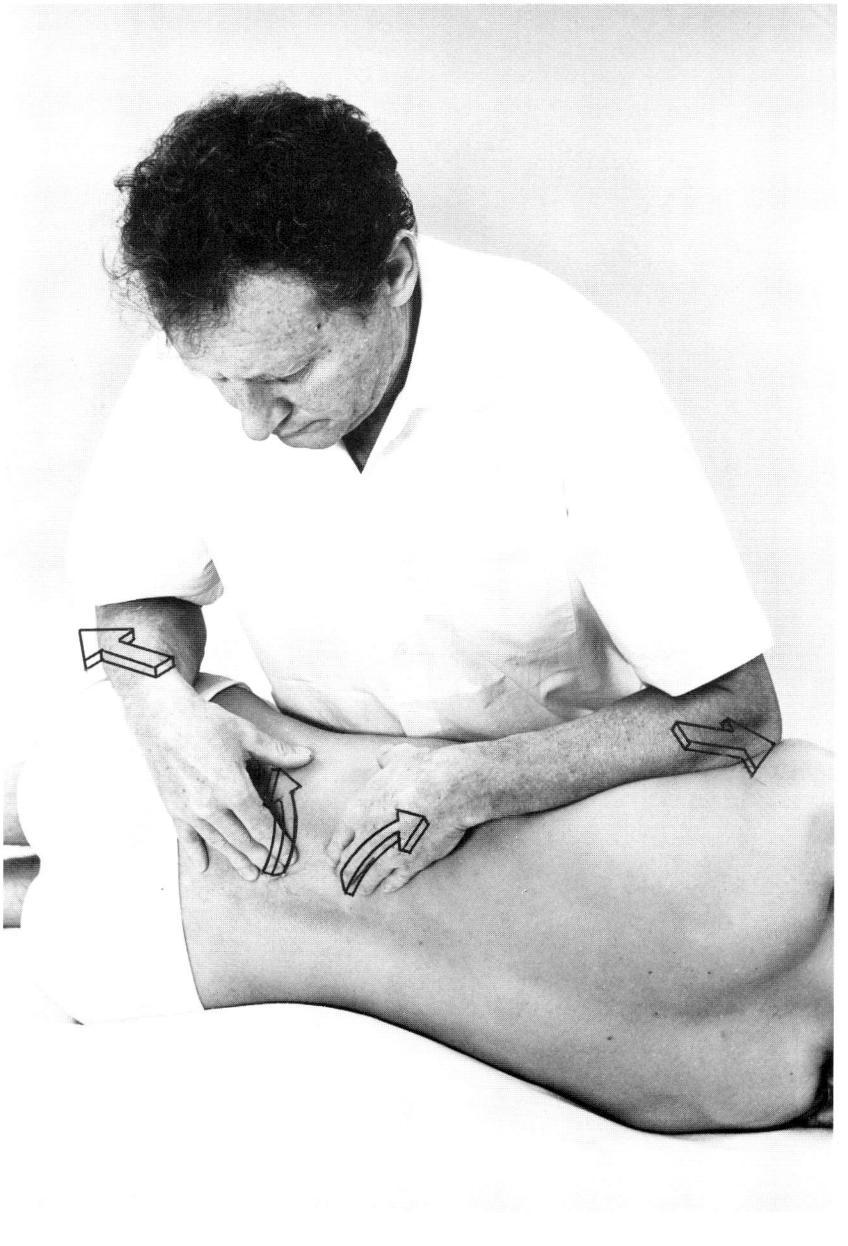

Abb. 62b Quermassage mit Längsdehnung bei Verspannungen der Rückenstrecker und des M. quadratus lumborum.

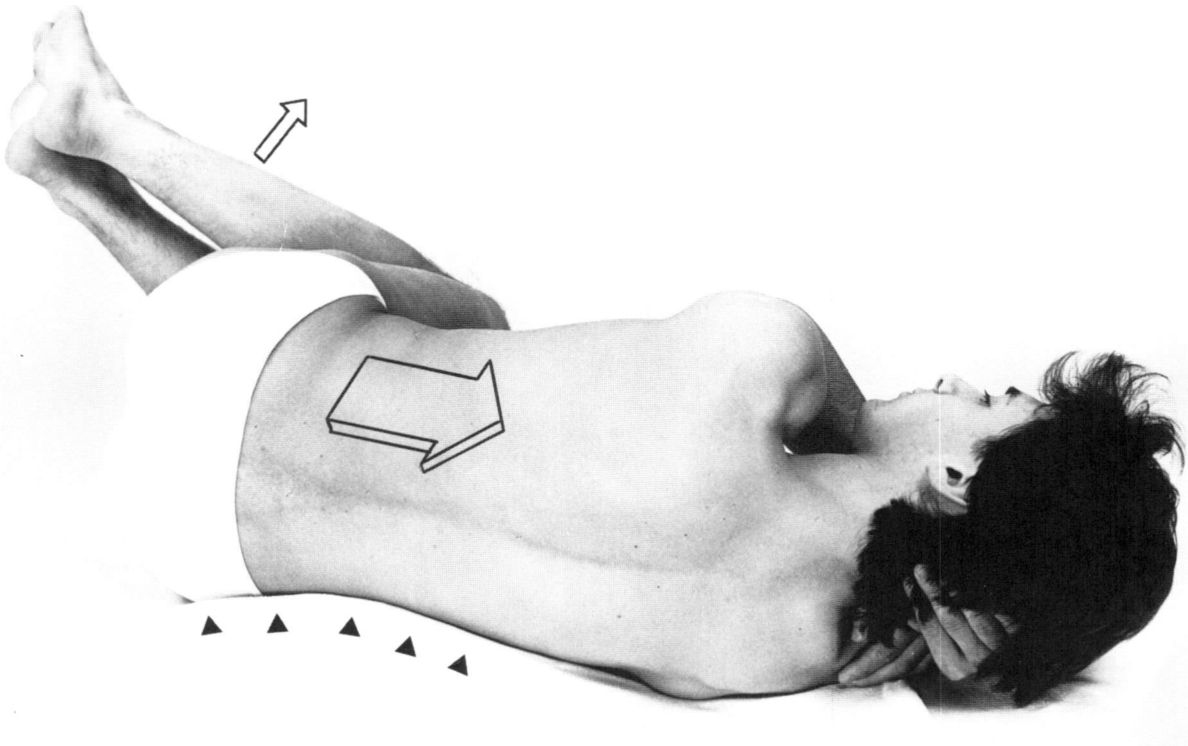

Abb. 63 a Selbstbehandlung (MET) des verspannten M. quadratus lumborum.

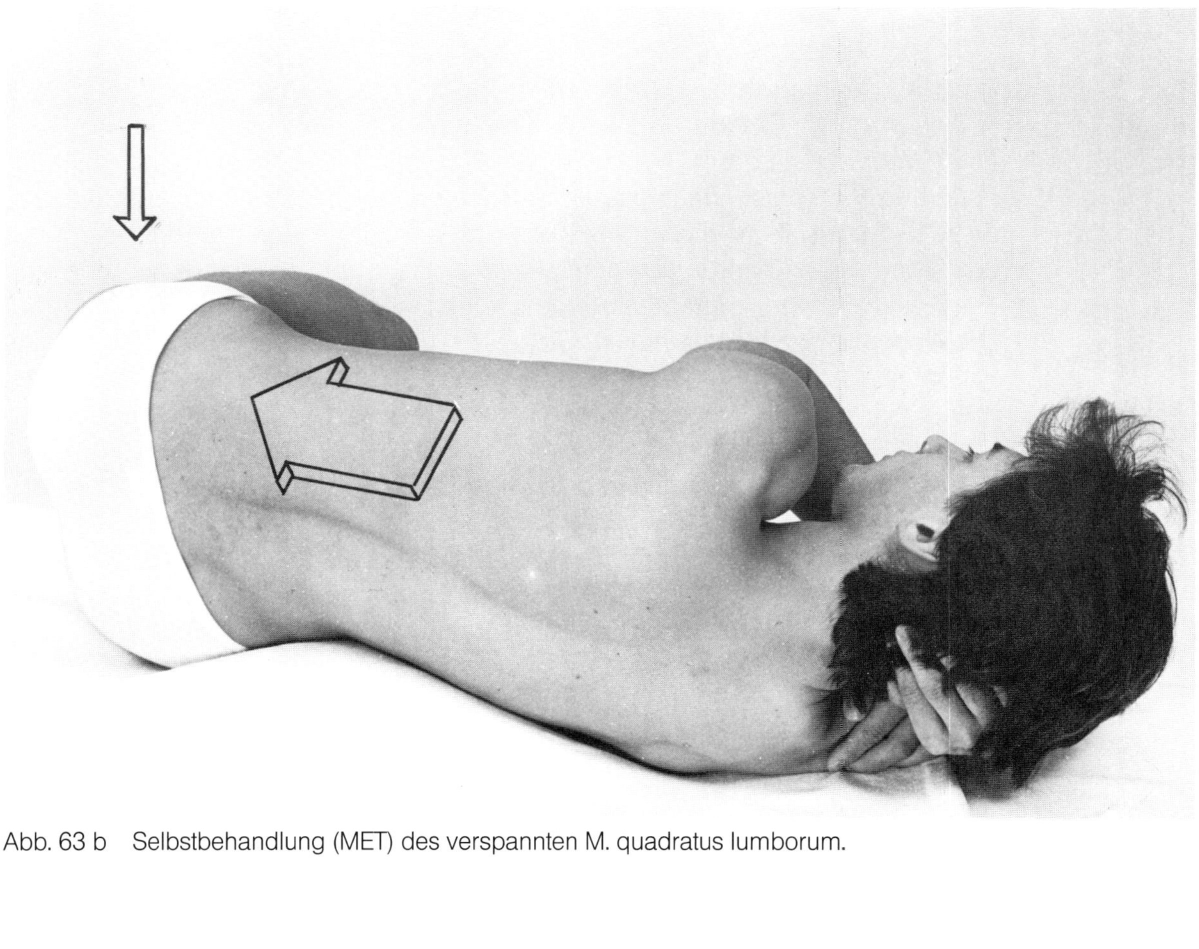

Abb. 63 b Selbstbehandlung (MET) des verspannten M. quadratus lumborum.

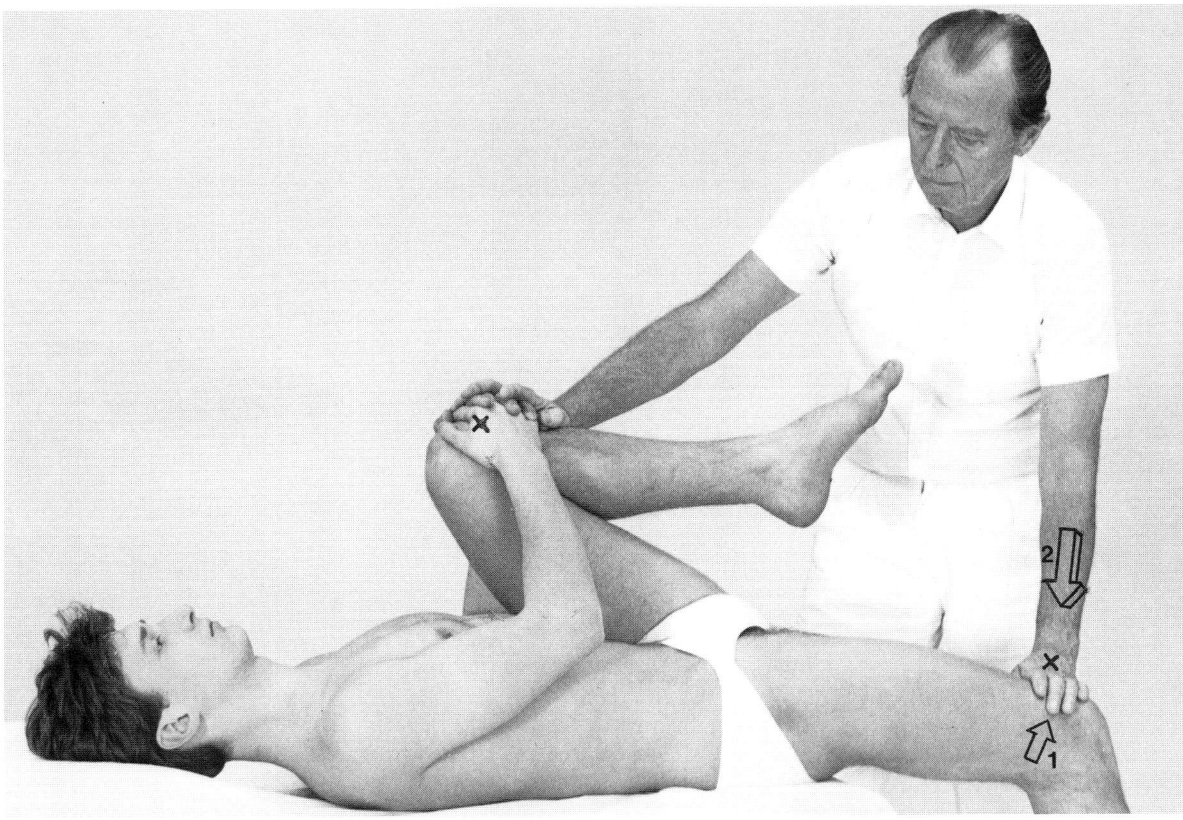

Abb. 64 PIR des M. iliopsoas.

Eine Selbstbehandlung aus der gleichen Ausgangslage gelingt mittels MET *(Abb. 65 a, b),* oder durch aktives Dehnen *(Abb. 66).*
Der *Glutaeus maximus* wird bei der Kokzygodynie so gedehnt, daß der Patient in Bauchlage, nach passivem Auseinanderdrücken der Gesäßbacken, diese isometrisch im Sinne des Zusammenkneifens gegen den Widerstand der Therapeutenhände aktiviert. In der Entspannungsphase werden die Gesäßhälften weiter lateralwärts geschoben *(Abb. 67, 68).*
Die *Dehnung des M. glutaeus medius* läßt sich am besten bei Rückenlage des Patienten ausführen, wobei das Bein der gesunden Seite in Knie- und Hüftgelenk gebeugt, überkreuzt neben dem ausgestreckten anderen stehen muß. Das gestreckte Bein wird dann vom Therapeuten in maximale Adduktion gedrängt, anschließend dagegen isometrisch aktiviert und in der Entspannungsphase neuerlich verstärkt adduziert *(Abb. 69).*
Für *Isometrics des M. piriformis* liegt der Patient in Bauchlage, das Bein der Behandlungsseite im Kniegelenk rechtwinkelig gebeugt. Der Therapeut führt nun über dieses gehaltene Bein das Hüftgelenk in maximale Innenrotation, das heißt, der außenrotatorisch wirkende M. piriformis wird in seine größte freie Längseinstellung gebracht und aus dieser Position im Sinne der isometrischen Anspannung aktiviert. Die Dehnung gelingt in der Entspannungsphase über die Verstärkung der Innenrotation. Um ein Abheben des Beckens dabei zu vermeiden, muß dieses vom Therapeuten mit der anderen Hand fixiert werden *(Abb. 70).*

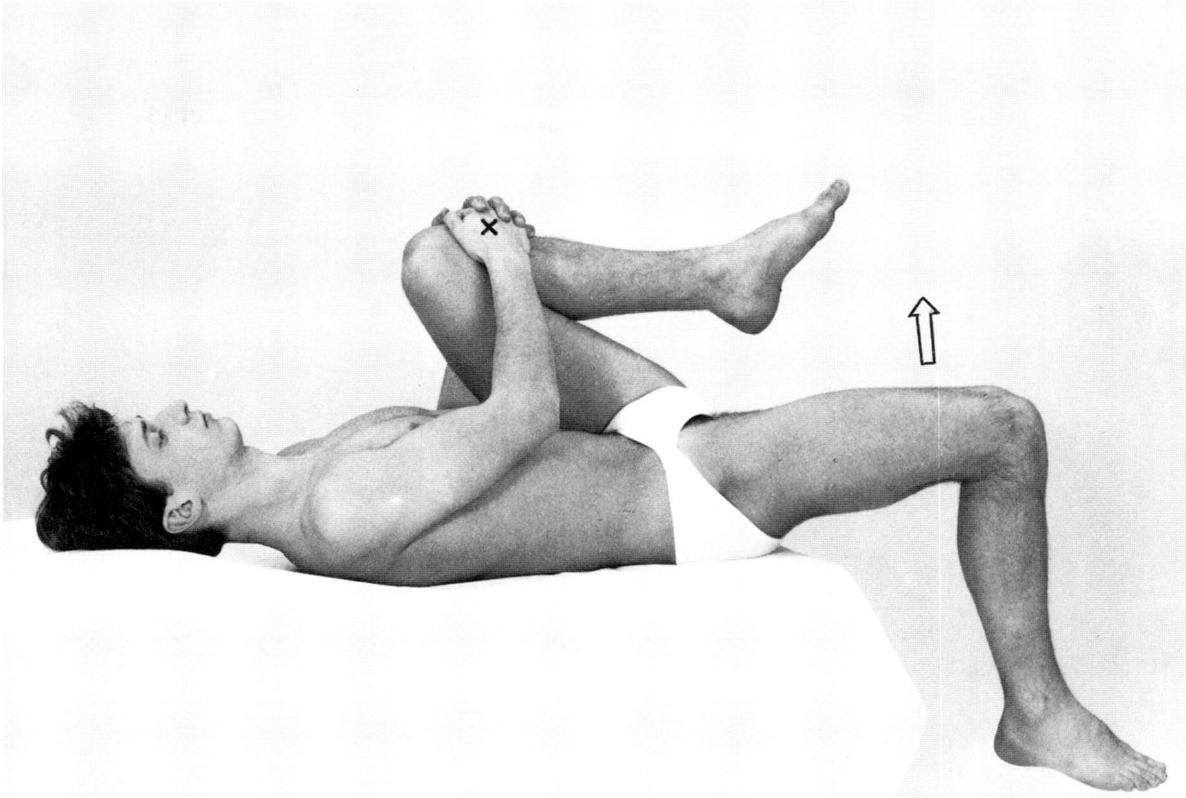

Abb. 65 a Selbstbehandlung des M. iliopsoas (MET).

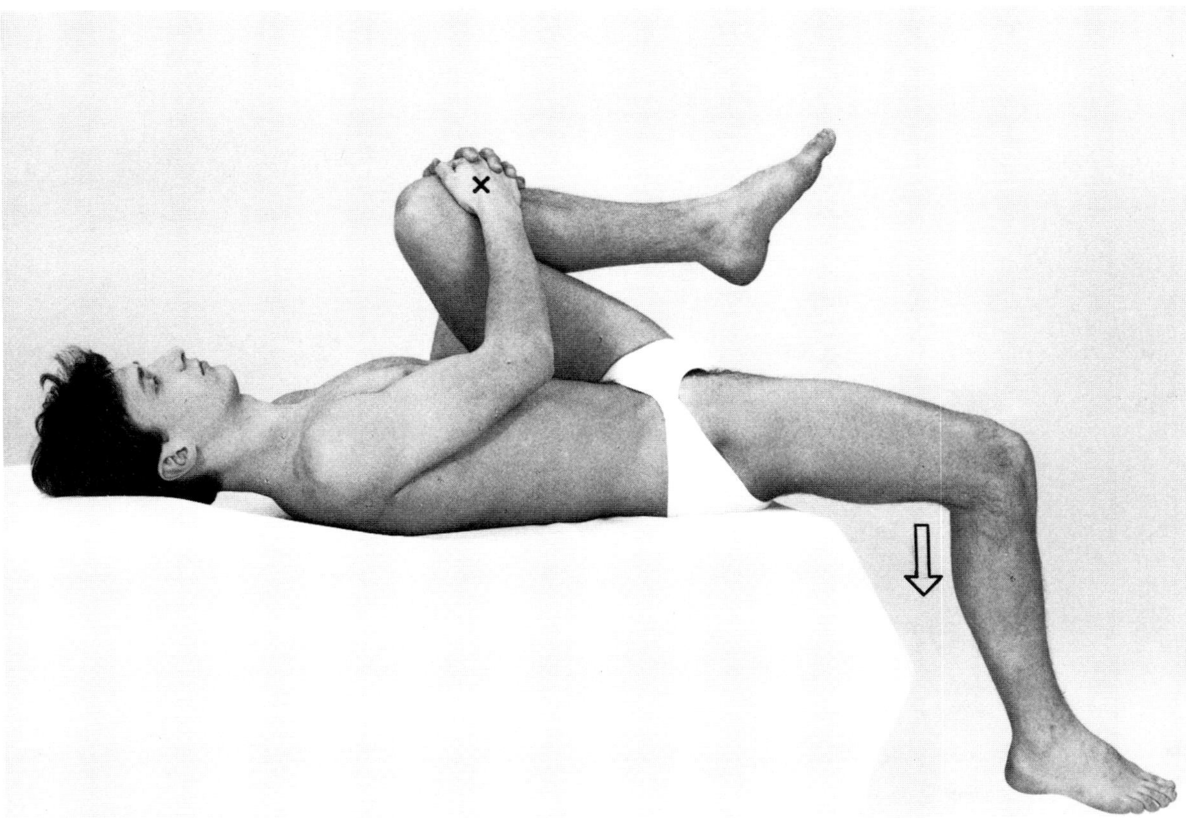

Abb. 65 b Selbstbehandlung des M. iliopsoas (MET).

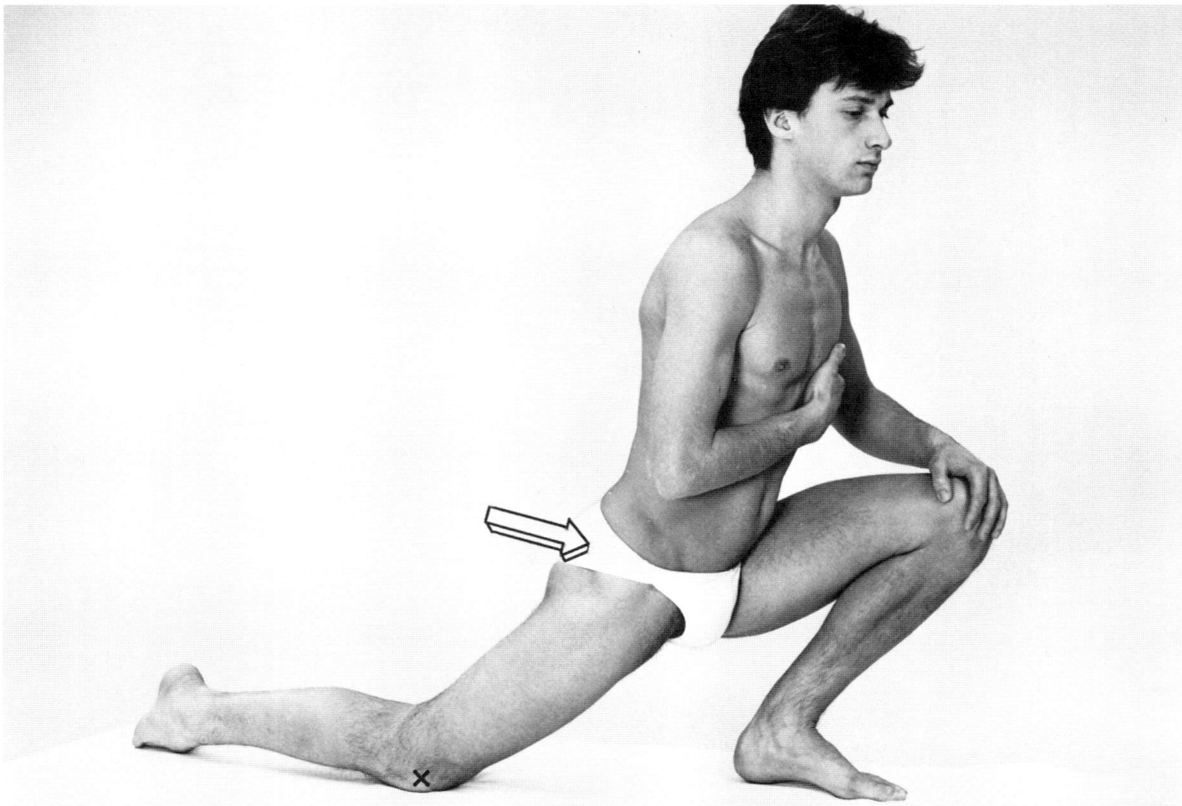

Abb. 66 Aktives Dehnen des M. iliopsoas.

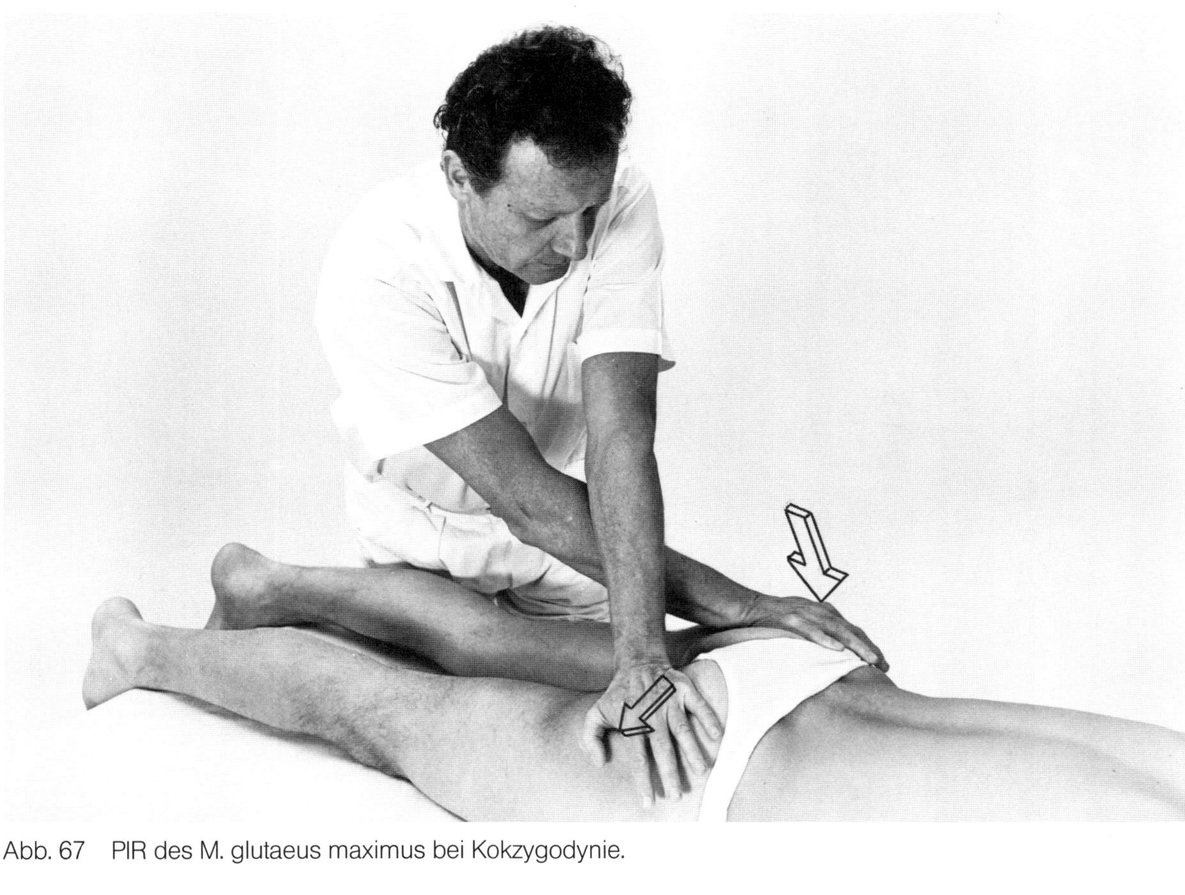

Abb. 67 PIR des M. glutaeus maximus bei Kokzygodynie.

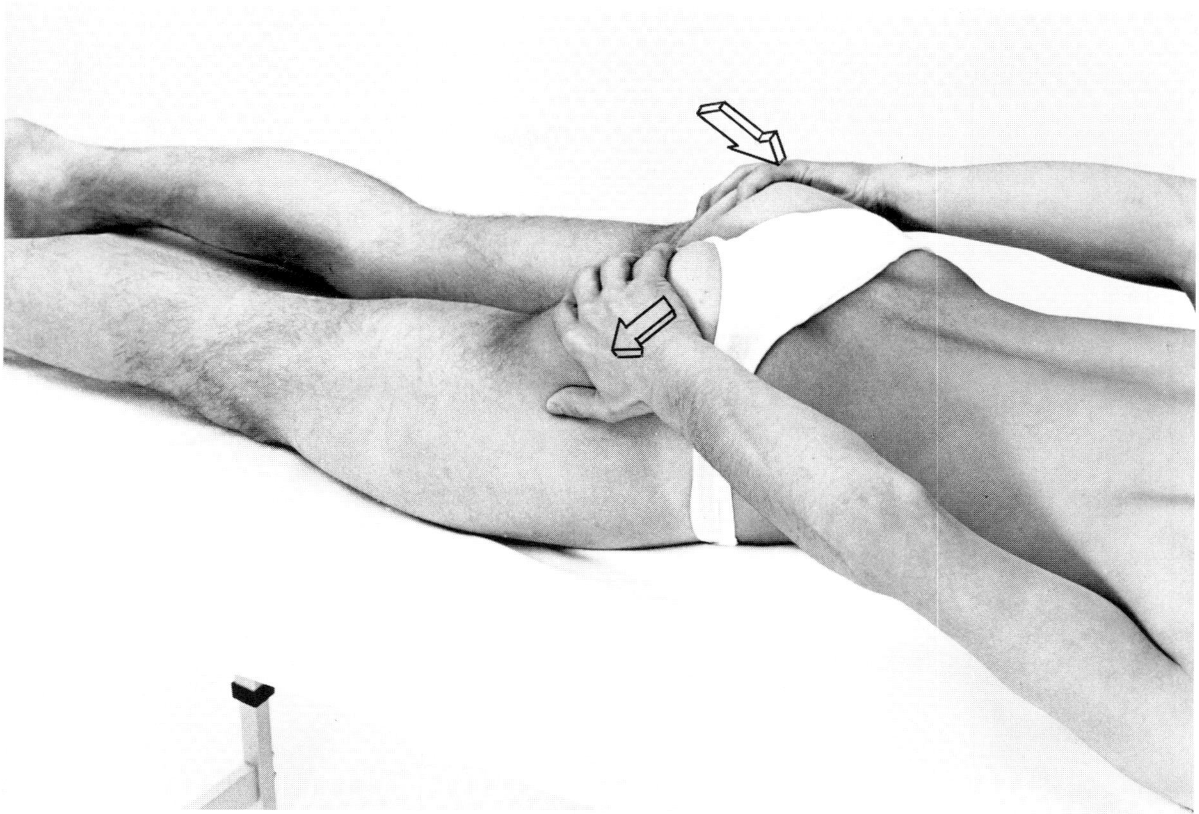

Abb. 68 Selbstbehandlung des M. glutaeus maximus.

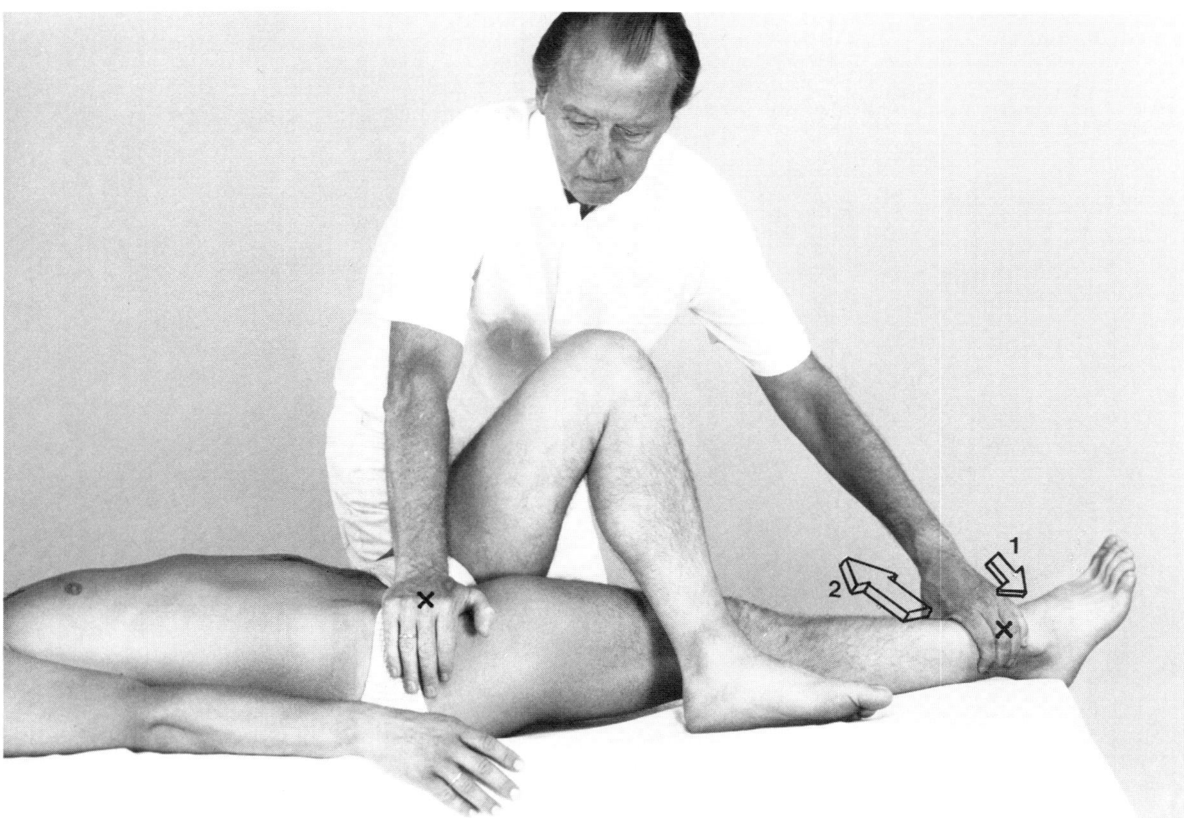

Abb. 69 PIR des M. glutaeus medius.

Die *Behandlung der ischiokruralen Muskeln* entspricht im Aufbau der Ausführung des *Lasègue*-Zeichens. Am Ende des erreichbaren Beinhebewinkels wird gegen die fixierende Therapeutenhand isometrisch angespannt und im Anschluß in der Relaxationsphase durch weitere Winkelvergrößerung gedehnt.

> Die Indikation zur Behandlung muskulärer Störungen ergibt sich aus:
>
> - Tast- und Schmerzpalpation,
> - Verkürzungszeichen,
> - Widerstandstestung, Schmerzprovokation.

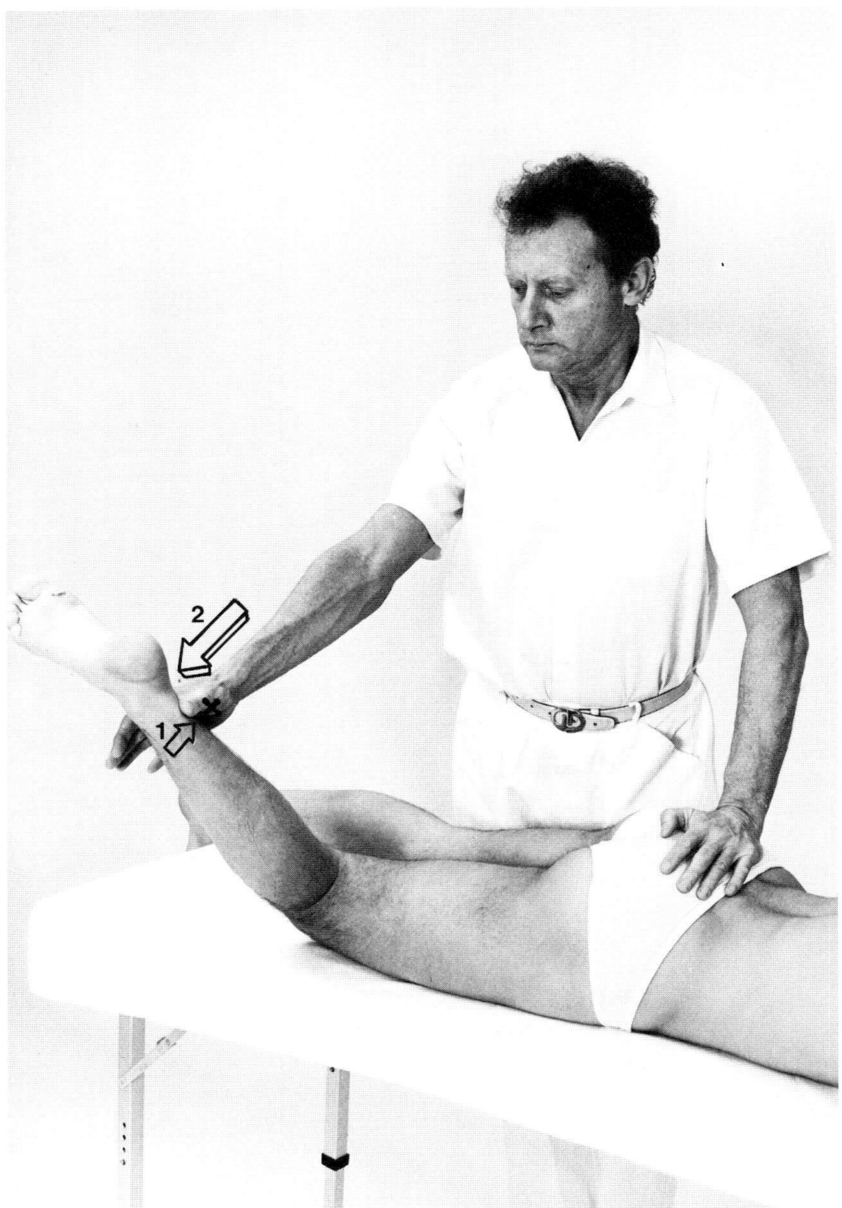

Abb. 70 PIR des M. piriformis.

7.2 Die Thorakalregion

Bei der Untersuchung der Lendenwirbelsäule im Stehen wurde bereits die Brustwirbelsäule zum Teil mitberücksichtigt.
Für die weitere Exploration empfiehlt es sich, den Patienten zuerst im Reitsitz auf dem Untersuchungstisch zu postieren, um bei den anschließenden Untersuchungsgängen das Becken zu fixieren. Die zuerst vorgenommene Palpation liefert noch bessere Ergebnisse, wenn sie später zusätzlich in Bauchlage wiederholt wird, da bestimmte Strukturen in der einen oder anderen Haltung besser beurteilbar sind.
In Sitzposition sollten vor allem jene Strukturen exploriert werden, die sich so optimal präsentieren und dann besonders gut hervortreten, wenn der Patient die Arme vor der Brust verschränkt, die Hände auf die gegenseitigen Schultern legt und einen Buckel macht. In dieser Position, die von den Autoren als *Pharaonenhaltung* bezeichnet wird, entfaltet sich die Brustwirbelsäule am besten, die Scapulae weichen nach lateral und selbst die Rippen werden leichter palpabel *(Abb. 71)*.
Letzteres erscheint schon deshalb wesentlich, weil der am Angulus costae der oberen Rippen inserierende M. iliocostalis pars cervicalis zu Myotendinosen an diesen Insertionsstellen (hauptsächlich zweite bis fünfte Rippe) neigt, ein Befund, der therapeutische Beachtung erfordert. Ebenfalls in dieser Position besser zu erfassen ist die Druckempfindlichkeit der interspinösen Strukturen. Obwohl hier nur relativ oberflächliche Gewebsanteile erreichbar sind, ergibt sich bei feststellbarer Druckempfindlichkeit eine Aussage zur Lokalisierung des gestörten Bewegungssegmentes.

Besondere Beachtung verdient stets der thorakolumbale Übergang

Der Übergangsbereich von der Brustwirbelsäule zur Lendenwirbelsäule stellt einen weiteren Wetterwinkel des Achsenorgans dar. Einmal sind es hier die mechanischen Gegebenheiten (größte Seitneigungs- und Rotationsfähigkeit der Brustwirbelsäule), zum anderen auch segmental-reflektorische Abläufe im Sinne viszerovertebraler Störungseinflüsse, die diese erhöhte Anfälligkeit bedingen.
Blockierungen und/oder muskuläre Irritationen müssen daher vorrangig unter diesen Aspekten analysiert werden. Ein erster Schritt dazu ist die Beweglichkeitsprüfung.

7.2.1 Die Testung der Beweglichkeit – Ergebnisse und Konsequenzen

Bei der Beweglichkeitsprüfung verschränkt der Patient die Hände im Nacken, bringt die Ellbogen vor das Gesicht und bietet so eine gut überblickbare und beurteilbare Rückenform.

Die zuerst *aktiv ausgeführte Testung* beinhaltet wiederum Ante- und Retroflexion sowie Seitneigung und Rotation und begutachtet dabei sowohl das Ausmaß der Bewegungen als auch den Seitenvergleich.
Bei der anschließenden *passiven Testung* wird der Oberkörper des Patienten mit einem Arm von vorn umfaßt und über Schulter und/oder Ellbogenkontakt in die gleichen Testbewegungen geführt. Geachtet werden muß darauf, daß die Lendenwirbelsäule möglichst ausgeschaltet bleibt, was am sichersten durch Abstützen mit der freien Hand gelingt.

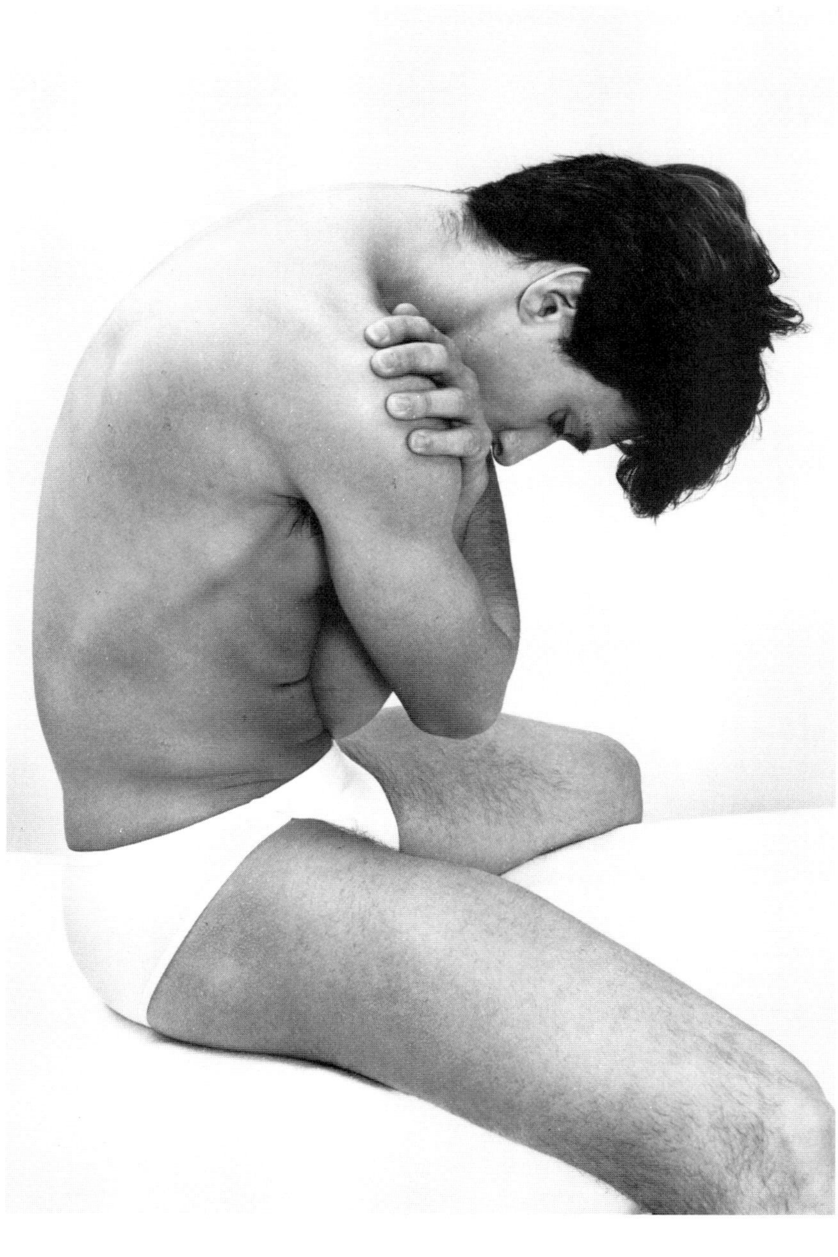

Abb. 71 »Pharaonenhaltung«.

Eine Ergänzung erfahren kann die passive Beweglichkeitsprüfung durch die *Widerstandstestung.* Fand sich zum Beispiel bei der passiven Linksrotationstestung diese eingeschränkt und schmerzend, so besteht die prinzipielle Möglichkeit, daß die Störung entweder arthrogen, oder muskulär bedingt ist. Wenn nun in der passiv erreichten Endrotationsstellung der Patient gegen den Widerstand des Behandlers zurückzurotieren versucht und diese Aktion die Schmerzen verstärkt, so ist daraus auf eine muskuläre Irritation im Bereiche der rechtsseitigen Rotatoren zu schließen. Verändern sich die Schmerzen nicht, liegt wahrscheinlich eine arthrogene Störung vor, die im Zuge der weiteren Untersuchung verifizierbar wird *(Abb. 72).*

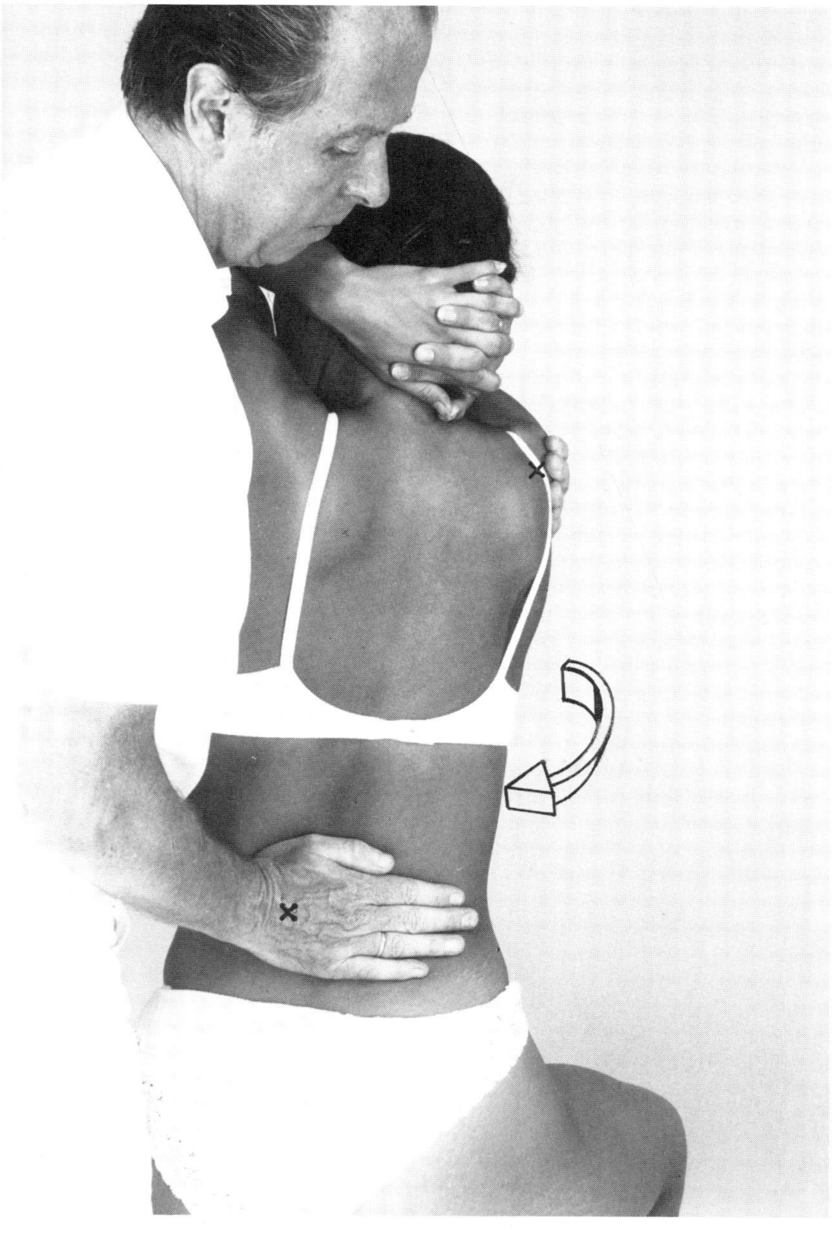

Abb. 72 Widerstandstestung der rechtsseitigen Rotatoren.

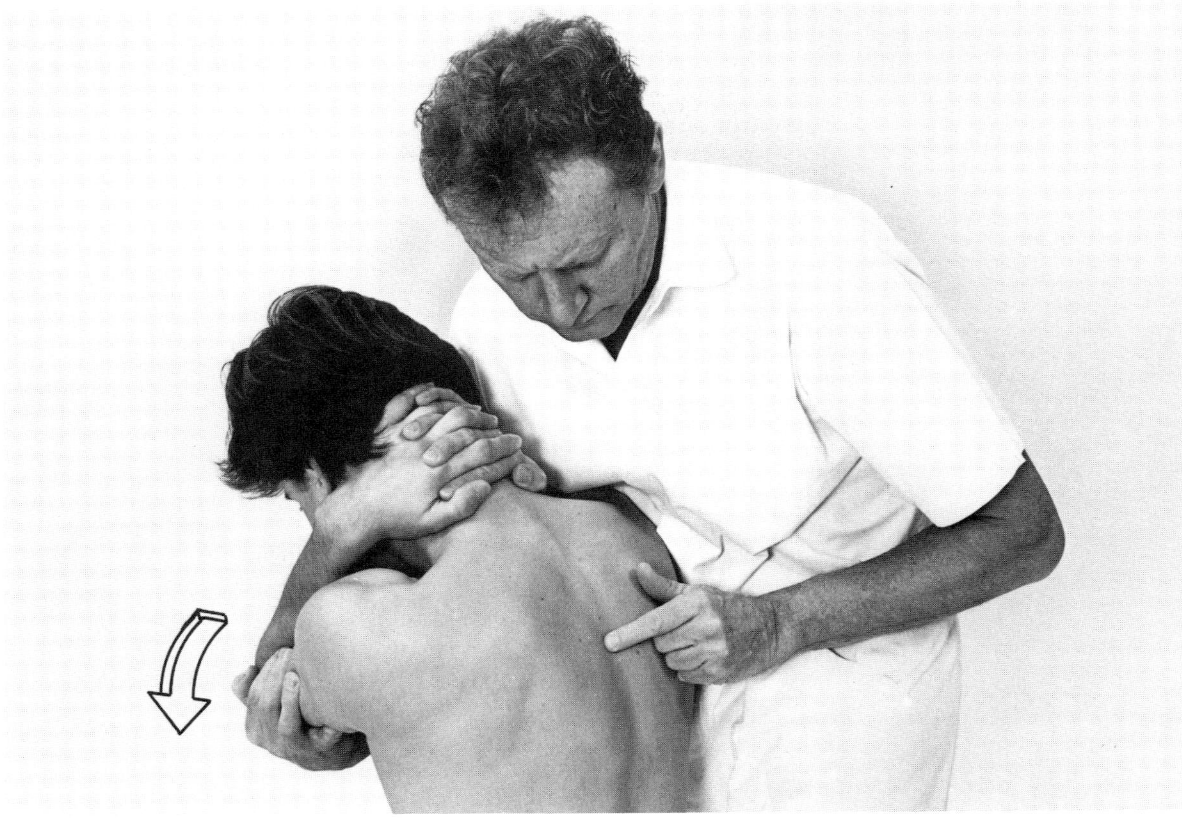

Abb. 73 Segmentale Anteflexionstestung.

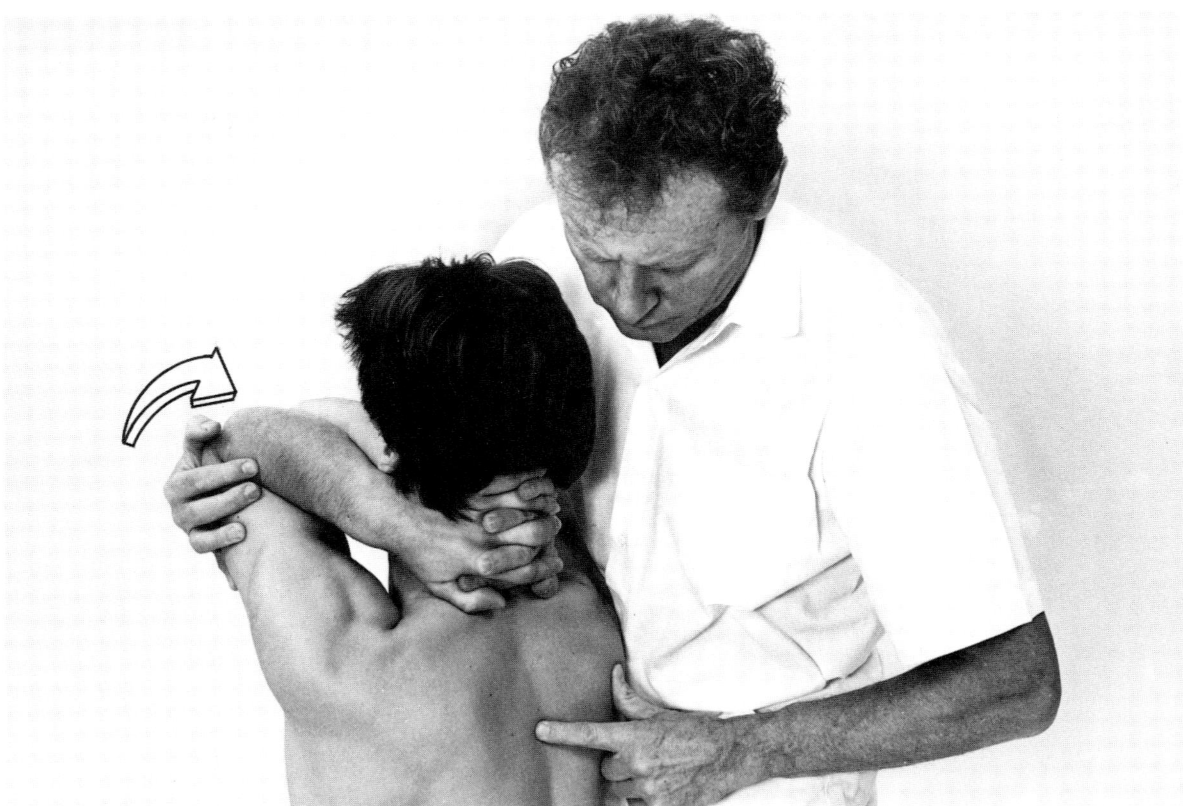

Abb. 74 Segmentale Retroflexionstestung.

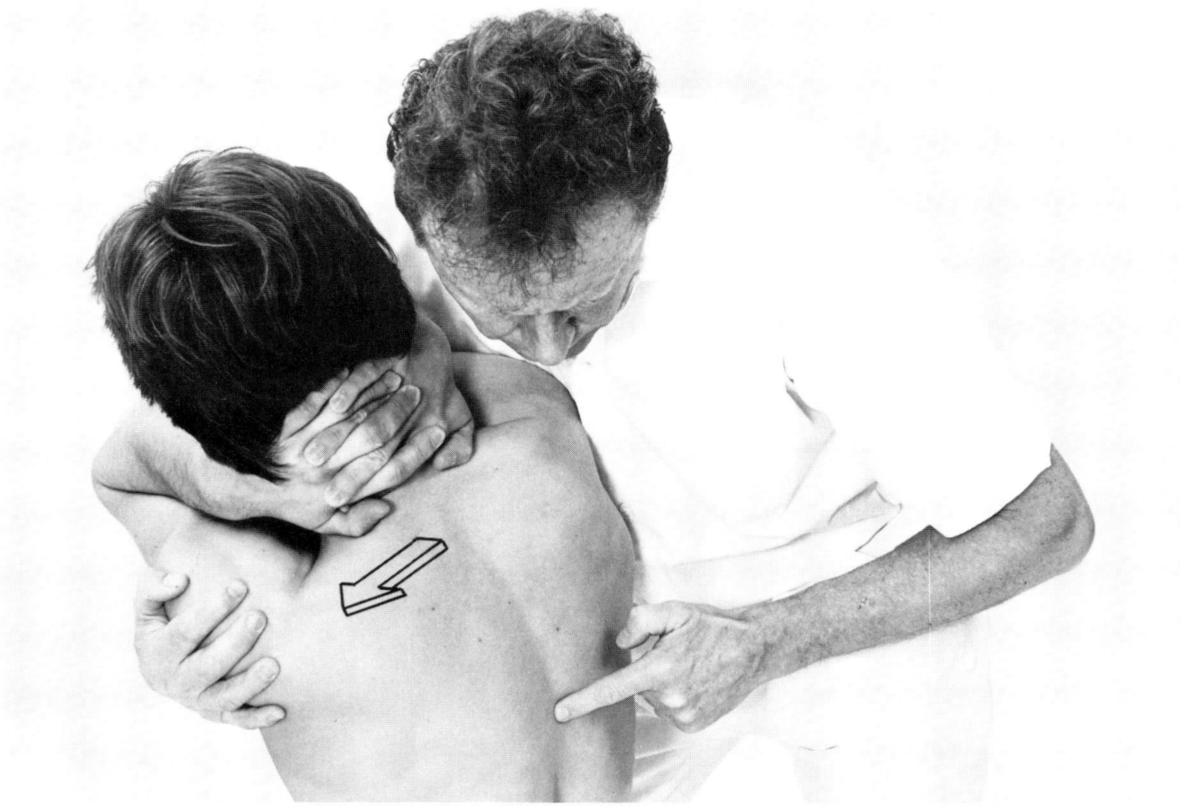

Abb. 75 Segmentale Lateroflexionstestung.

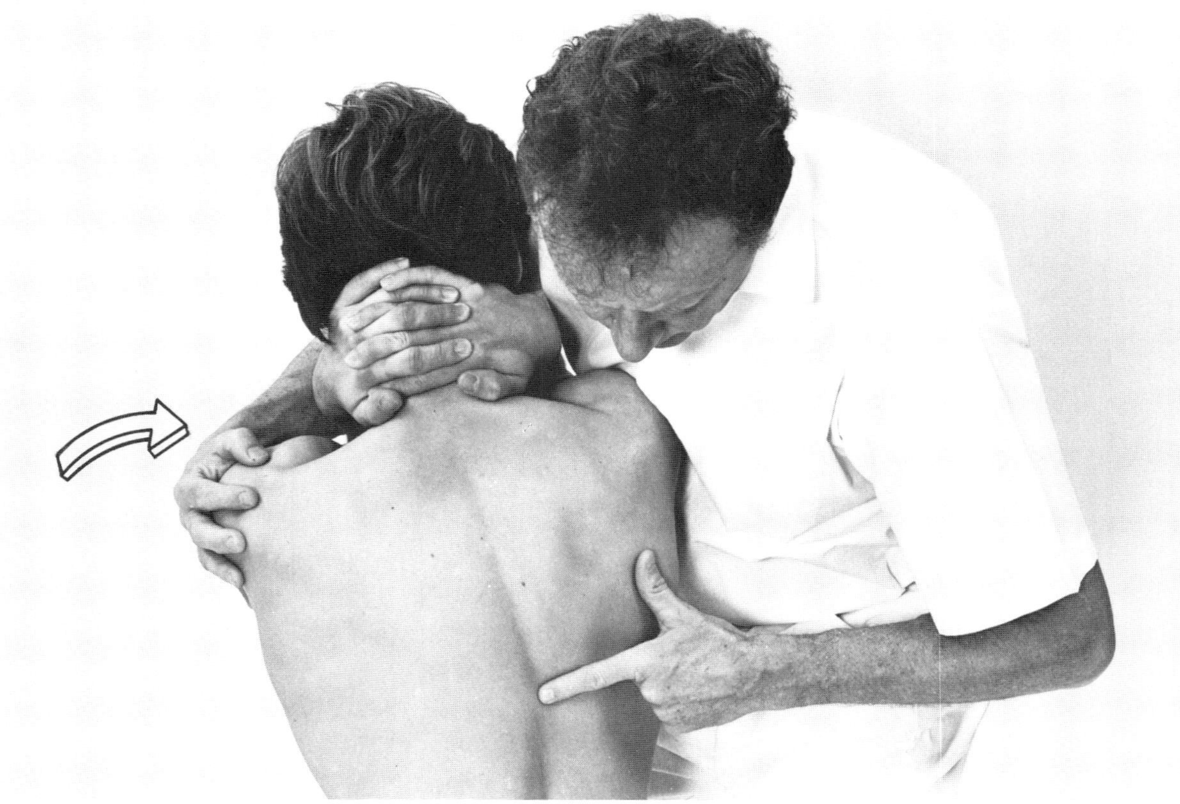

Abb. 76 Segmentale Rotationstestung.

Zur Beurteilung von Gelenkläsionen dient bereits der nächste Schritt, die *segmentale Beweglichkeitsprüfung,* die wiederum in allen vier Bewegungsebenen zur Ausführung kommt. Als Grundeinstellung dient eine Ausgangsposition des Patienten mit im Nacken verschränkten Händen und den Ellbogen vor dem Gesicht. Der Untersucher umfaßt von der Seite mit einer Hand Ellbogen oder distale Oberarme, um so den Oberkörper führen zu können. Der Zeigefinger der Tasthand liegt interspinös. Aus dieser Ausgangslage kann nun durch Anteflektieren oder Retroflektieren des Oberkörpers eine Spreizung bzw. Näherung der Dornfortsätze in Gang gesetzt und durch den Palpationsfinger gefühlt und gewertet werden. Zu achten ist darauf, daß jedes einzelne Bewegungssegment von D1 bis D12 überprüft und keines übersprungen wird. Prinzipiell gleich läuft die Testung der segmentalen Seitneigung und Rotation ab, nur hat es sich dabei bewährt, den Oberkörper mit der Führungshand von vorne zu umfassen und die kontralaterale Schulterpartie zur Oberkörperführung zu benützen *(Abb. 73, 74, 75, 76).*

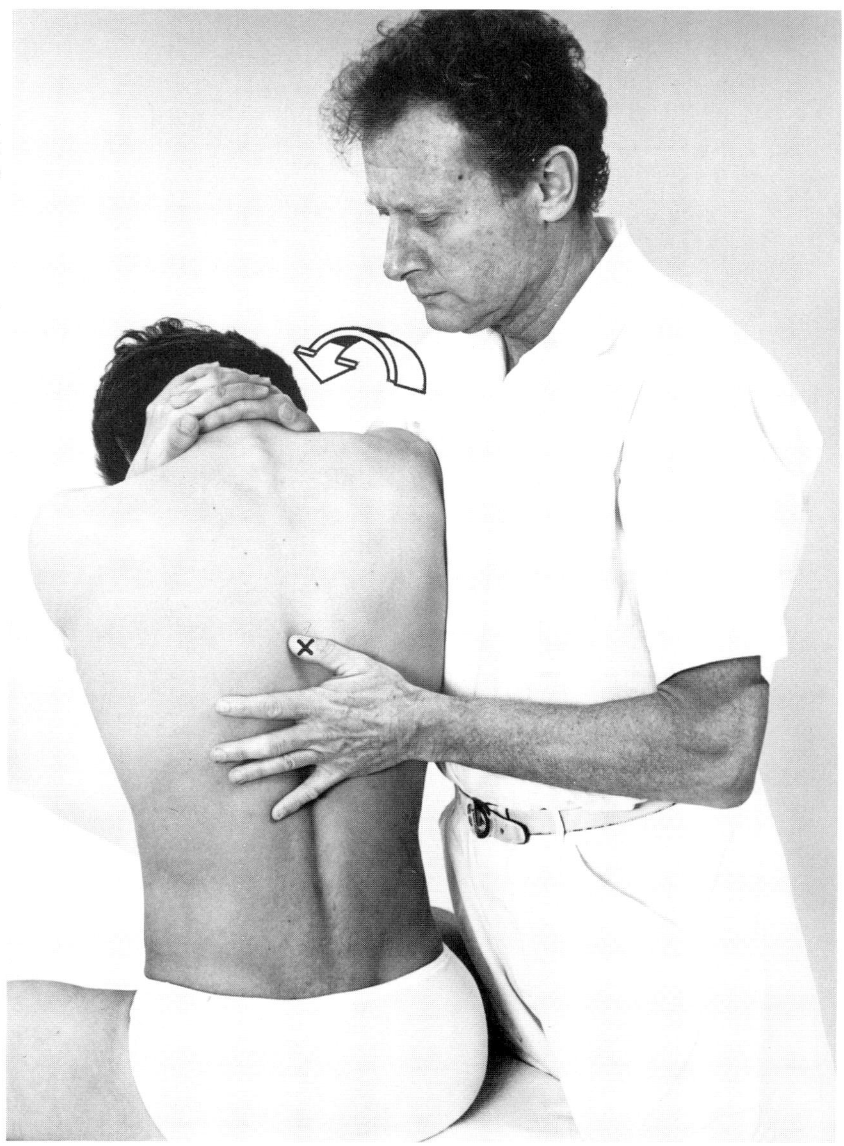

Abb. 77 Segmentale Mobilisation – der Daumen fixiert den kaudalen Dornfortsatz.

Mit den vorgestellten Untersuchungsgängen konnte bereits entschieden werden, ob festgestellte Störungen hauptsächlich arthrogen oder muskulär bedingt entstanden waren. Des weiteren lieferten diese Tests die entscheidenden Ergebnisse zur segmentalen Lokalisation der bestehenden Pathomechanismen und damit die Ansatzpunkte zur erforderlichen Chirotherapie.
Finden sich bei der segmentalen Funktionstestung Bewegungseinschränkungen, so kann aus der Testeinstellung heraus gleich eine *Mobilisationsbehandlung* erfolgen. Lediglich die Tasthand verläßt die interspinöse Position und fixiert mit Daumengegenhalt den kaudalen Dornfortsatz des gestörten Bewegungssegmentes, mit der Führungshand wird der Thorax in die eingeschränkte Richtung geführt und nach Erreichung der Störregion die rhythmisch wiederholte Mobilisation vorgenommen *(Abb. 77, 78)*.

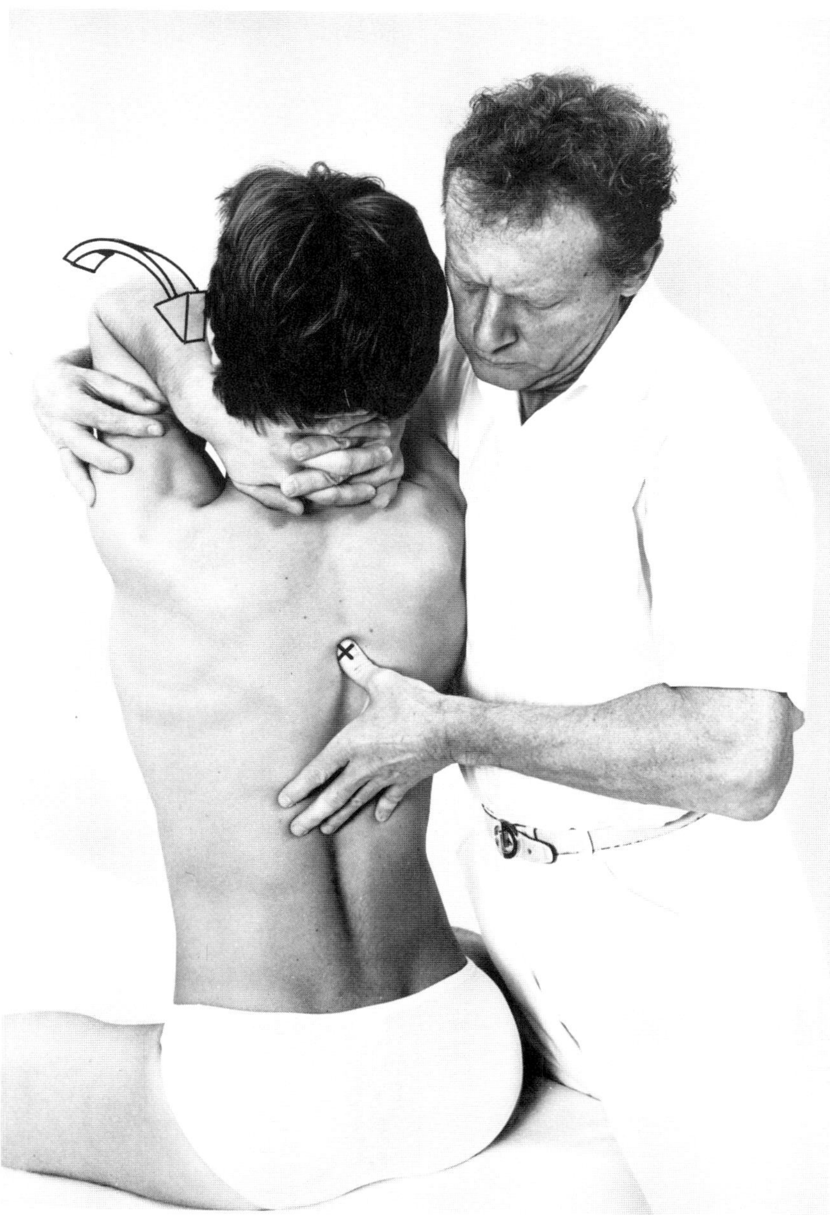

Abb. 78 Mobilisation einer segmentalen Retroflexionsstörung.

Zur *regionären Mobilisation bei eingeschränkter Retroflexion* sitzt der Patient und lehnt seine vor dem Kopf verschränkten Unterarme auf die Schultern des vor ihm stehenden Therapeuten. Dann umgreift dieser mit beiden Armen den Patient und legt seine Finger auf die bewegungsgestörte Region. Durch rhythmisches Rückpendeln mit dem Oberkörper unter gleichzeitigem Fingerzug nach ventrokranial kommt es zu einem lordosierenden (rückbeugenden) Mobilisationseffekt *(Abb. 79).*

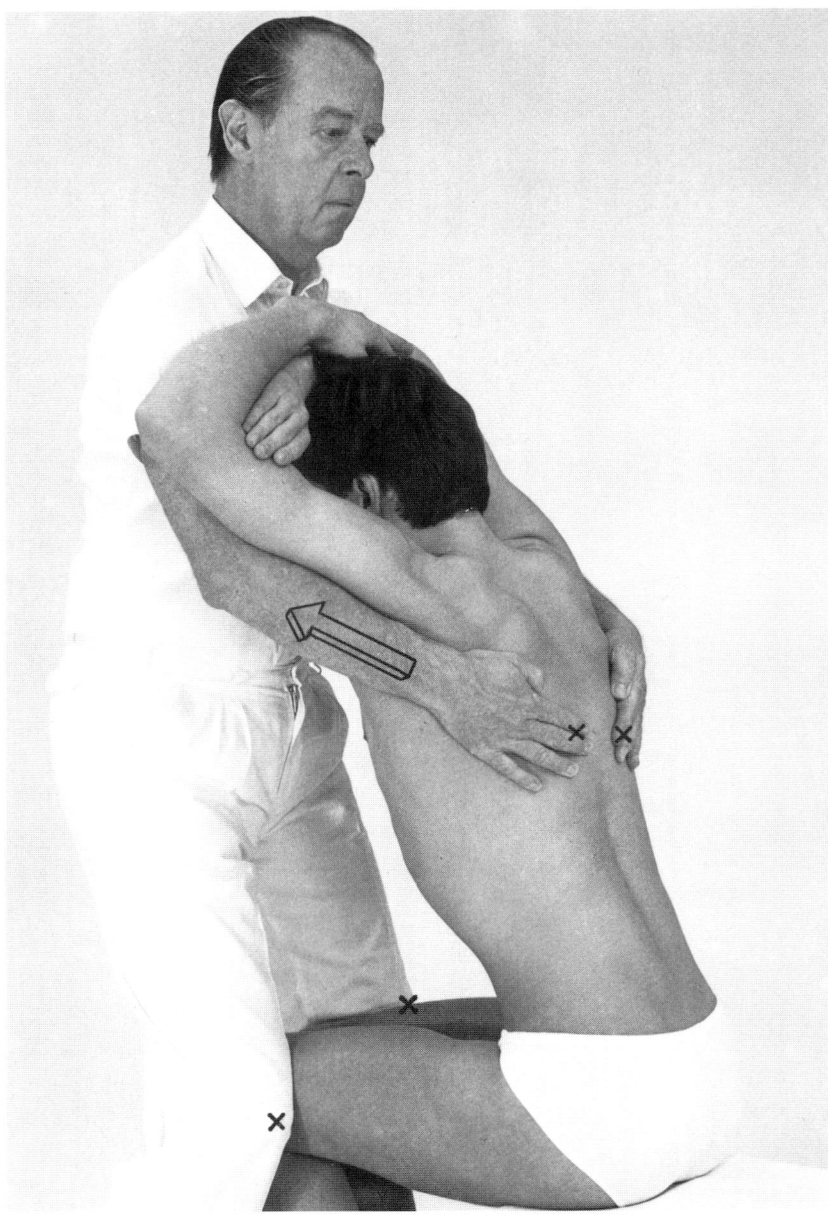

Abb. 79 Regionäre Mobilisation bei eingeschränkter Retroflexion.

Eine allgemeine und ungezielte *traktorische Mobilisation der Brustwirbelsäule* kann zusätzlich im Stehen vorgenommen werden. Der Therapeut tritt hinter den Patient und umfaßt dessen vor der Brust gekreuzte Arme an den Ellbogen, zieht ihn zu sich, lehnt sich zurück und führt alleine durch wiederholtes Rückverlagern seines Oberkörpers die Traktion aus *(Abb. 80)*. Möglich ist auch eine Ausführung beim quer auf dem Behandlungstisch sitzenden Patienten.

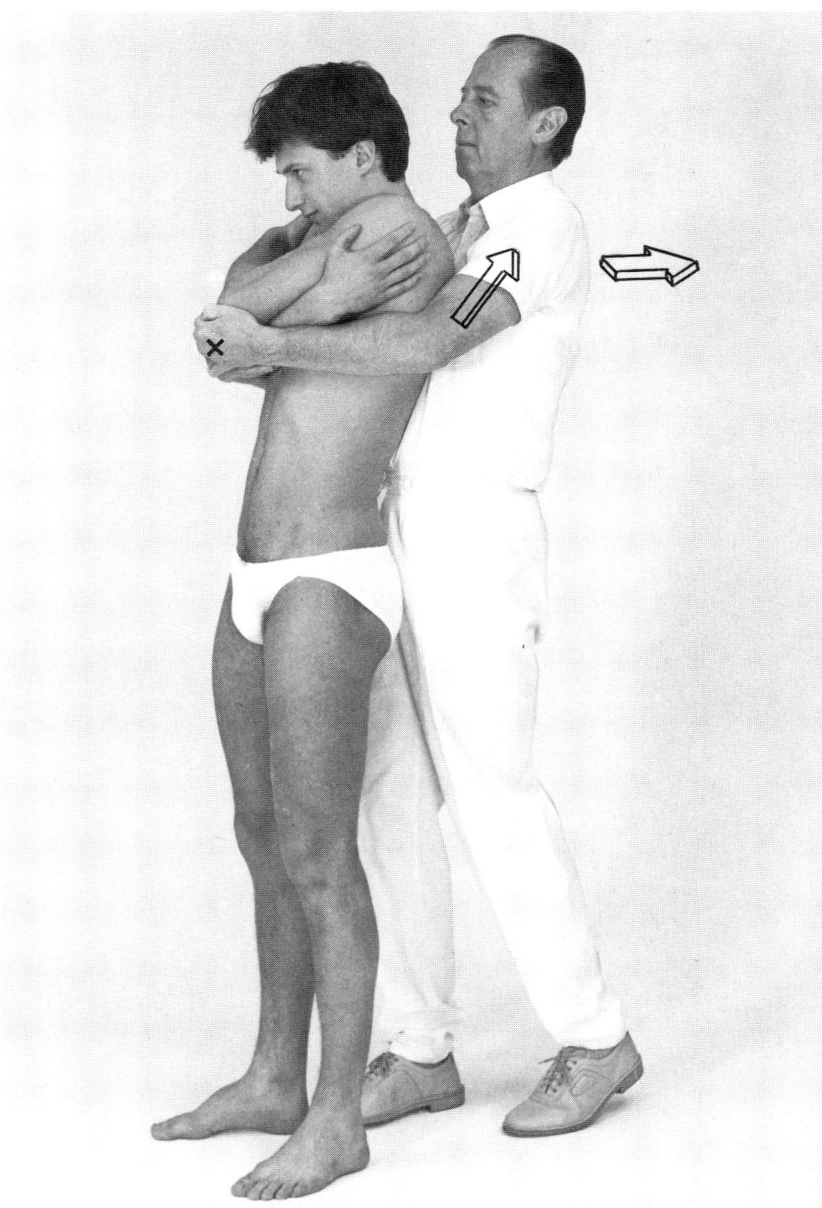

Abb. 80 Traktorische Mobilisation der BWS.

Erforderliche gezielte Manipulationen sind sowohl am sitzenden Patienten, als auch im Liegen ausführbar. Für die untere Brustwirbelsäule bzw. den thorakolumbalen Übergang empfehlen sich Manipulationstechniken am sitzenden Patienten, der die bereits beschriebene Pharaonenhaltung einnimmt.
Der Therapeut umfaßt ihn für die *Gegenhaltetechnik* von hinten, ergreift die gegenüberliegende Schulter, bringt den gestörten Brustwirbelsäulenabschnitt in Anteflexion, Rotation sowie gegensinnige Seitneigung (z.B. rechtsrotiert, linksgeneigt) und zwar so weit, daß die erforderliche Vorspannung das gestörte Segment erreicht.
Mit dem Daumen der anderen Hand an der kontralateral zur Drehungsrichtung gelegenen Seite des kaudalen Processus spinosus Gegenhalt leistend,

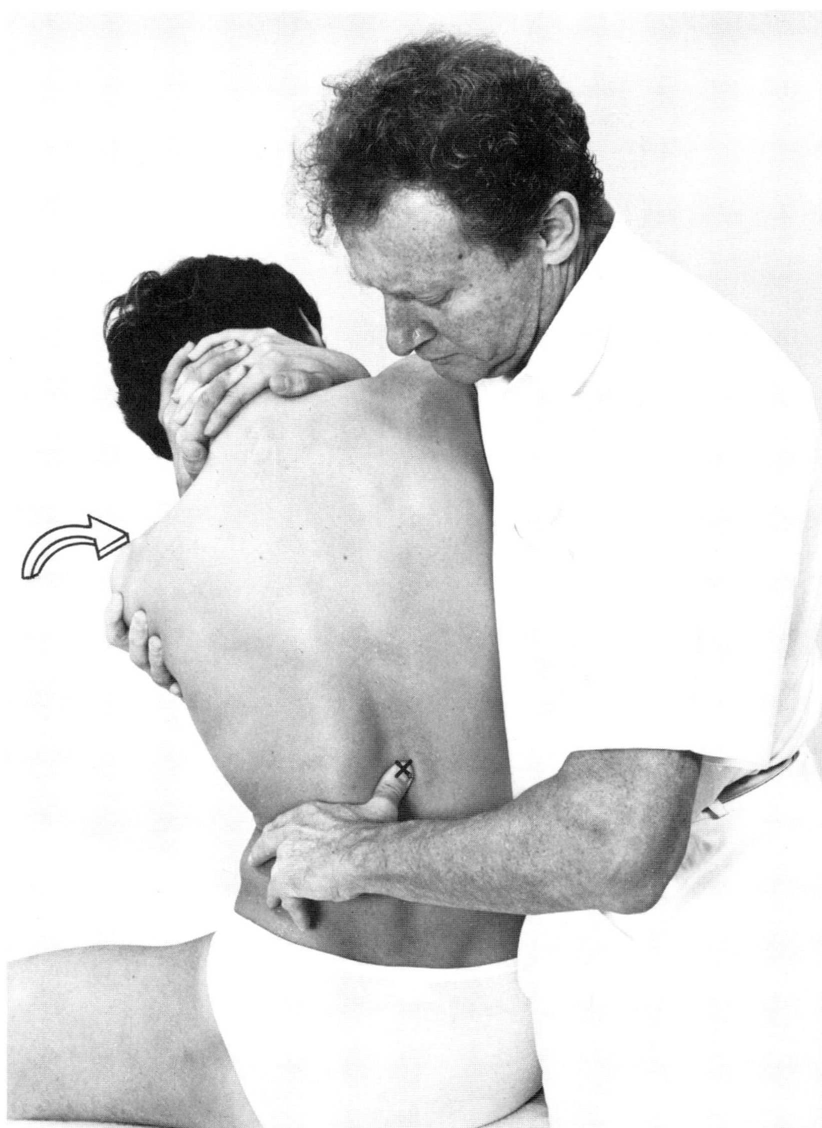

Abb. 81 Rotationsmanipulation in der BWS – »Gegenhaltetechnik«.

kommt es durch impulsartige Verstärkung der Rotation über Schulter und Oberkörper zum Manipulationseffekt *(Abb. 81)*.
Aus der gleichen Ausgangsstellung läßt sich durch Rumpfretroflexion mit Rotation und Seitneigung zur gleichen Seite sowie Pisiformekontakt am Querfortsatz des oberen Wirbels über eine impulsartige Rotationsverstärkung *(Mitnehmertechnik)* der kraniale Wirbel mitnehmen *(Abb. 82)*.
Für die thorakolumbale Übergangsregion können auch jene Mobilisations- und Manipulationstechniken Verwendung finden, die für die obere Lendenwirbelsäule angegeben sind.
Für die mittlere und obere Brustwirbelsäule empfehlen sich Manipulationstechniken am liegenden Patienten.

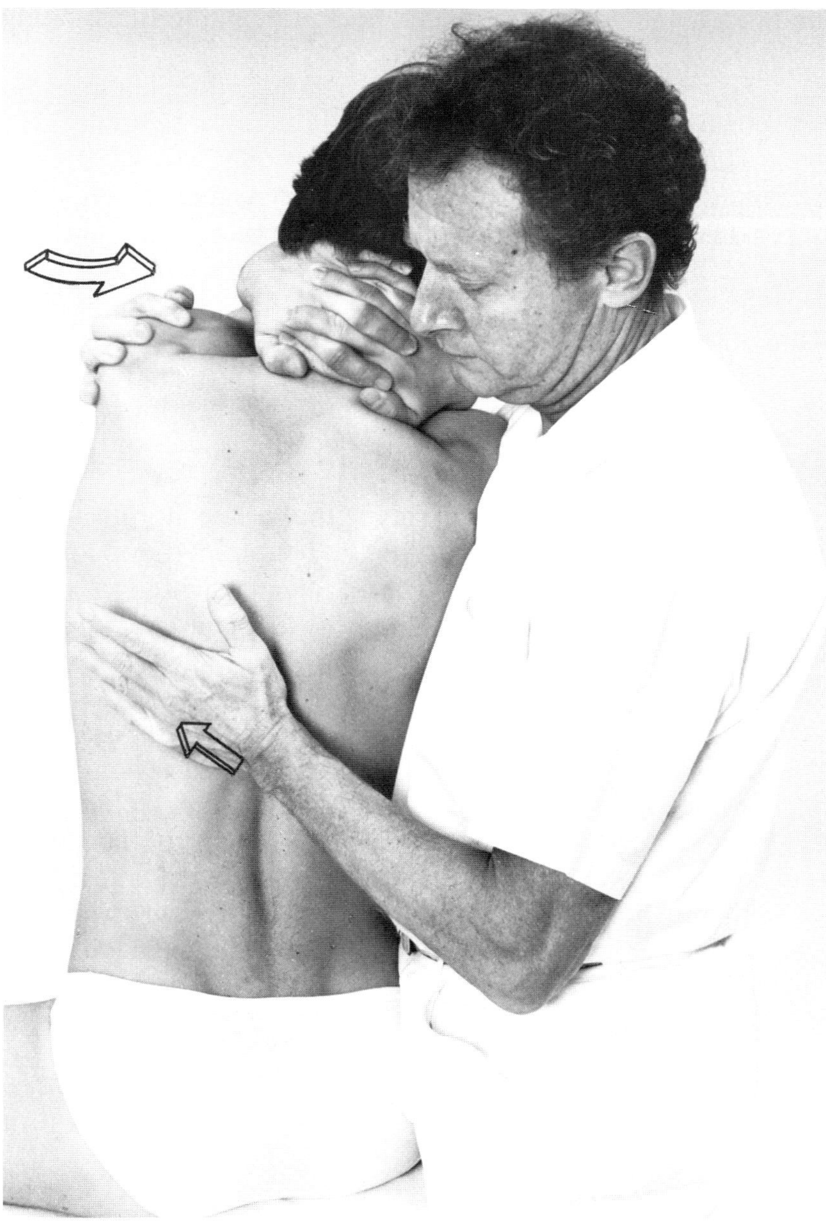

Abb. 82 Rotationsmanipulation in der BWS – »Mitnehmertechnik«.

7.2.2 Ergänzende Untersuchungen an der Brustwirbelsäule – Ergebnisse und Konsequenzen

Als erstes soll die ergänzende Palpation in Bauchlage erfolgen. Turgor und Verschieblichkeit von Haut und Subkutis sowie Tonus der oberflächlichen und tiefen paravertebralen Muskeln sind dabei zu berücksichtigen.
Bezüglich der Schmerzpalpation dieser Region wäre noch auszuführen, daß, abgesehen von den bereits erwähnten Myotendinosen und dem interspinösen Raum, Wirbelbogengelenke und Rippenwirbelgelenke ebenfalls auf Druckempfindlichkeit zu untersuchen sind.
In derselben Vorgehensweise, die bereits beim Lendenwirbelsäulenkapitel dargestellt wurde, orientiert der *Springing-Test* auch in der Brustwirbelsäulenregion, teils durch das Fehlen des federnden Nachgebens (Blockierung), teils über die Schmerzäußerung des Patienten über die segmentale Höhe von Störungen.
Bei festgestellten muskulären Verspannungen beginnt man die Behandlung mit Weichteiltechniken.
Im unteren Brustwirbelsäulenbereich, dem sogenannten thorakolumbalen Übergang kann, genauso wie für die Lendenwirbelsäule vorgestellt, eine Quermassage mit Traktion zur Anwendung kommen *(Abb. 62 a, b).*
Zur Therapie der oberflächlichen Muskulatur läßt sich besser eine *reine Quermassage* ausführen. Dazu steht der Therapeut kontralateral zur Behandlungsseite und legt seinen abgespreizten Daumen unmittelbar neben der Dornfortsatzreihe und parallel zu dieser vor dem Erektorenwulst an. Mit dem Ballen der anderen Hand unterstützt er den die Muskulatur quer nach lateral massierenden Daumen *(Abb. 83 a, b).*
Für die tieferen Muskelschichten empfiehlt sich der Pisiformekontakt, wobei die massierende Hand am Handgelenk mit der anderen Hand unterstützt wird *(Abb. 84).*
Therapeutisch erfaßt werden müssen auch primäre muskuläre Störungen, die den M. pectoralis und die interskapuläre Muskulatur betreffen. Besonders bei bestehendem Rundrücken, hängenden sowie vorgezogenen Schultern, ist der M. pectoralis häufig verkürzt und erfordert die beschriebene Dehnungsbehandlung.
Die *Behandlung des verspannten und/oder verkürzten M. pectoralis* wird so vorgenommen, daß der auf dem Rücken liegende Patient seinen dem Muskelfaserverlauf entsprechend elevierten gestreckten Arm über den Tischrand hängen läßt. Der so in seine größte Längsausdehnung gebrachte Pektoralismuskel kann nun isometrisch, gegen leichten Widerstand durch die Hand des Therapeuten aktiviert und in der Entspannungsphase wiederum in Muskelfaserrichtung feinfühlig gedehnt werden. Mit der anderen Hand fixiert der Behandler die gegenüberliegende Thoraxhälfte, um ein Abheben des Thorax bei der Dehnung zu verhindern.
Je nachdem, ob der sternale oder der klavikuläre Pektoralisanteil gedehnt wird, muß natürlich der Abspreizwinkel des Armes modifiziert werden *(Abb. 85, 86 a, b).*

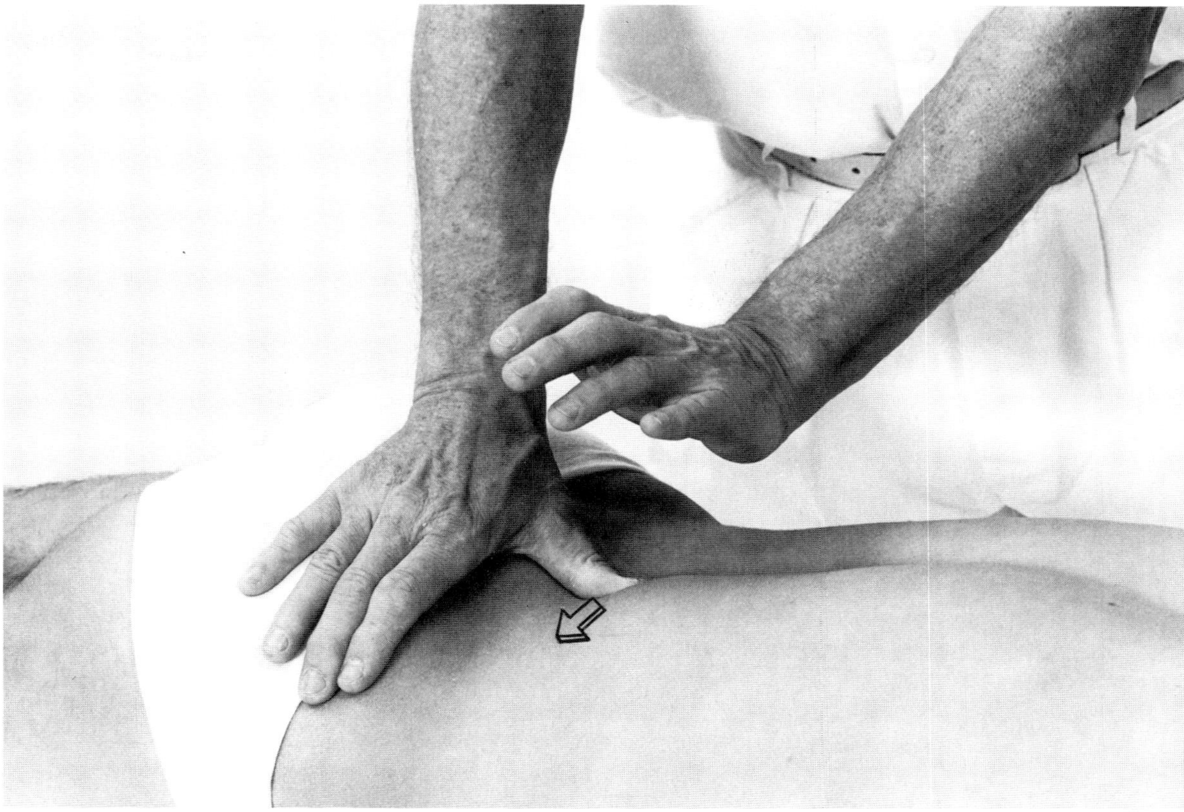

Abb. 83 a Quermassage der oberflächlichen Rückenmuskulatur in der LWS- und BWS-Region.

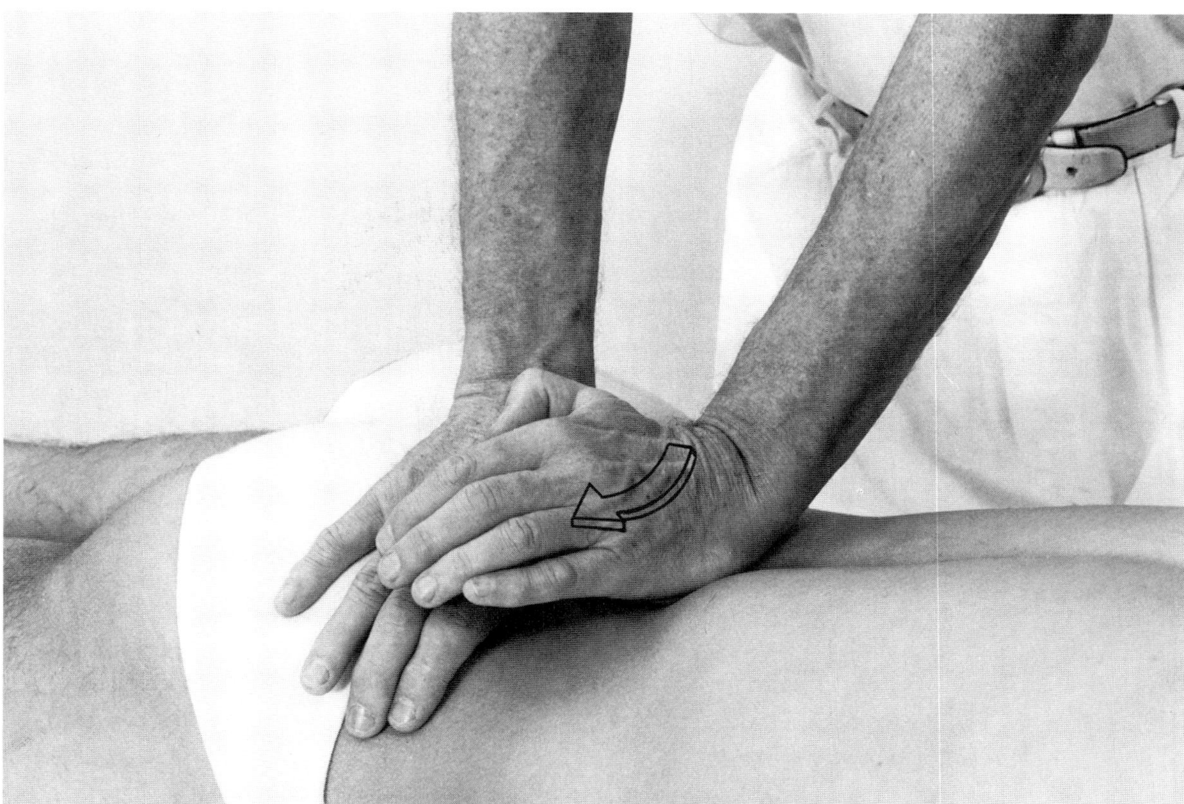

Abb. 83 b Quermassage der oberflächlichen Rückenmuskulatur in der LWS- und BWS-Region.

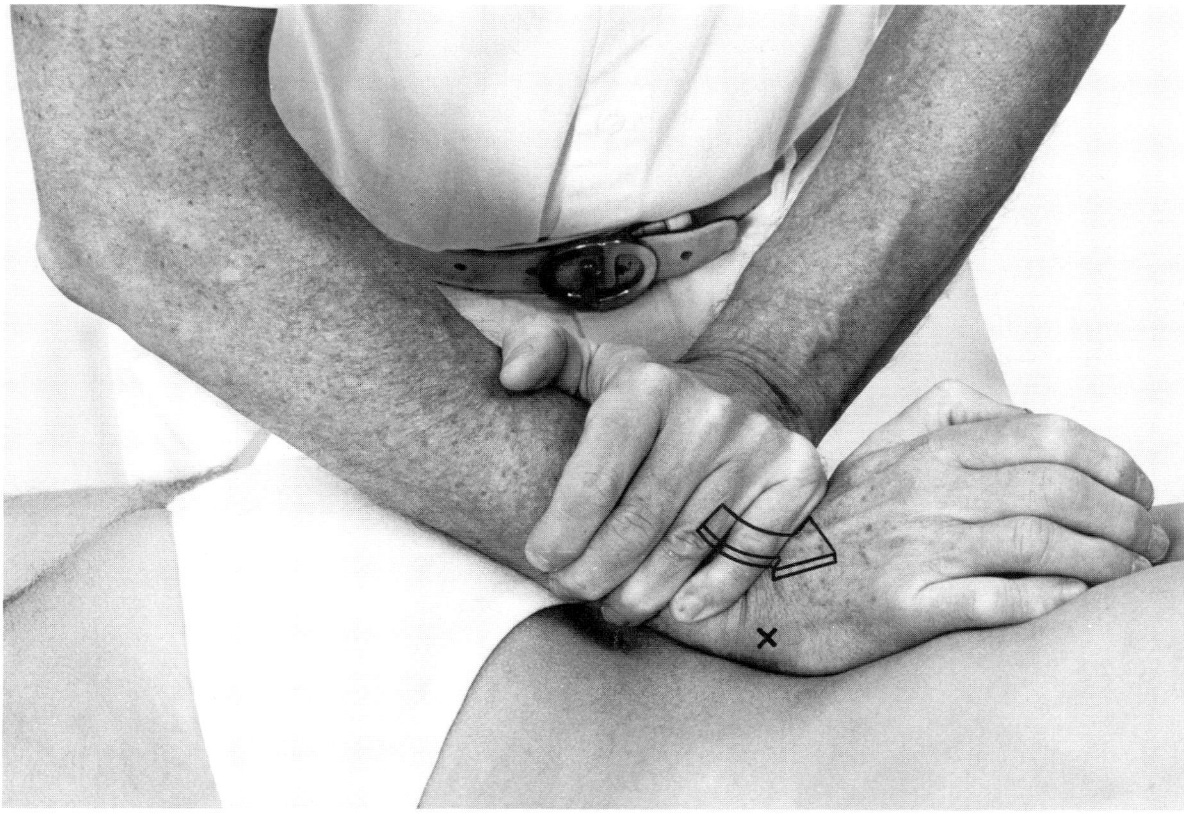

Abb. 84 Massage der tiefen Muskelschichten mittels Pisiformekontakt.

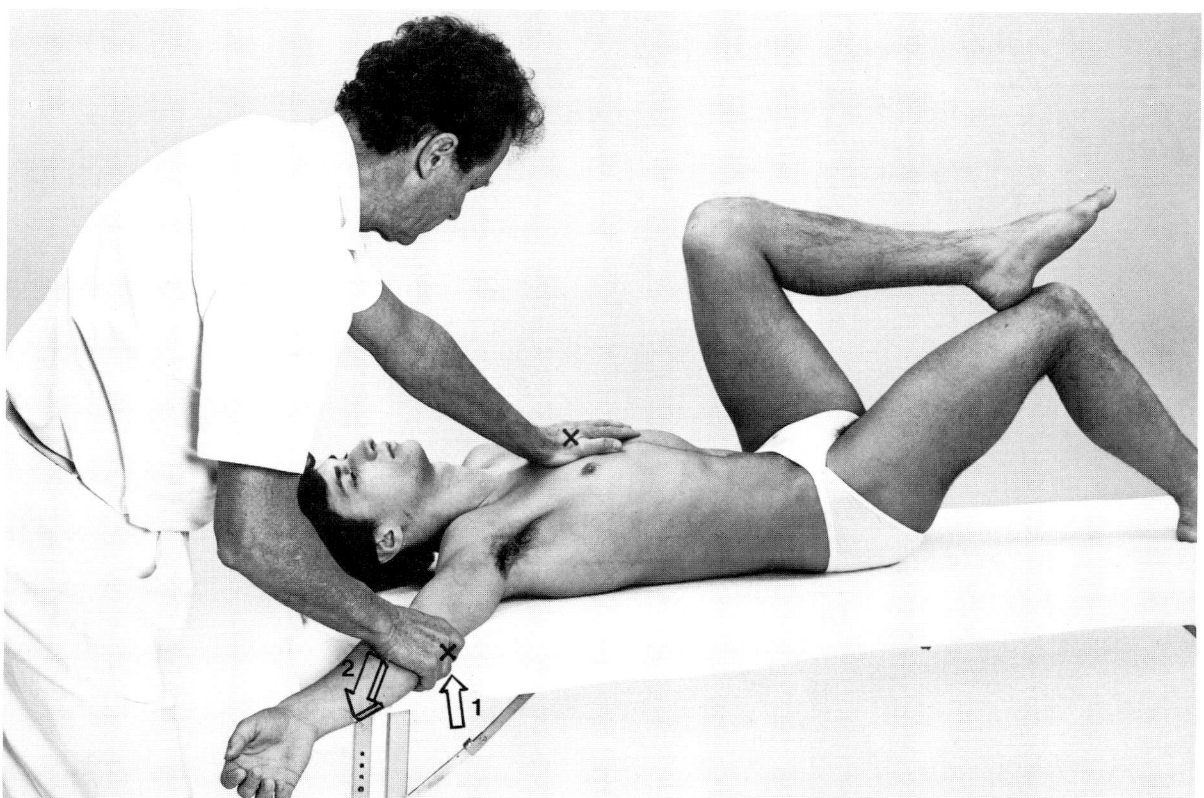

Abb. 85 Dehnung des M. pectoralis.

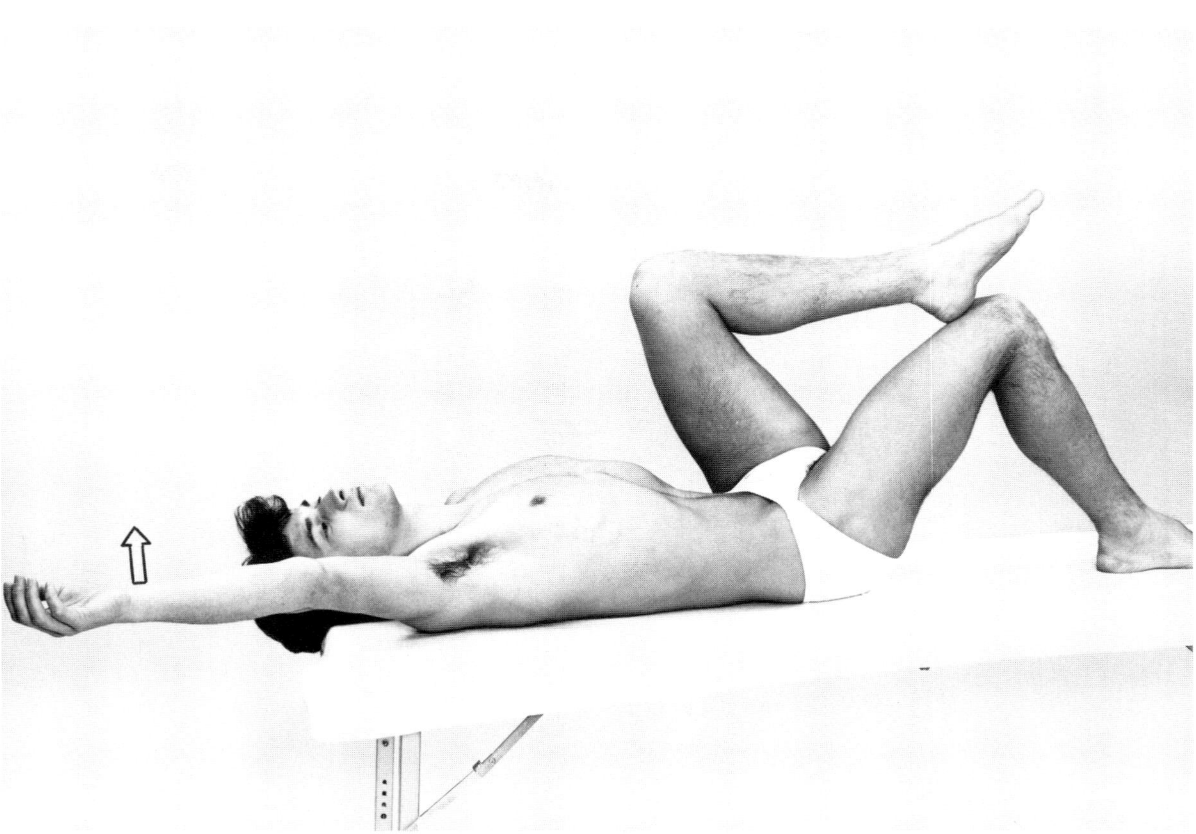

Abb. 86 a Pectoralisdehnung – Selbstbehandlung unter Ausnützung der Schwerkraft (MET).

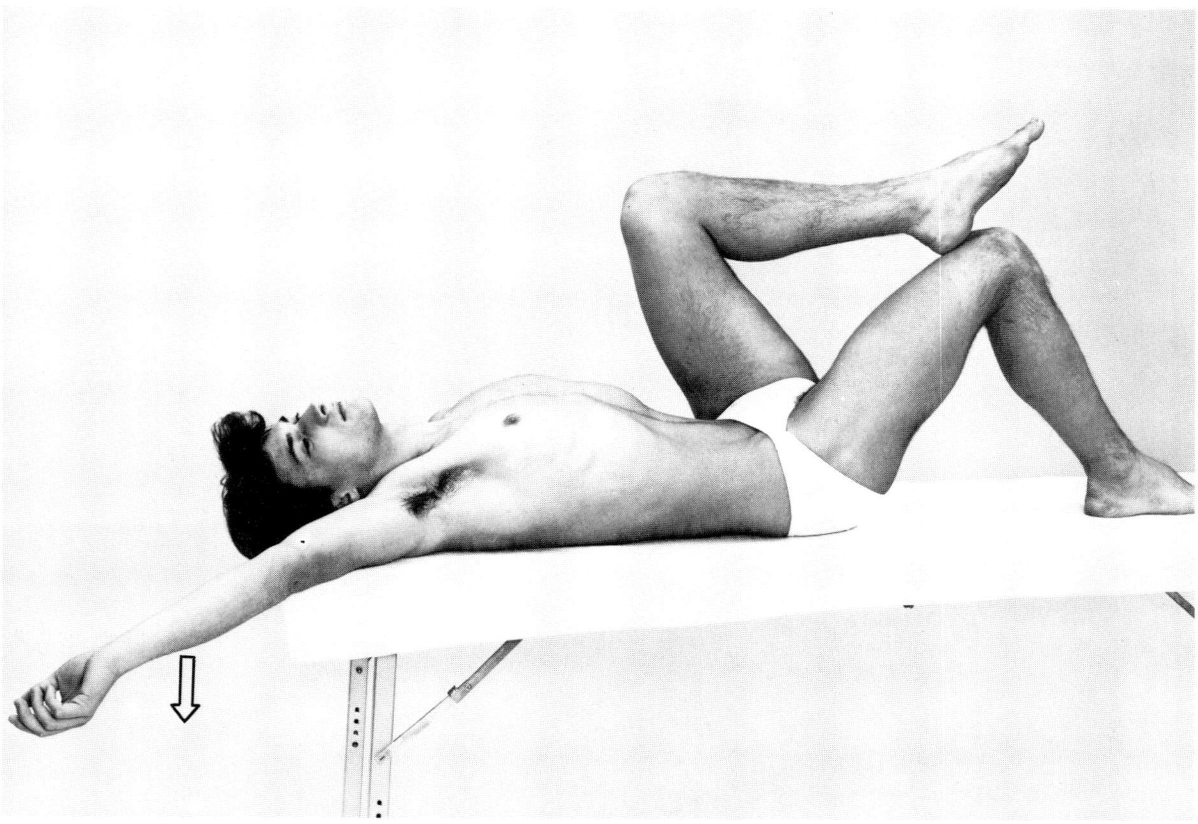

Abb. 86 b Pectoralisdehnung – Selbstbehandlung unter Ausnützung der Schwerkraft (MET).

Isometrics für die verspannte interskapuläre Muskulatur werden wiederum besser in sitzender Patientenposition ausgeführt, wobei der mit der Spannungs- und Schmerzseite korrespondierende Arm maximal adduziert (Ellbogen zur gegenüberliegenden Schulter führen) und am Ende der möglichen Adduktion vom Therapeuten am Ellbogen gehalten und fixiert wird. Durch Heben oder Senken des Ellbogens läßt sich die anschließende isometrische Aktivierung, die im Sinne der Armabduktion geschehen soll, genau in die Verspannungszone dirigieren. Die Dehnung erfolgt durch neuerliche Verstärkung der Armadduktion *(Abb. 87, 88).*
Eine Indikation für diese Dehnung ist dann gegeben, wenn die beschriebene Technik beim testmäßigen Einsatz interskapuläre Schmerzen provoziert.

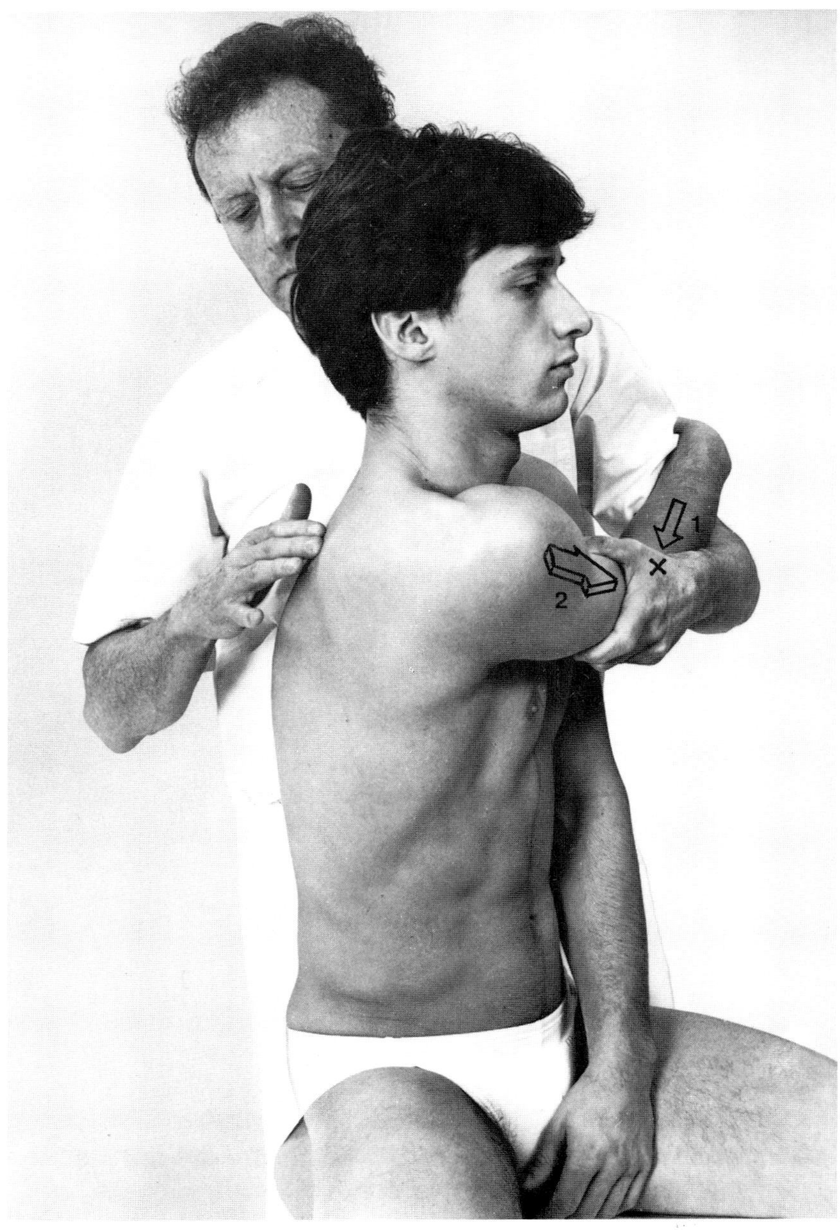

Abb. 87 Postisometrische Relaxationsbehandlung der interskapulären Muskulatur.

Ergänzend zu den bereits beschriebenen Manipulationstechniken am sitzenden Patienten, die hauptsächlich an den kaudaleren Brustwirbelsäulenabschnitten Verwendung finden, soll im Anschluß noch eine Methode vorgestellt werden, die bei Blockierungen aller Art im mittleren und oberen Bereich universell verwendbar ist. Sie beginnt mit einer seitlichen Patientenlage. Die Hände sind im Nacken verschränkt, mit den Ellbogen vor der Brust. Der Therapeut tritt von vorne an den Patienten heran und formt die Kontakthand so, daß Daumen und Zeigefinger ein V bilden und 3. bis 5. Finger in den mittleren und distalen Fingergelenken angebeugt sind.
Die Kontaktnahme mit dieser Hand am kaudalen Wirbel des zu manipulierenden Bewegungssegmentes kann nun in Abhängigkeit von der vorliegenden Art der Blockierung variiert werden.

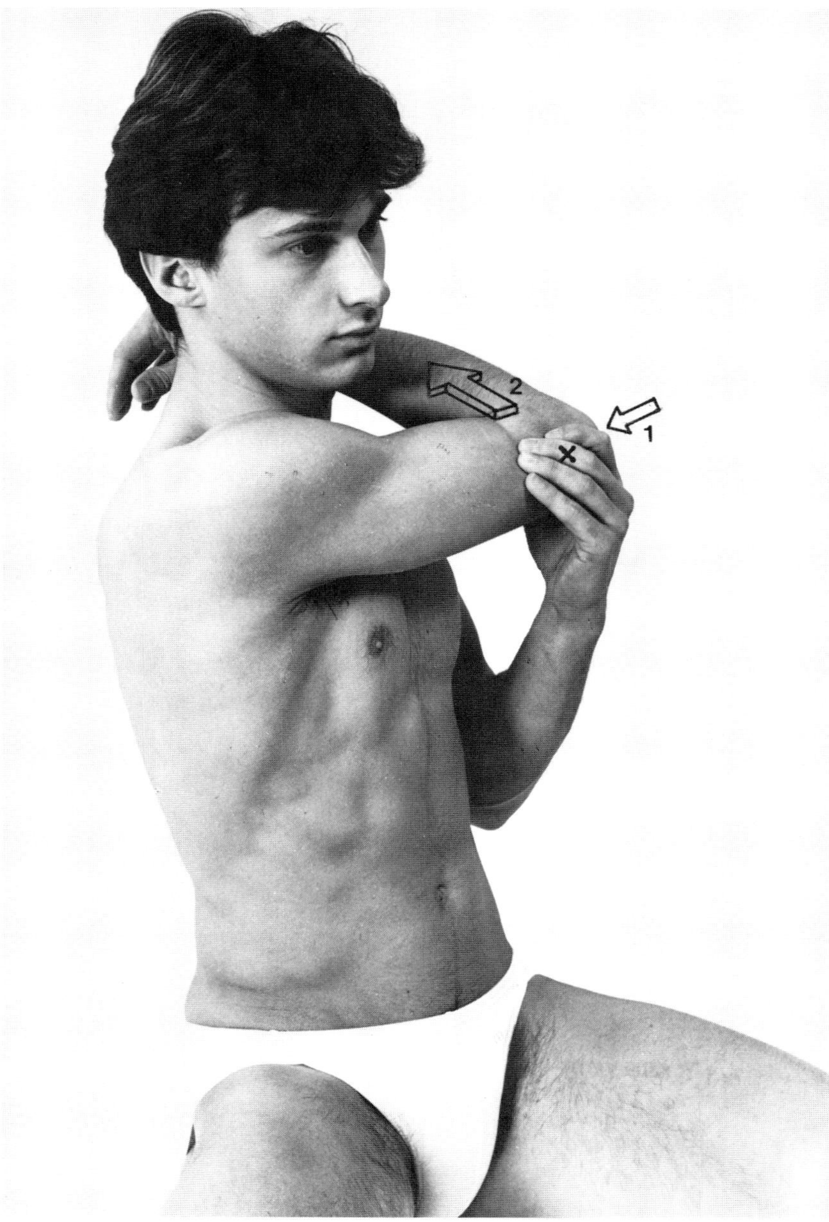

Abb. 88 Selbstbehandlung bei verspannter interskapulärer Muskulatur.

1. Am universellsten wirkungsvoll ist eine *Manipulation in die Retroflexion.* Dazu wird der Patient zuerst mit der kopfwärtigen Führungshand umfaßt, leicht zur gleichen Seite rotiert und die Kontakthand mit dem Mittelfingermittelgelenk und dem Daumengrundgelenk über die Querfortsätze des unteren Wirbels angelegt. Dann rollt der Therapeut den Patient langsam auf den Rücken, auf seine nun darunter liegende Kontakthand und verstärkt mit dem Gewicht seines Oberkörpers die Verspannung im Bewegungssegment. Der Manipulationsimpuls besteht aus einem Druck des Oberkörpers auf die gekreuzten Patientenarme *(Abb. 89, 90, 91, 92, 93, 94).*

2. Will man mit dieser Technik eine *Anteflexionswirkung* erreichen, so muß dazu nur der Manipulationsimpuls in eine gegenüber der Kontakthand mehr kaudaler orientierte Richtung erfolgen *(Abb. 94).*

3. Die umstrittene Notwendigkeit, zusätzlich einen *Rotationseffekt* im Bewegungssegment erzielen zu müssen, läßt sich so berücksichtigen, daß die Kontakthand ulnarwärts abgewinkelt Kontakt nimmt. Dann liegen Daumengrundgelenk und Mittelfingermittelgelenk am oberen bzw. unteren Querfortsatz beider Wirbel. Der Manipulationsimpuls geht gegen die Kontakthand und bewirkt durch die Fingerstellung eine Rotationsvermehrung des oben liegenden Wirbels in Richtung zum Behandler *(Links*rotationseinschränkung = der Therapeut steht *links* vom Patienten) *(Abb. 92).*

7.2.3 Rippenfunktionsstörungen

Störungen im Bereiche der Rippenwirbelgelenke, aber auch jene der chondralen Junktion zum Brustbein, führen häufiger als allgemein angenommen wird nicht nur zu thorakalen Schmerzsyndromen, sondern auch zu mechanisch bedingten Dyspnoeformen. Die entsprechende Diagnostik beruht auf dem Nachweis der Functio laesa in diesen Gelenkabschnitten, die wiederum nur durch verschiedene chirodiagnostische Detailuntersuchungen erfolgen kann.
Besteht eine entsprechende Symptomatik, so können bereits im Anschluß an die im Sitzen vorgenommene Brustwirbelsäulendiagnostik Störungen der Rippenbeweglichkeit zumindest teilweise erfaßt werden.

> Ein Hinweis: Der schmerzhafte Processus xyphoideus kann auf eine funktionsgestörte 7. Rippe hinweisen.

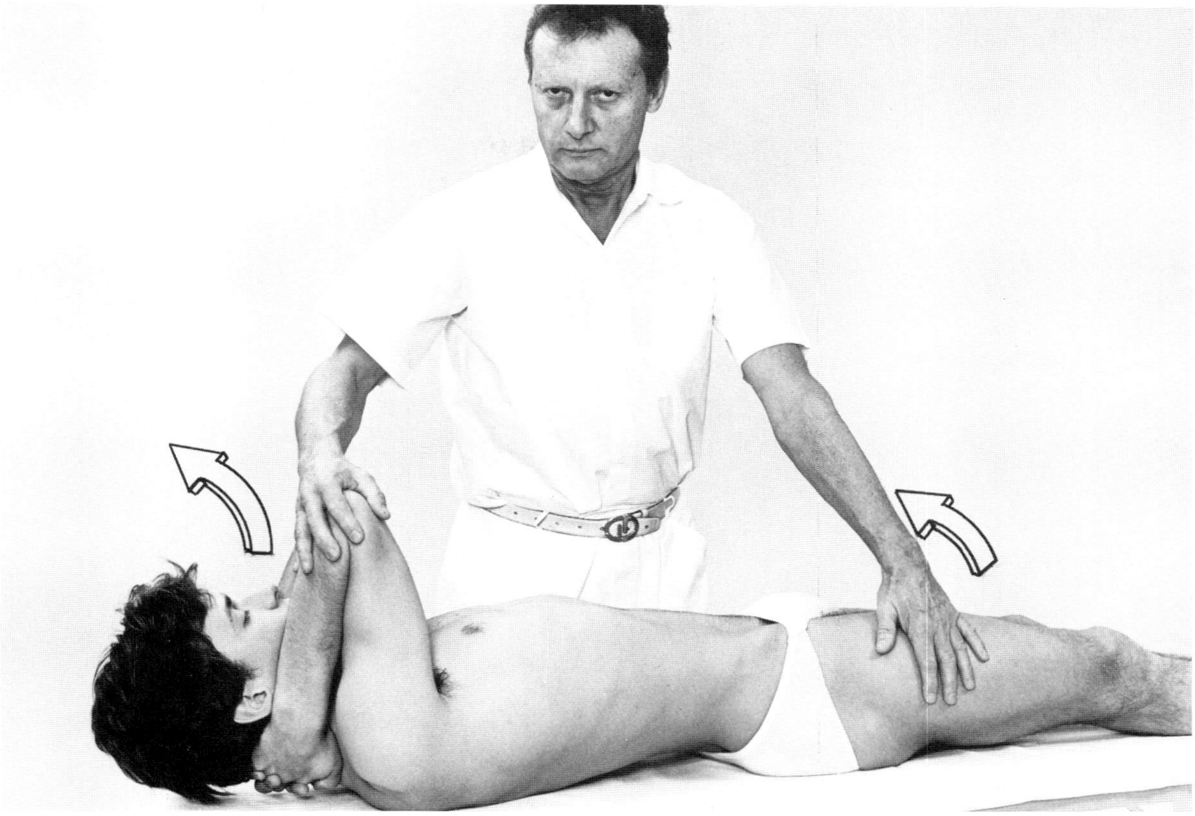

Abb. 89 Universelle Manipulationstechnik für die Brustwirbelsäule – Phase 1. Aus der Rückenlage, mit im Nacken verschränkten Händen, wird der Patient in Seitenlage gedreht.

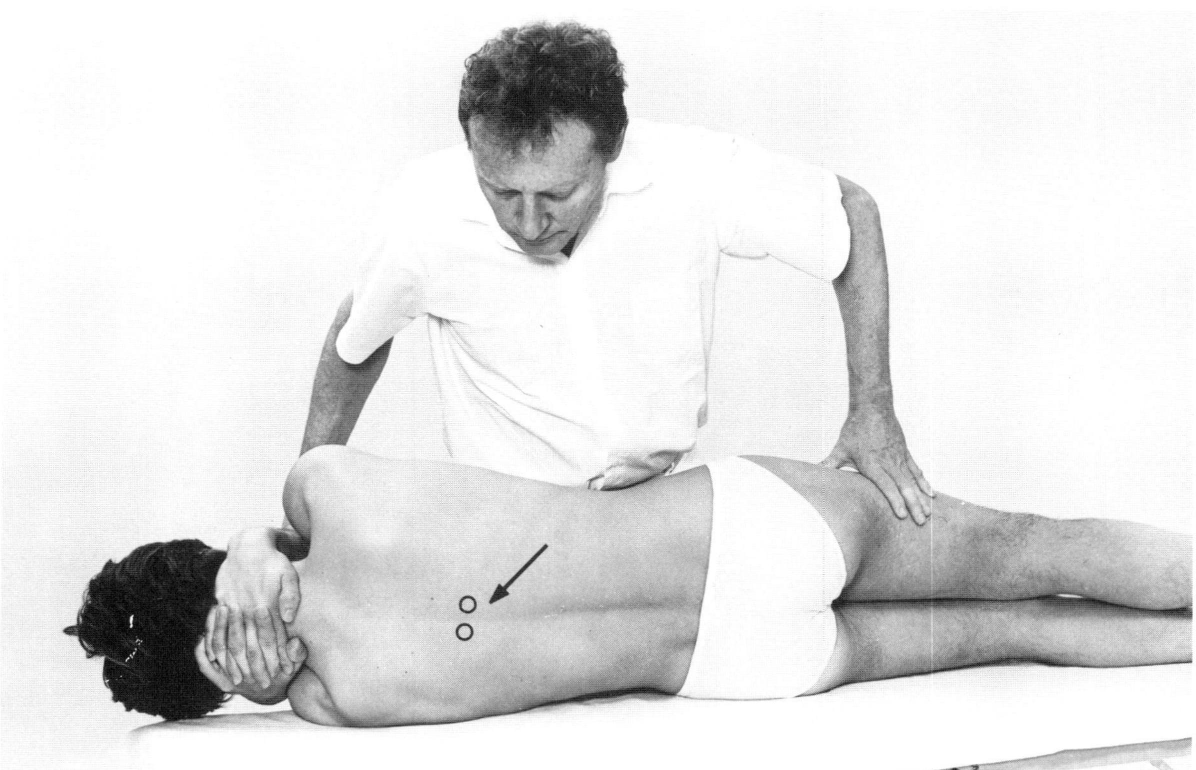

Abb. 90 Phase 2 – In Seitenlage ist das gestörte Segment zur Kontaktnahme bereit.

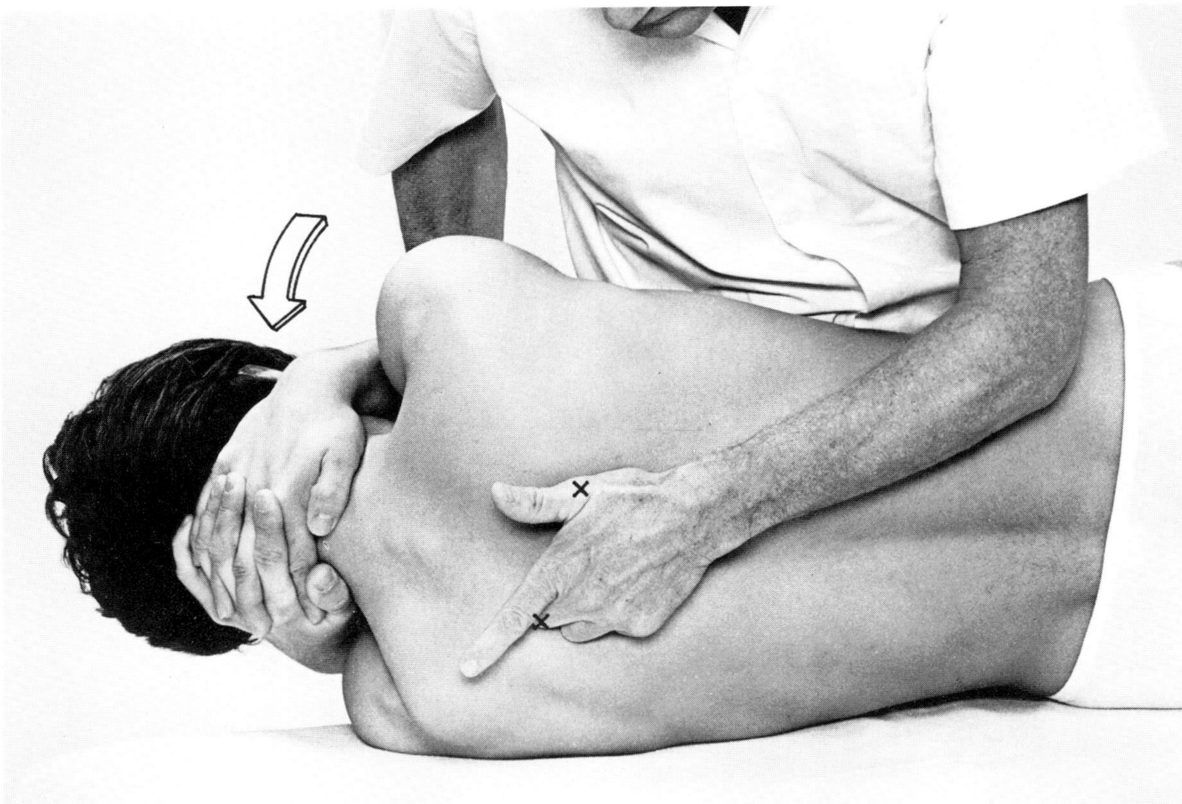

Abb. 91 Kontaktnahme zur Manipulation von Ante- und Retroflexionsblockierungen. Anschließend in Rückenlage zurückdrehen. (Phase 3)

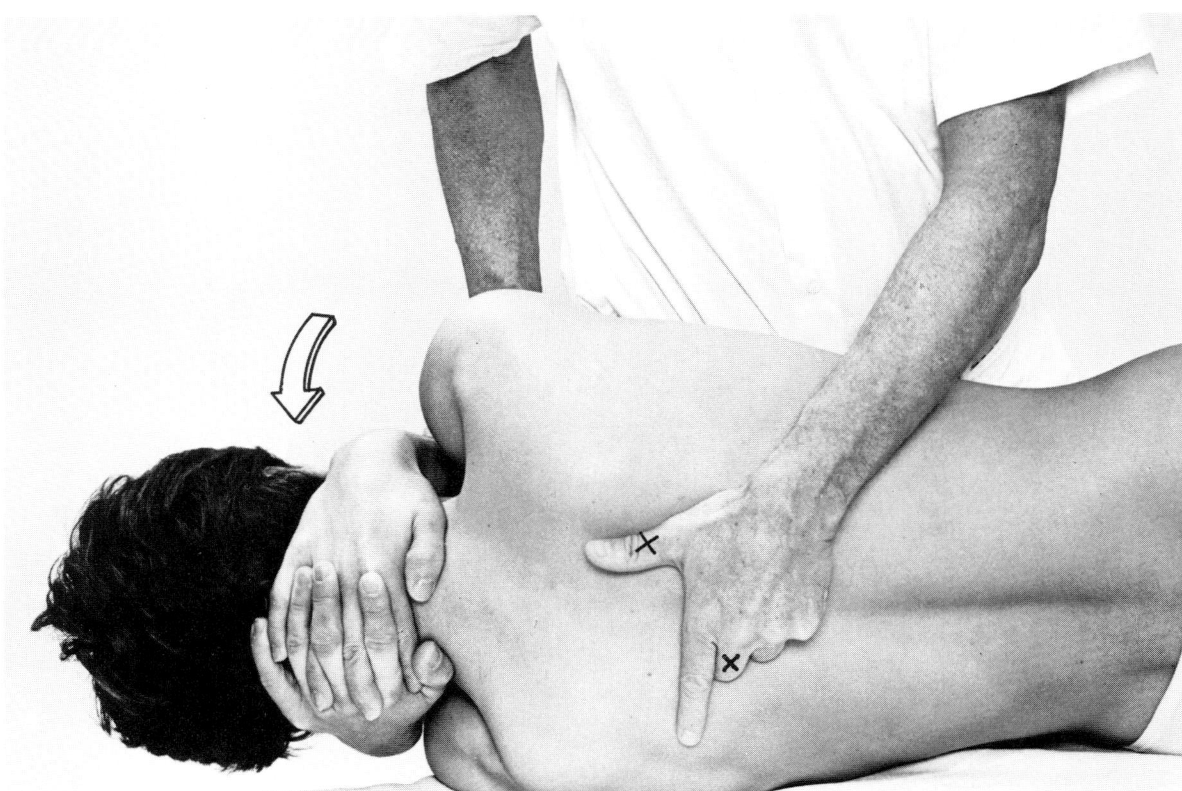

Abb. 92 Kontaktnahme zur Manipulation von Rotationsblockierungen (ulnar abgewinkeltes Handgelenk!). Anschließend in Rückenlage zurückdrehen. (Phase 3)

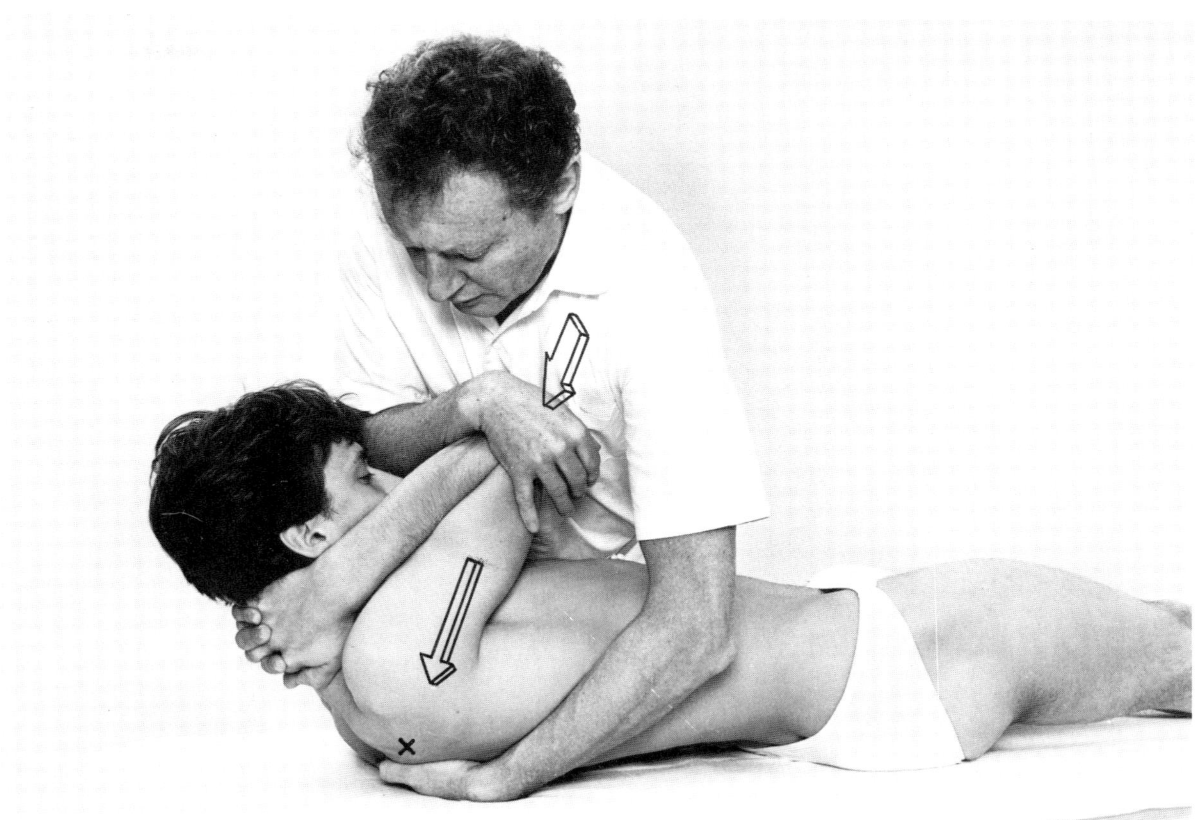

Abb. 93 Zurückrollen des Patienten auf die Kontakthand und Manipulationsimpuls. (Phase 4)

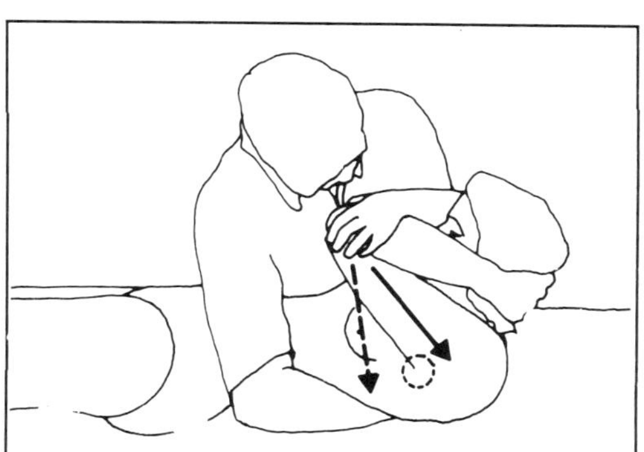

Abb. 94 Richtung des Manipulationsimpulses für Ante- und Retroflexionsblockierungen (aus *Tilscher, H.* u. *Eder, M.:* Lehrbuch der Reflextherapie).

7.2.3.1 Rippenuntersuchungs- und Behandlungstechniken am sitzenden Patienten

Der Untersucher tritt seitlich und kontralateral zur vermuteten Störungsseite zum Patient und umfaßt den mit der Hand im Nacken liegenden Patientenarm von ventral in der Ellbogengegend. Mit ein oder zwei Palpationsfingern der anderen Hand, die im Bereiche der hinteren Axillarlinie flach in den zu prüfenden Interkostalräumen zu liegen kommen, kann nun die atemsynchrone Beweglichkeit der Rippen getestet werden. Verdeutlicht wird dieser Ablauf, wenn dabei der Patient durch Zug über den Ellbogenkontakt zum Untersucher hingeneigt wird. Da die Gesamtposition von Arzt und Patient an das Bild eines Harfenspielers erinnert, wird diese Untersuchungstechnik nach ihrem »Erfinder« als *Terrier'sche Harfe* bezeichnet.

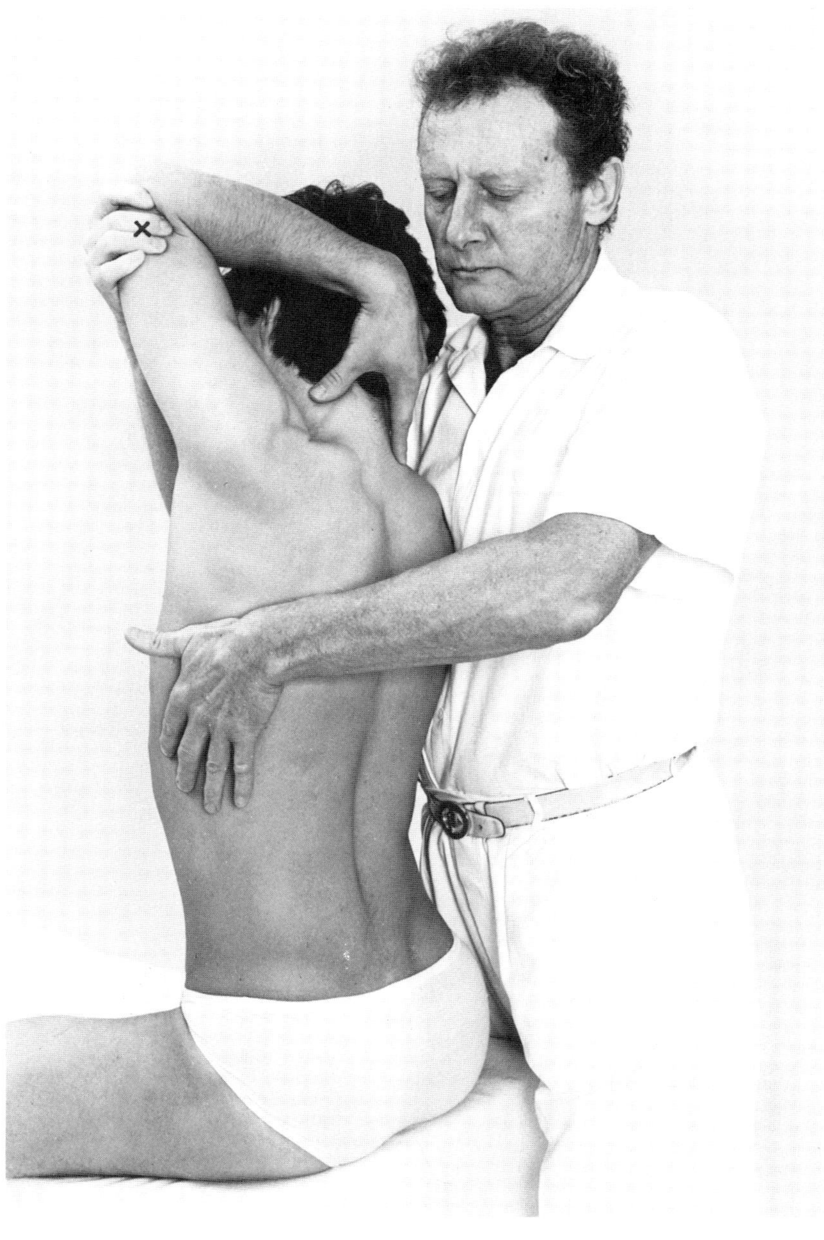

Abb. 95 Terrier'sche Harfe – Testung der mittleren und unteren rückwärtigen Rippenpartien.

Die Technik eignet sich besonders zur Beurteilung der mittleren und unteren rückwärtigen Rippenpartien *(Abb. 95).*
Aus der gleichen Ausgangsposition läßt sich auch die *Testung der oberen Rippenwirbelgelenke* bewerkstelligen. Die Palpationsfinger liegen dann allerdings zur Beurteilung des Gelenkspiels direkt paravertebral über den Gelenken und die Führungshand gibt über Ellbogenkontakt nach dorsal gerichtete Druckimpulse *(Abb. 96).*

Funktionsstörungen der 1. Rippe (ev. bis zur 5. Rippe) kommen auch als pathogenetischer Faktor von Schulter-Arm-Syndromen und bei chronischen Kopfschmerzen in Frage.

Zur *Testung der ersten Rippe,* die eine Sonderstellung einnimmt, werden zwei Methoden verwendet, deren Aussagen sich ergänzen.

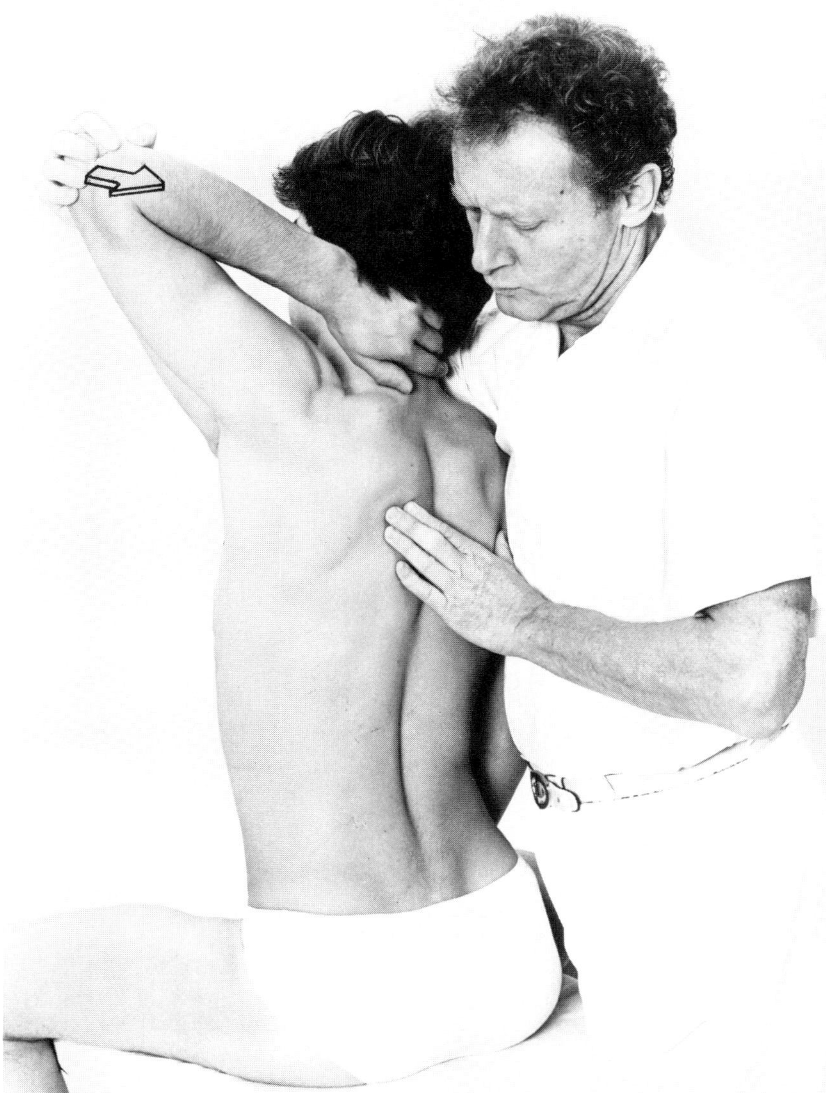

Abb. 96 Testung der oberen Rippenwirbelgelenke.

Einmal wird dazu der Kopf um 45 Grad von der zu prüfenden Seite wegrotiert und zur Testseite hin in maximale, rechtwinkelig zur Sagittalebene ausgerichtete Seitneigung gebracht. Die andere Hand bildet dabei mit der Zeigefingerkante im Bereich der ersten Rippe ein Hypomochlion. Verglichen wird der Ausschlag nach beiden Seiten und der Anschlag bzw. das federnde Endgefühl am Bewegungsende *(Abb. 97)*.
Bei der zweiten Methode soll der Kopf um 45 Grad zur Prüfungsseite rotiert stehen, wobei diese Kopfstellung durch ein Abstützen mittels Unterarm und Hand des Untersuchers eine Absicherung erfährt. Die Zeigefingerkante der

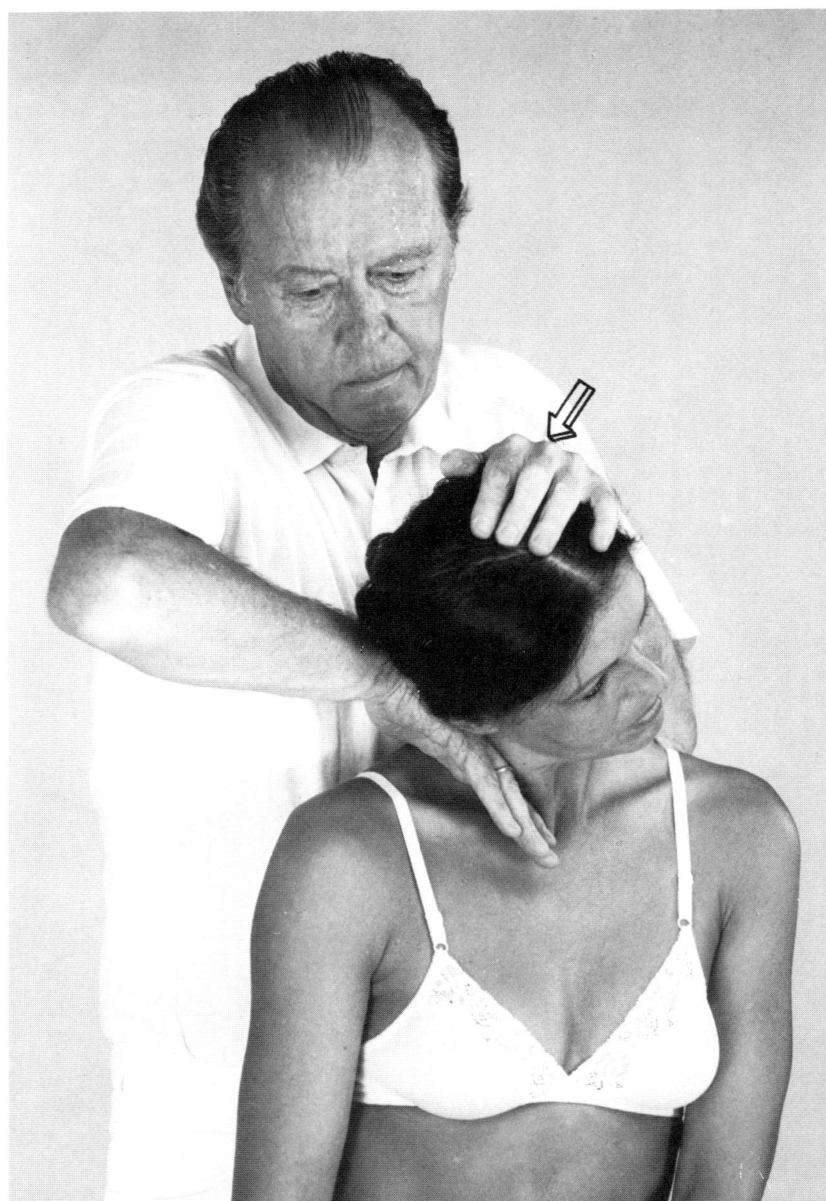

Abb. 97 Testung der 1. Rippe

Impulshand nimmt Kontakt über der ersten Rippe und prüft durch rhythmischen Druck, der von ventral-kranial nach dorsal-kaudal der anderen Seiten (in Richtung gegenüberliegende Hüfte) gerichtet sein muß, das Funktionsverhalten der ersten Rippe *(Abb. 98).*
Diese Prüfungsvariante führt wiederum direkt in den therapeutischen Bereich, da eine wiederholte Ausführung der *Testbewegung als Mobilisation* wirkt. Bei nicht so ausgeprägten Blockierungen kann die Manipulation der ersten Rippe ebenfalls in analoger Weise über eine rasche impulsartige Drucksteigerung der Mobilisationsbewegung ausgeführt werden.

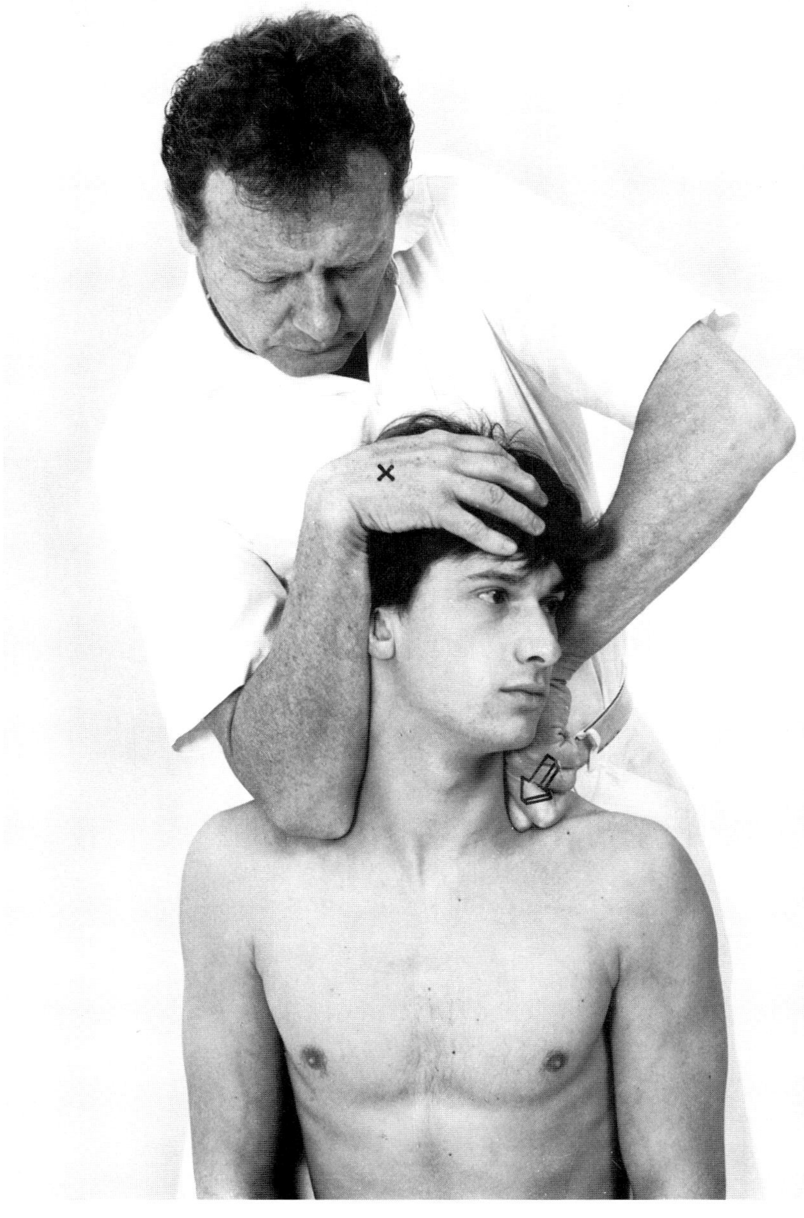

Abb. 98 Testung der 1. Rippe – Modifikation und gleichzeitig Ausgangsposition zur Mobilisation.

7.2.3.2 Rippenuntersuchungs- und Behandlungstechniken am liegenden Patienten

Die *Mobilisation der ersten Rippe* ist auch in *Rückenlage* möglich: kopfwärts des Patienten stehend, werden Kopf und Hals mit einer Hand gehalten, die andere Hand nimmt mit der Radialseite des Zeigefingers kaudalwärts gerichteten Kontakt auf der ersten Rippe. Der Unterarm dieser Hand steht rechtwinkelig zu Rippe und wird mit dem Ellbogen an der Hüfte abgestützt. Durch Schub mit dem Becken und Kraftübertragung auf Unterarm und Kontaktfinger gelingt die Mobilisation *(Abb. 99).* Ergänzend wäre dazu eine Isometricvariante anzugeben, die sich aus einer isometrischen Aktivierung des Kopfes zur Störungsseite gegen den Widerstand der Hand am Hinterhaupt und vorgestellten Mobilisationsschub in der Entspannungsphase zusammensetzt *(Abb. 99).*

Am liegenden Patienten, und zwar wiederum in Rückenlage, läßt sich die Rippenfunktion der zweiten bis fünften Rippe dadurch beurteilen, daß über vergleichenden *Tastkontakt in der Medioklavikularlinie der Interkostalräume* beider Seiten die atemsynchrone Rippenbewegung beurteilt wird *(Abb. 100, 101).*

Die vorderen oberen Rippen können in gleicher Vorgangsweise über Gegenhalt und Verstärkung der Atembewegung sowohl exspiratorisch als auch inspiratorisch behandelt werden. Dazu empfiehlt es sich, mit flach in den Interkostalraum eingelegtem Daumen Widerstand zu geben. Je nachdem, ob die exspiratorischen oder inspiratorischen Bewegungsabläufe gestört sind, müssen die kaudale oder die kraniale Rippe in der gegensinnigen Atemphase fixiert werden *(Abb. 100).*

In Seitenlage des Patienten - die Prüfungsseite schaut nach oben -, wird nun der hochgestreckte Patientenoberarm umfaßt und an diesem ein kranialwärts gerichteter leichter Zug ausgeübt. Die Palpationsfinger liegen im Bereich der mittleren Axillarlinie in den zu prüfenden Interkostalräumen. Ohne weiteren Zug am Patientenarm werden respiratorische Spreizung und nachfolgendes Zusammenrücken der Rippen untersucht. Diese Methode eignet sich speziell zur *Beurteilung der seitlichen unteren Rippenpartien (Abb. 102).*

Zur Behandlung dient wiederum die zur Testung vorgesehene Einstellung und das gerade angeführte Vorgehen.

Abschließend kann dann noch in Bauchlage, wenn dies nicht schon bei der entsprechenden Untersuchung der Brustwirbelsäule ausgeführt wurde, *das federnd-elastische Nachgeben der Rippenpartien beider Seiten* ausgetestet werden. Der Untersucher steht dabei am Kopfende des Untersuchungstisches und erteilt über die flach am Thorax aufgelegten Hände - die Finger weisen entsprechend dem Rippenverlauf nach außen und unten -, kurze druckartige Impulse auf die Rippen *(Abb. 103).*

Einseitig ausgeführt, dient ein modifizierter Test zur Beurteilung des federnden Nachgebens von Einzelrippen. Dabei wird die kontralaterale Thoraxseite durch eine paravertebral abstützende Hand vom Mitbewegen ausgeschlossen, während mit der Ulnarkante der anderen Hand federnde Impulse auf zu überprüfende Einzelrippen ausgeübt werden. Rippenwirbelgelenkblockierungen lassen sich solcherart gleich erfolgreich mobilisieren *(Abb. 104 a, b).*

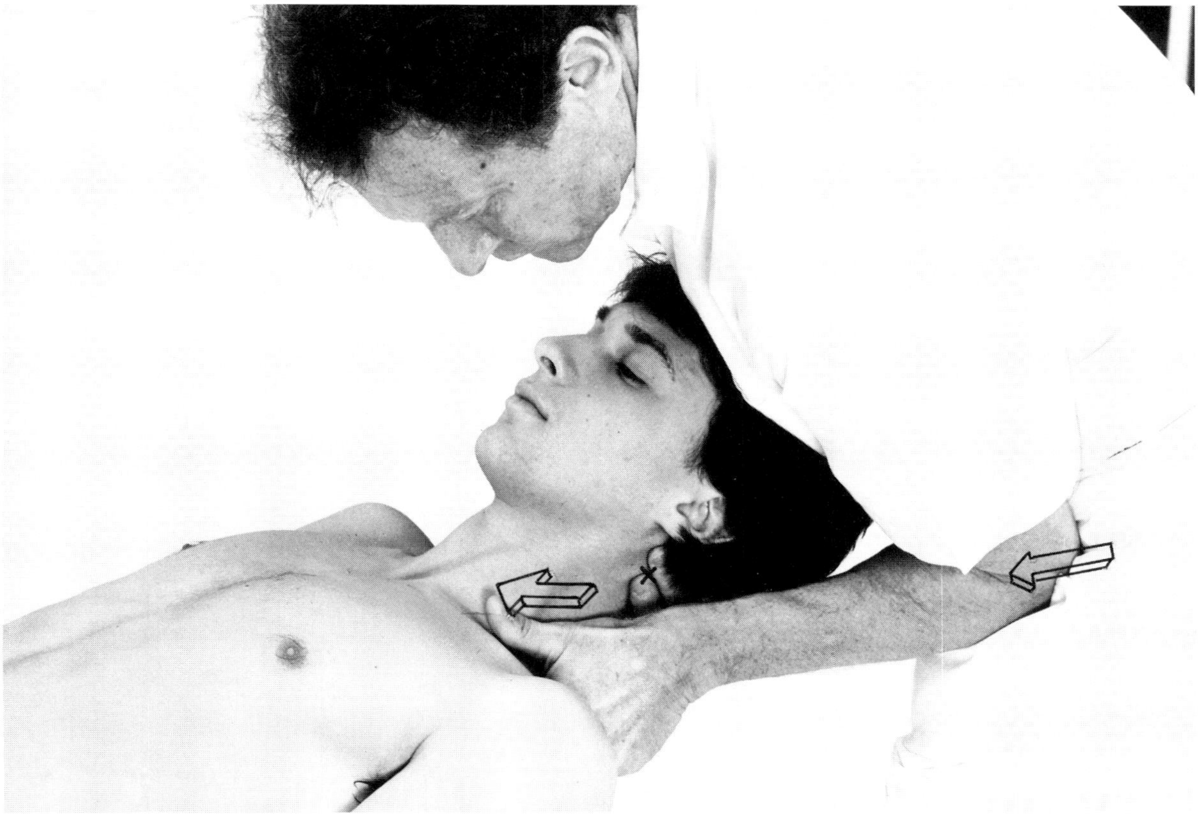

Abb. 99 Mobilisation der 1. Rippe in Rückenlage.

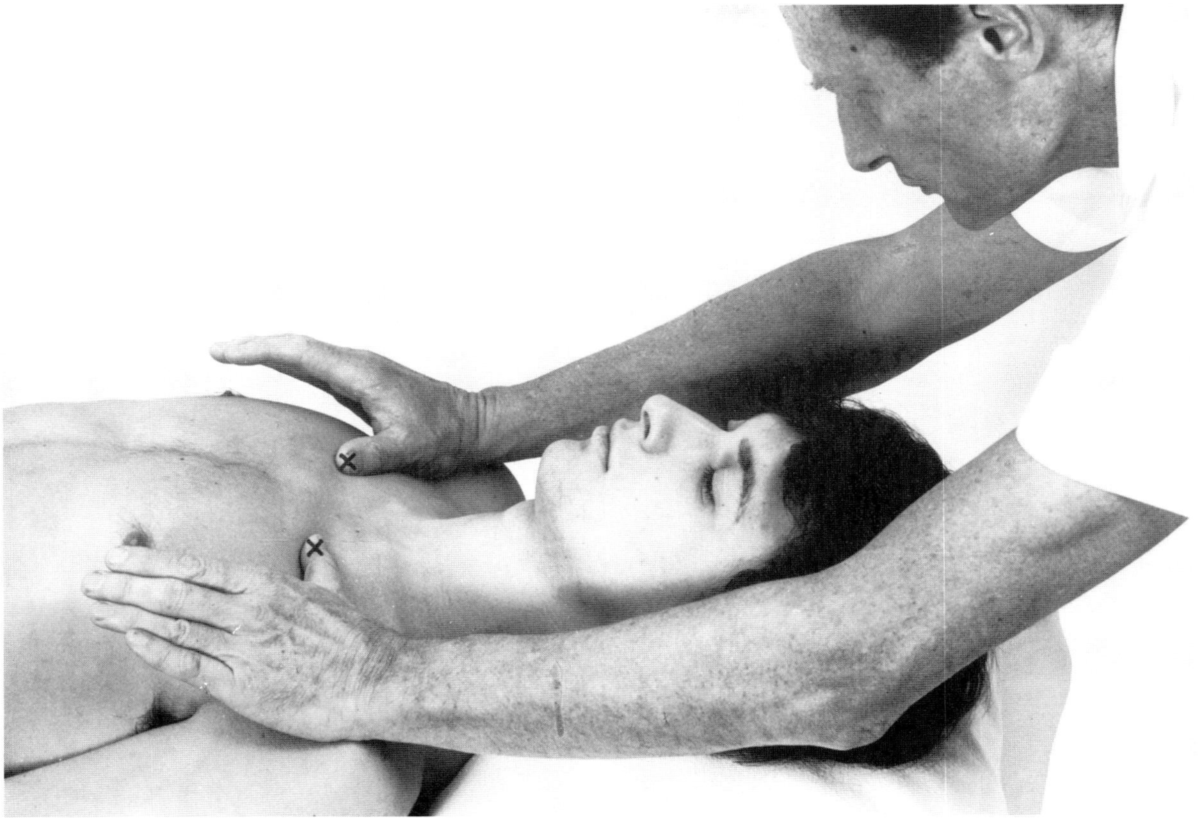

Abb. 100 Testung der Rippenbeweglichkeit (2.–5. Rippe ventral) – Ausgangsposition zur Mobilisation.

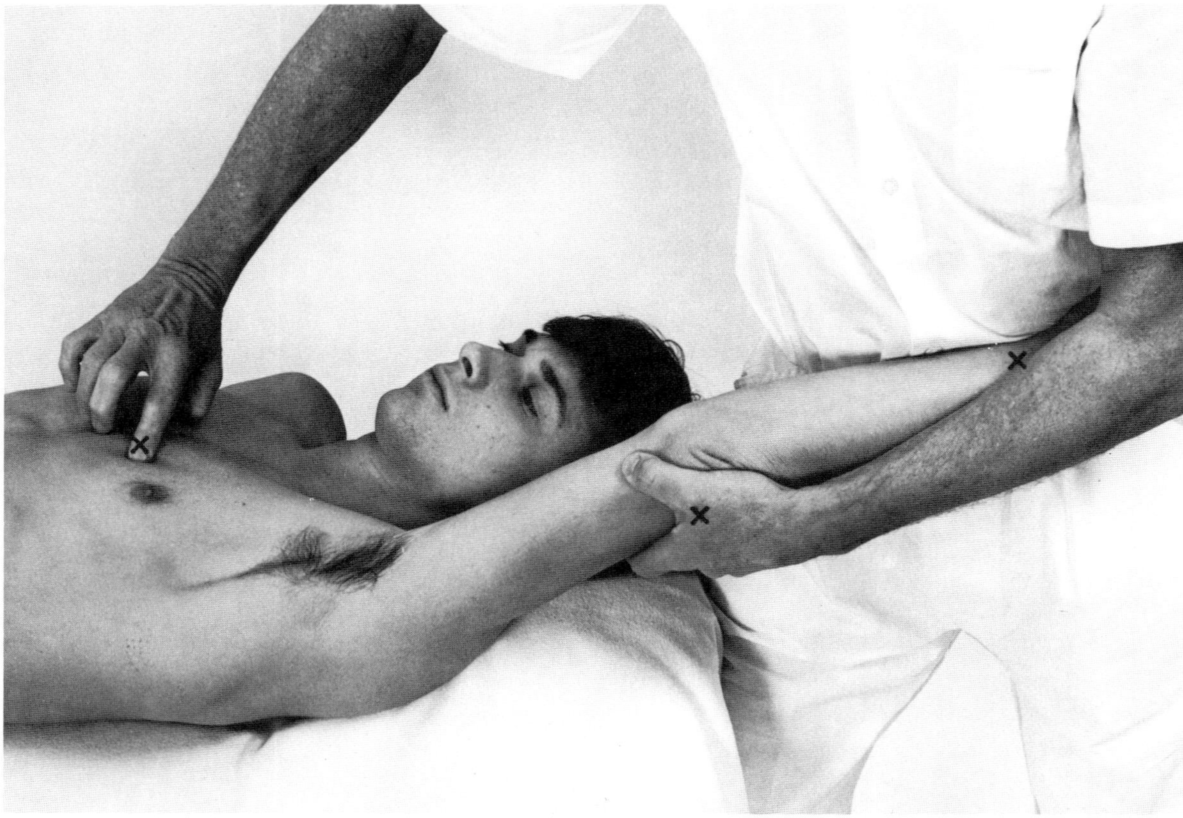

Abb. 101 Zusätzliche Überprüfung der vorderen oberen Rippen – der interkostal liegenden Tastfinger fühlt die Atembewegung der Rippen.

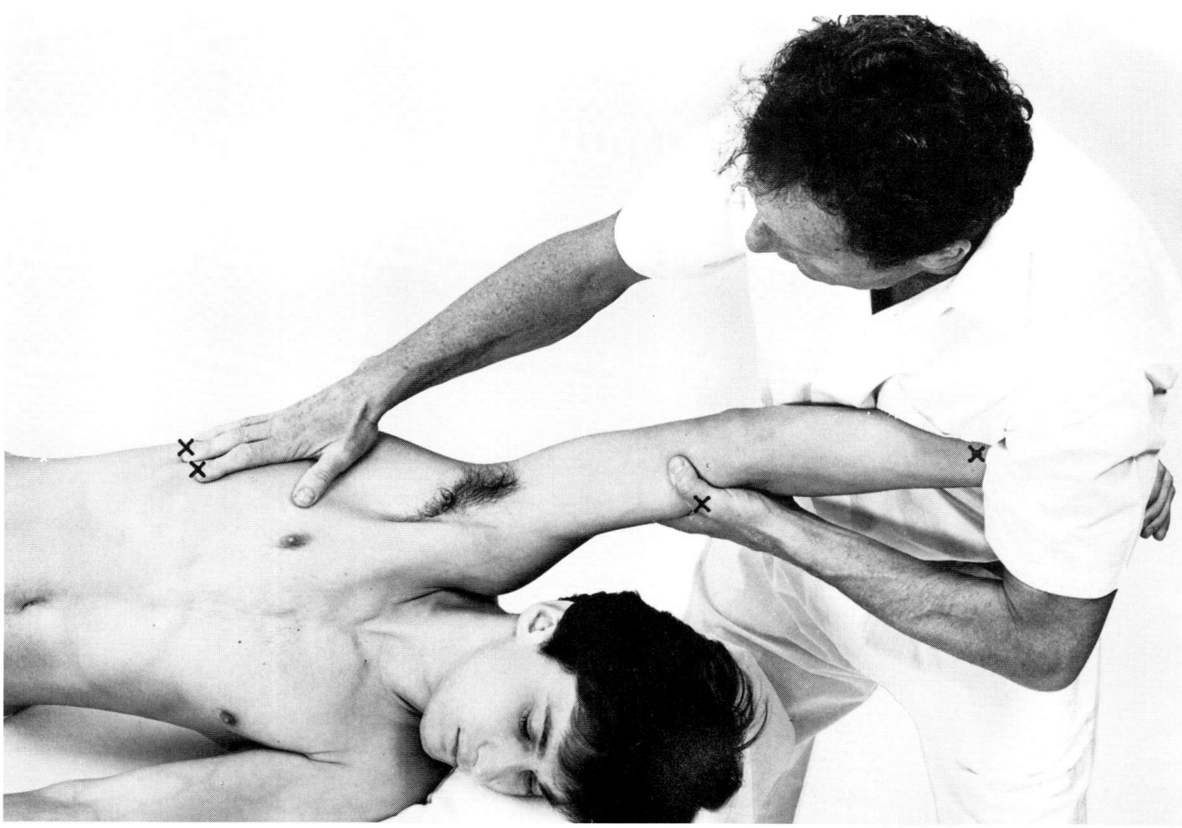

Abb. 102 Testung der seitlichen unteren Rippenpartien.

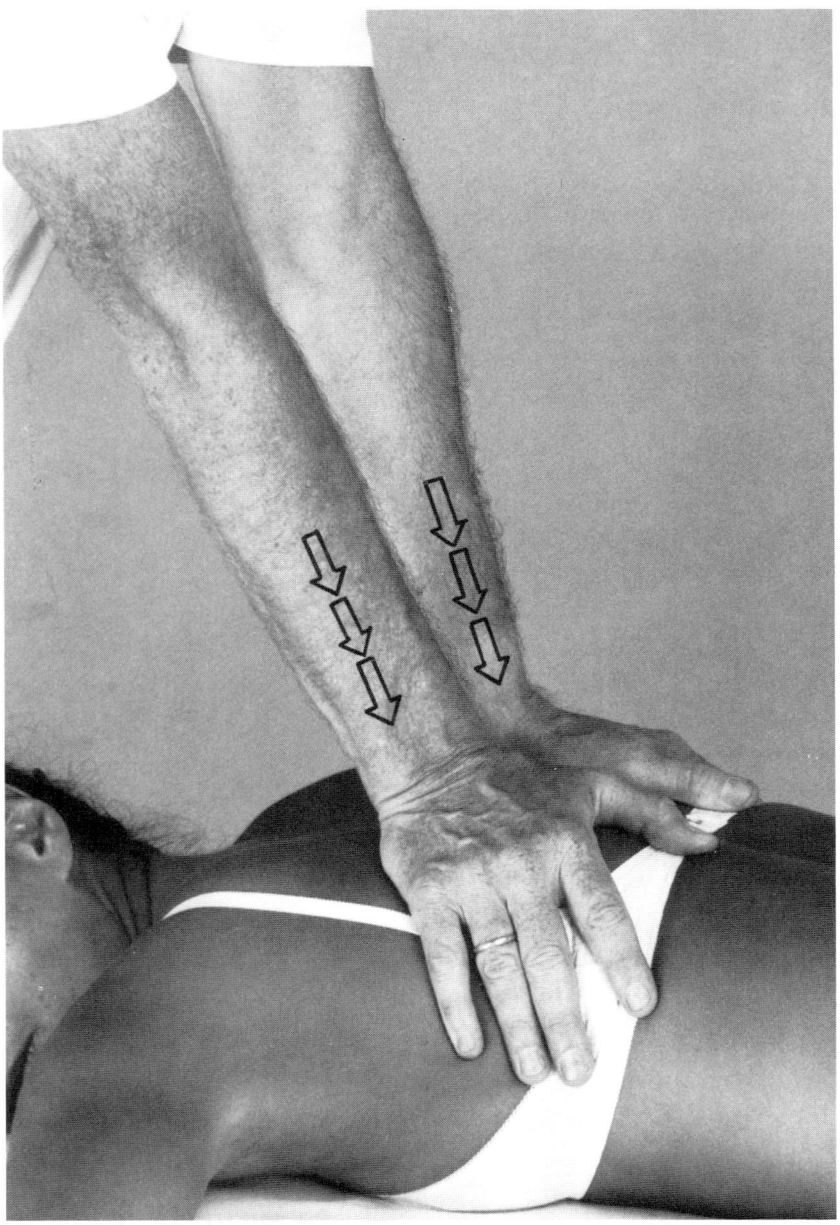

Abb. 103 »Federn« der Rippen – Seitenvergleich!

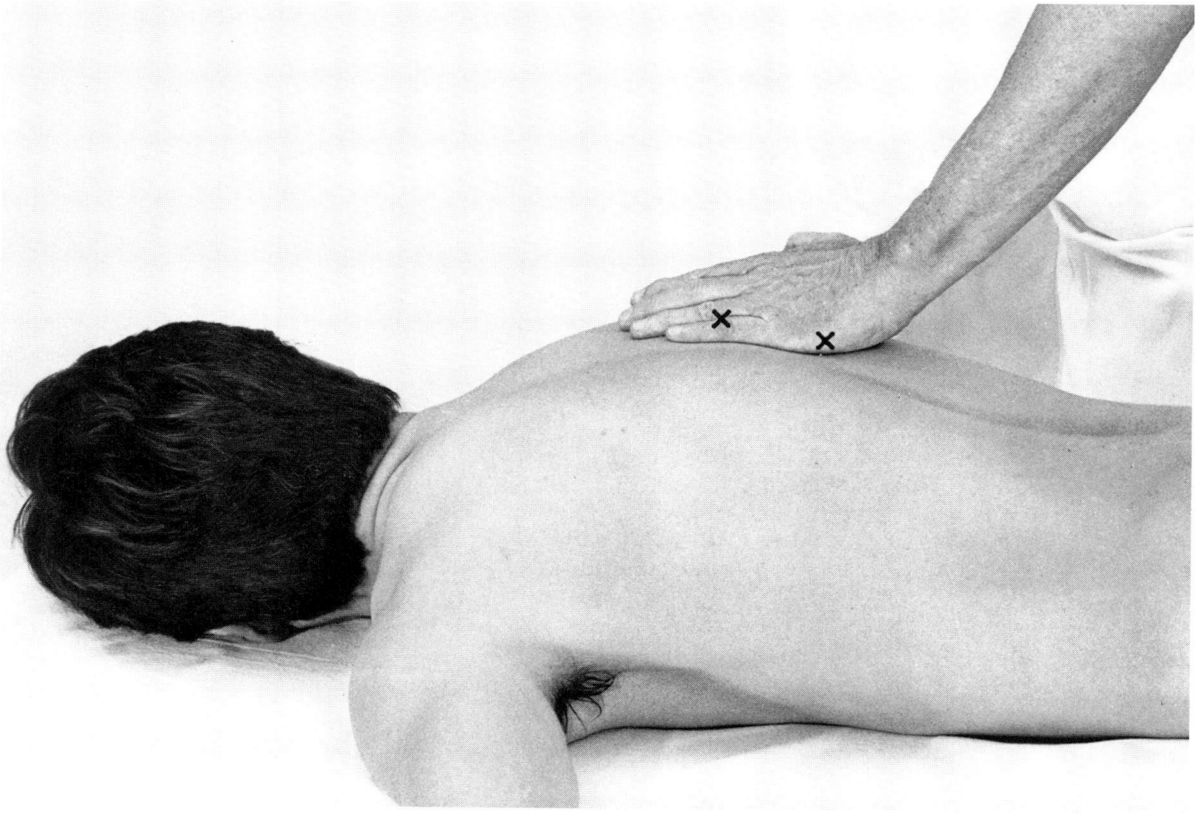

Abb. 104 a Einseitiges Federn von Einzelrippen, Testung und Mobilisation.

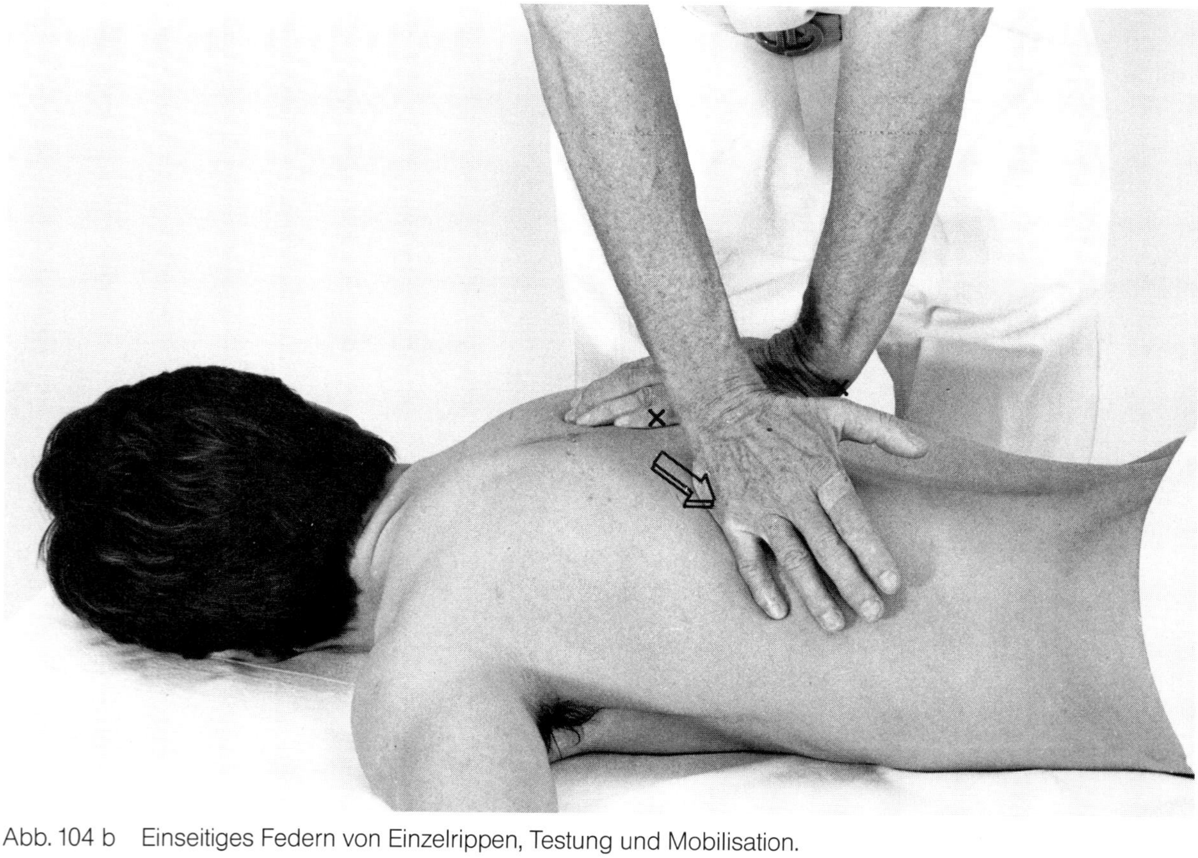

Abb. 104 b Einseitiges Federn von Einzelrippen, Testung und Mobilisation.

Aus der zuletzt beschriebenen Federungsmobilisation kann gegebenenfalls ohne Griffänderung die *postisometrische Relaxationsbehandlung* zur Ausführung kommen. Die Rippe wird dazu lediglich am gegebenen größten Exkursionsanschlag der Exspiration während der Inspiration mit der Handkante fixiert und in der nächsten Exspirationsphase neuerlich in dieser Bewegung gefördert. Mehrmaliges Wiederholen ist erforderlich.
Zur Manipulationsbehandlung von Rippenwirbelgelenkblockierungen eignet sich ferner jene universelle Technik, die bereits für die Behandlung von Wirbelgelenkblockierungen der Brustwirbelsäule beschrieben wurde. Eine Variation ist nur insofern erforderlich, als zum Gelenkkontakt der im Endgelenk maximal angewinkelte Daumen dient, der so angelegt wird, daß er am Tuberculum costae Gegenhalt findet *(Abb. 105 a, b, c).*

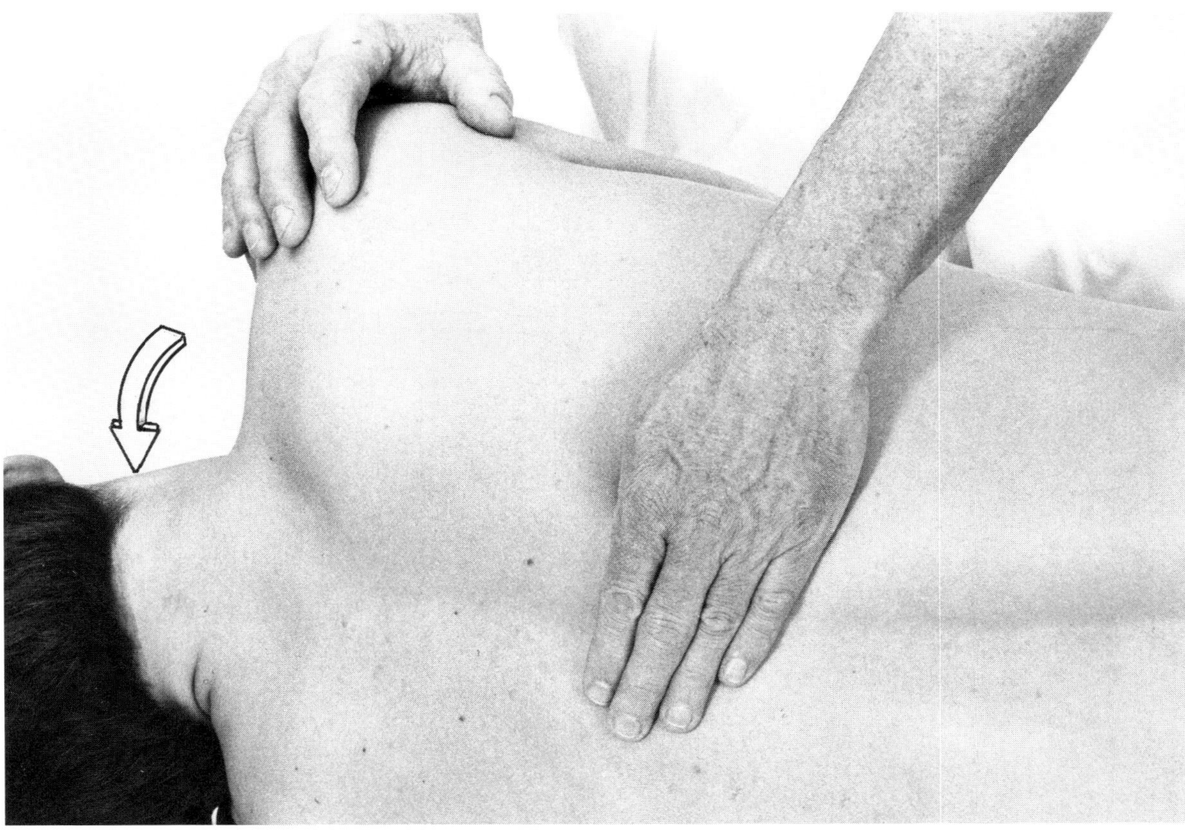

Abb. 105 a Manipulation der Rippenwirbelgelenke mit der BWS-Universaltechnik – der angewinkelte Daumen liegt am Tuberculum costae.

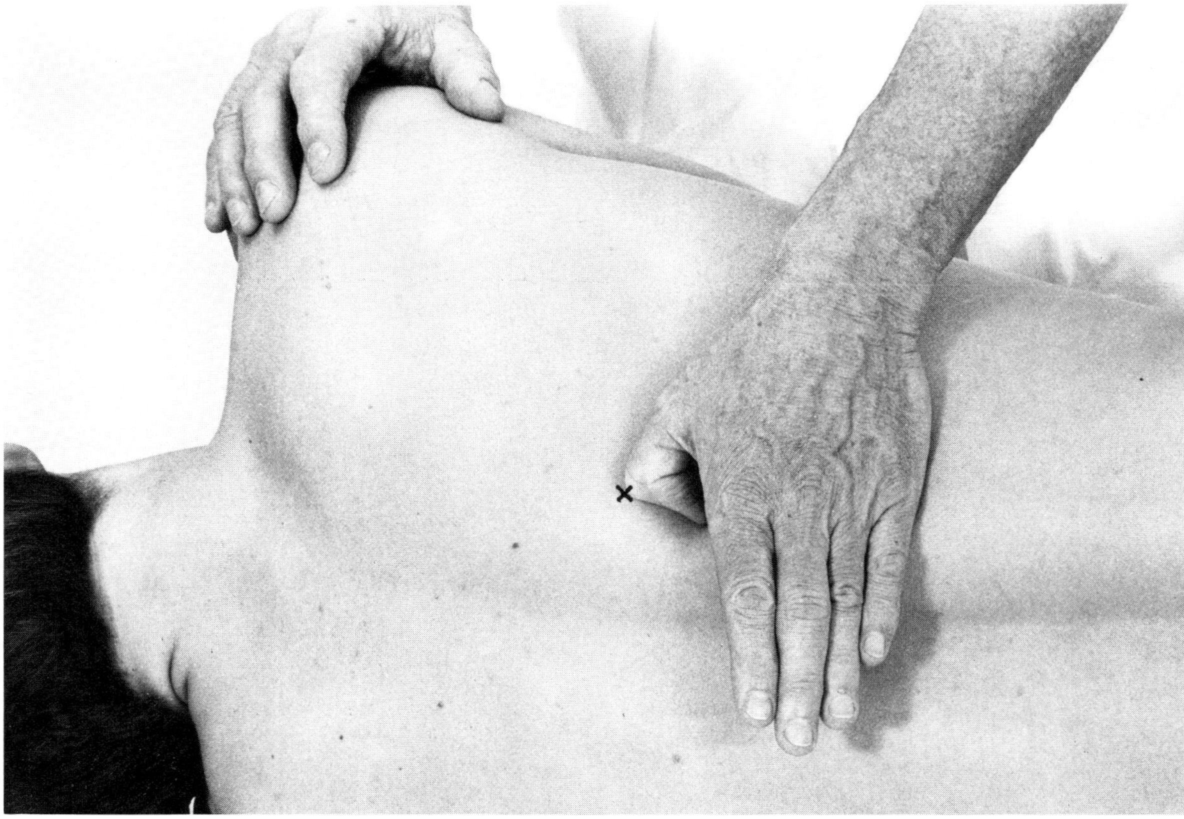

Abb. 105 b) Abdecken des Kontaktpunktes mit der flachen Hand. Zurückdrehen in Rückenlage.

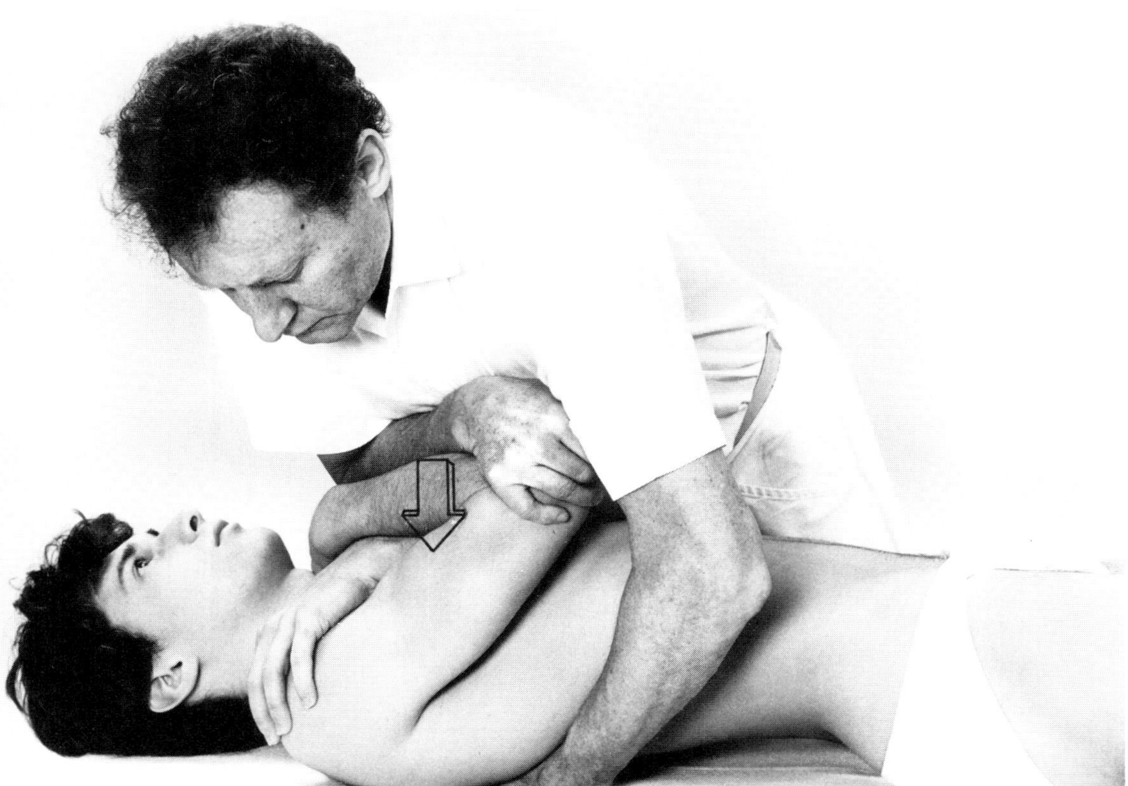

Abb. 105 c) Manipulationsimpuls.

7.3 Der zervikothorakale Übergang

Die Betrachtung einzelner Wirbelsäulenregionen darf an und für sich niemals als solitärer, regional beschränkter Vorgang angesehen werden, da einerseits die Wirbelsäule als ganzes eine funktionelle Einheit bildet, andererseits in den einzelnen Übergangsregionen die geänderten funktionsmechanischen Gegebenheiten der Nachbarregion das Bild mitbestimmen. Diese Überlegungen treffen in besonders hohem Maße für die obere Brustwirbelsäule und die untere Halswirbelsäule zu, ein Abschnitt, der als zervikothorakaler Übergang bezeichnet wird und der die Segmente von C6 bis D3 umfaßt.

Übergangsabschnitte weisen immer eine höhere Störanfälligkeit auf.

In noch höherem Maße wie in der Brustwirbelsäule müssen bei Funktionsstörungen des zervikothorakalen Übergangs reflektorische Wechselwirkungen zwischen Wirbelsäule und Organen berücksichtigt, bzw. ausgeschlossen werden. Im Zusammenhang sei als Beispiel an die kardiovertebralen Syndrome erinnert, wobei das primäre Reizgeschehen sowohl organisch als auch vertebral bedingt sein kann.

7.3.1 Die Untersuchung und Behandlung des zervikothorakalen Übergangs

Da die aktive und passive Beweglichkeitstestung integraler Anteil der Brustwirbelsäulen- und Halswirbelsäulenuntersuchung ist, beschränkt sich hier das Interesse auf:

die segmentale Beweglichkeitsprüfung.

Eine Hand am Scheitel des sitzenden Patienten führt Kopf und Halswirbelsäule in den üblichen Bewegungsebenen gegen den interspinös plazierten Tastfinger, der Bewegungsausmaß und Endgefühl beurteilt.
Einen besseren Einblick in die Funktionstüchtigkeit des Gelenkapparates dieser Region erhält man aber über die *Testung des translatorischen Gleitens.* Die mittels Wickelgriff umfaßte Halswirbelsäule *(Abb. 106)* wird dazu leicht dorsalwärts parallel verschoben, so daß der jeweils obere Wirbel auf seinem kaudalen Partner zu einem zarten Dorsalgleiten (translatorisches Gleiten) gelangt. Der interspinös liegende Tastfinger der anderen Hand erfaßt diese Gleitbewegung bzw. deren Fehlen als Ausdruck einer segmentalen Funktionssstörung *(Abb. 107).*

Der »Wickelgriff« ist die effektivste Methode zur Behandlungsführung und Abstützung der Halswirbelsäule. Er unterstützt und/oder ersetzt die sogenannte Verriegelung der kranial des Behandlungsabschnittes liegenden Segmente. Dazu wird der Kopf so umfaßt, daß das Gesicht in der Ellenbeuge des Behandlers liegt, sein Unterarm und Handgelenk bedecken die seitliche Kieferregion sowie das Ohr, ulnare Handkante und Kleinfinger fixieren den jeweiligen kranialen Wirbelbogen des Bewegungssegmentes.

Die translatorische Gleittestung kann des weiteren nicht nur in der Sagittalebene, sondern auch in der Frontalebene, also über transversale Impulse, zur Ausführung kommen.
Dazu wird wieder mittels Wickelgriff der Kopf so gehalten, daß die Hand das Hinterhaupt bzw. die Halswirbelsäule umfaßt und die Ulnarkante mit dem kleinen Finger den oberen Wirbel fixiert. Die Fixierung des kaudalen Wirbels erfolgt durch Gabelgriff (Daumen – Zeigefinger) der anderen Hand. Durch transversalen Zug am kranialen Wirbel in Richtung zum Untersucher und unter gleichzeitiger leichter Traktion wird das zu testende Gleiten in den jeweiligen Bewegungssegmenten beurteilt.

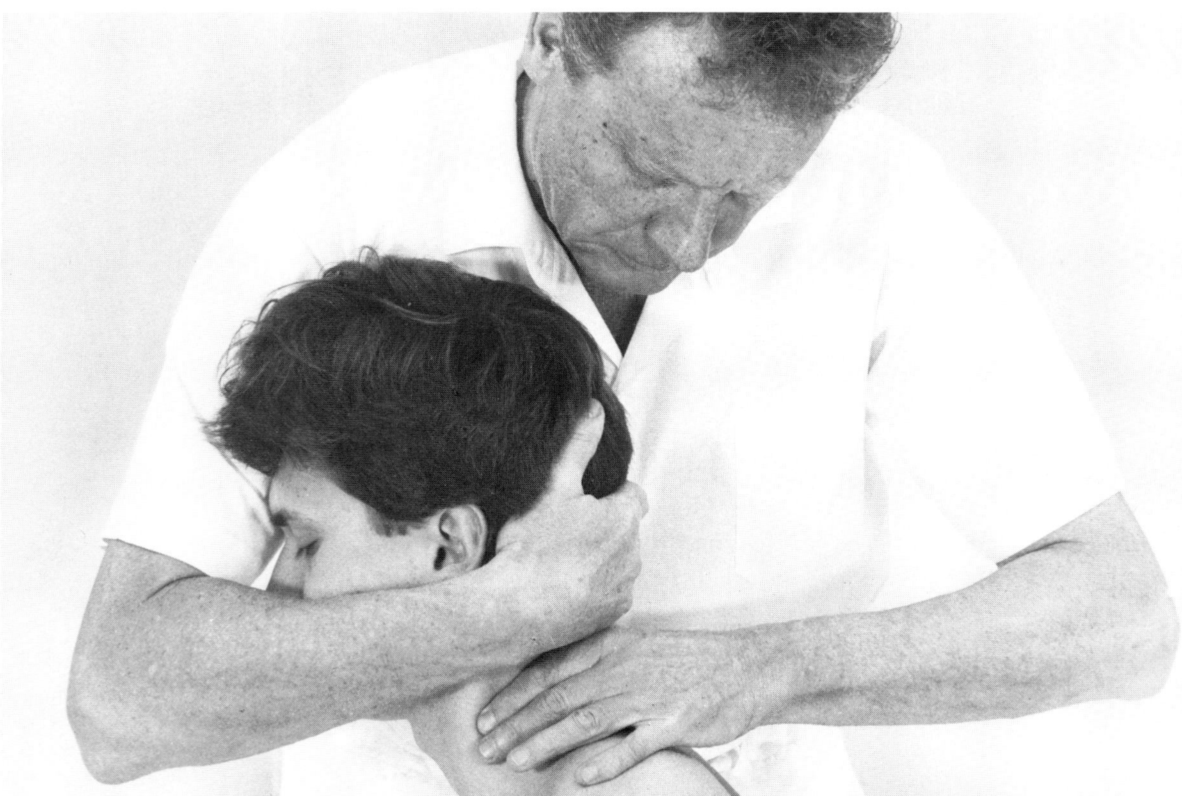

Abb. 106 »Wickelgriff«.

In analoger Weise lassen sich diese Tests in Seitenlage des Patienten ausführen. Dabei steht der Untersucher vor dem Patienten und lagert dessen Kopf auf seinen Unterarm. Der übrige Vorgang entspricht den bereits dazu getroffenen Ausführungen. Diese traktorischen Tests sind gleichermaßen auch in den darüberliegenden Halswirbelsäulenabschnitten einsetzbar *(Abb. 108)*.
Aus beiden Untersuchungspositionen heraus lassen sich bei unveränderter Handhaltung wirkungsvolle Mobilisationen ausführen. Unter Traktion am kranialen Wirbel kann dieser gegen den fixierten kaudalen um alle Bewegungsachsen mobilisiert werden *(Abb. 109)*.
Für die Manipulationsbehandlung des zervikothorakalen Übergangs, das heißt für dessen thorakalen Anteil, eignen sich die bereits beschriebenen Techniken der *Brustwirbelsäulenmanipulation in Rückenlage (Abb. 89 - 94)*.

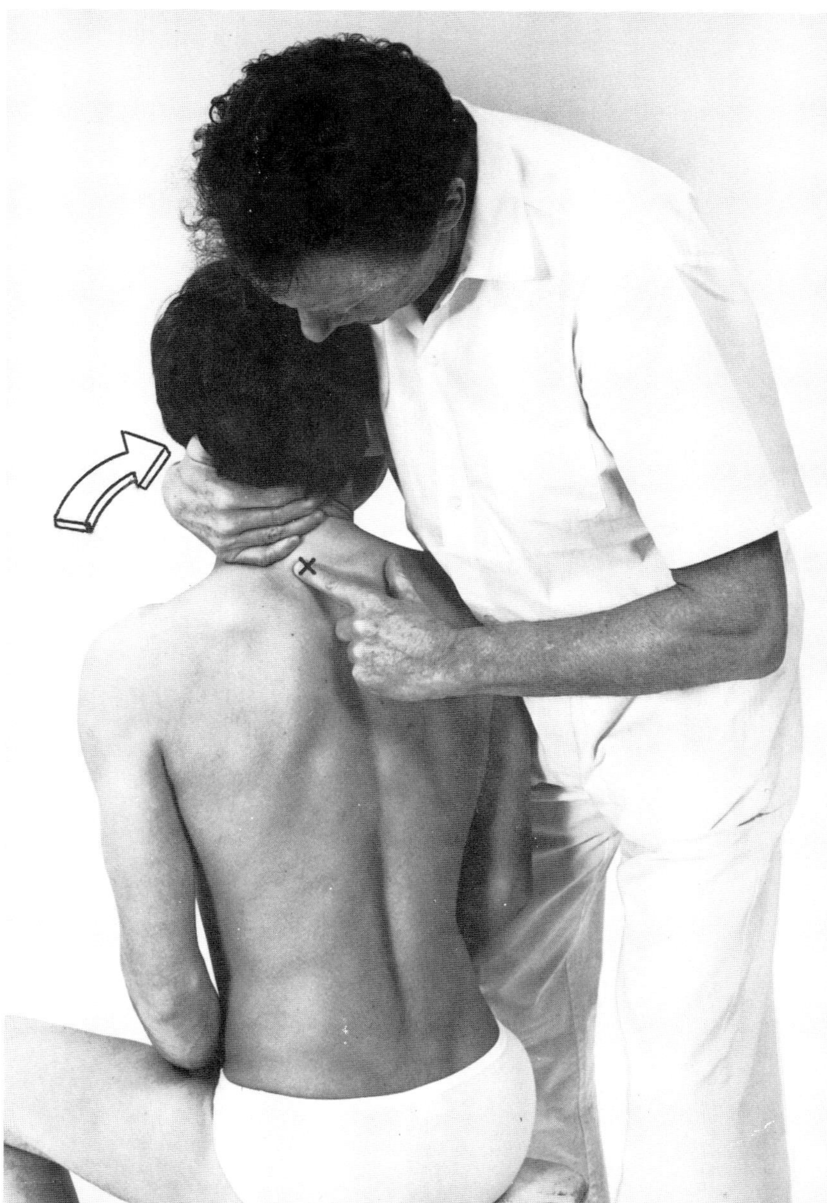

Abb. 107 Testung der Beweglichkeit und des translatorischen Gleitens am sitzenden Patienten.
Im Bild: Testung der Rechtsrotation

Bei sitzender Patientenposition, mit im Nacken verschränkten Armen, kann man die sogenannte *Doppelnelsonmanipulation* ausführen. Schon aus dem der Ringersprache entnommenen Ausdruck läßt sich der Griffansatz vermuten. Der Therapeut ergreift von rückwärts die Unterarme des Patienten und fordert ihn auf, die Hände hinter dem Okziput zu verschränken und den Kopf nach vorne zu beugen. Die mitgeführten und jetzt ebenfalls am Nacken liegenden Hände des Behandlers fixieren mit dem zweiten und dritten Finger beider Hände den Dornfortsatz des oberen Wirbels. Durch weiteres passives Zurücklehnen des Patienten entsteht die erforderliche Vorspannung. Ein kranialwärts gerichteter Ruck bewirkt dann über die den Dornfortsatz fixierenden Finger die Manipulation *(Abb. 110).*
Ebenfalls in sitzender Position lassen sich Seitneigungs-, respektive Rotationseinschränkungen dieser Region mittels *gezielter Stoßmanipulationen* behandeln.

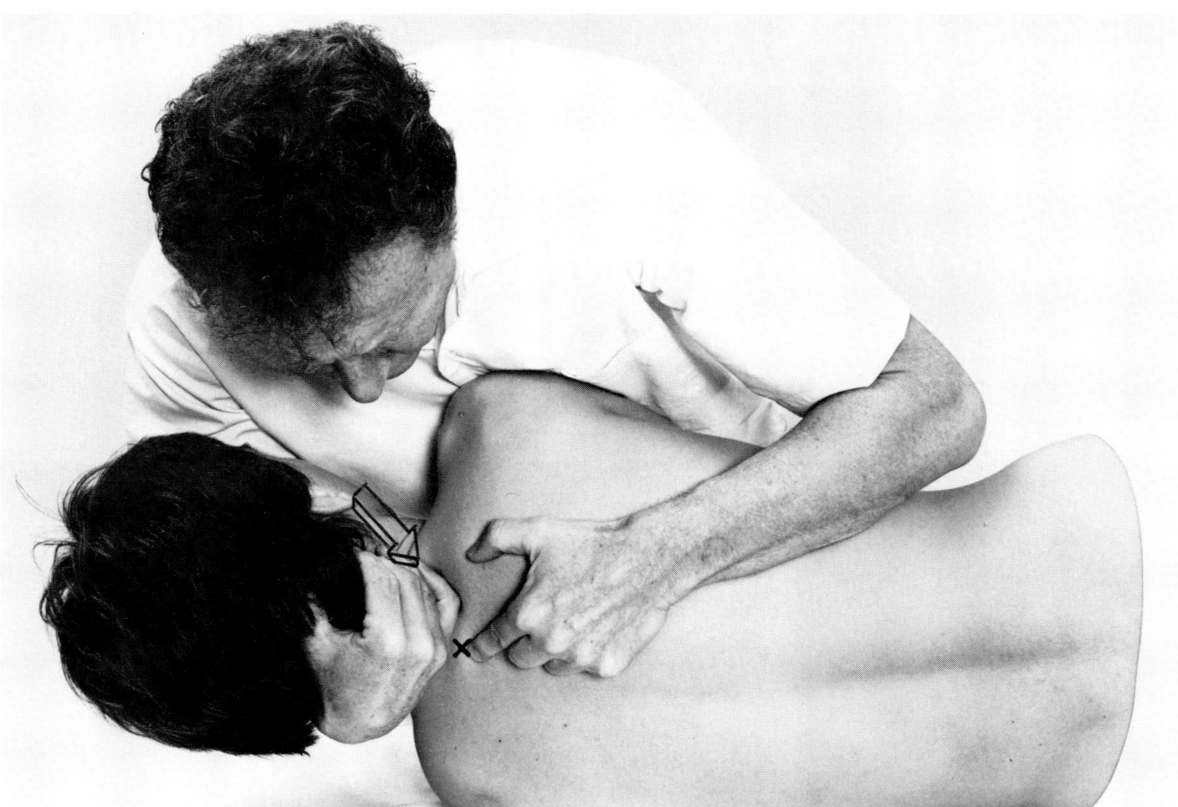

Abb. 108 Testung des translatorischen Gleitens in Seitenlage.

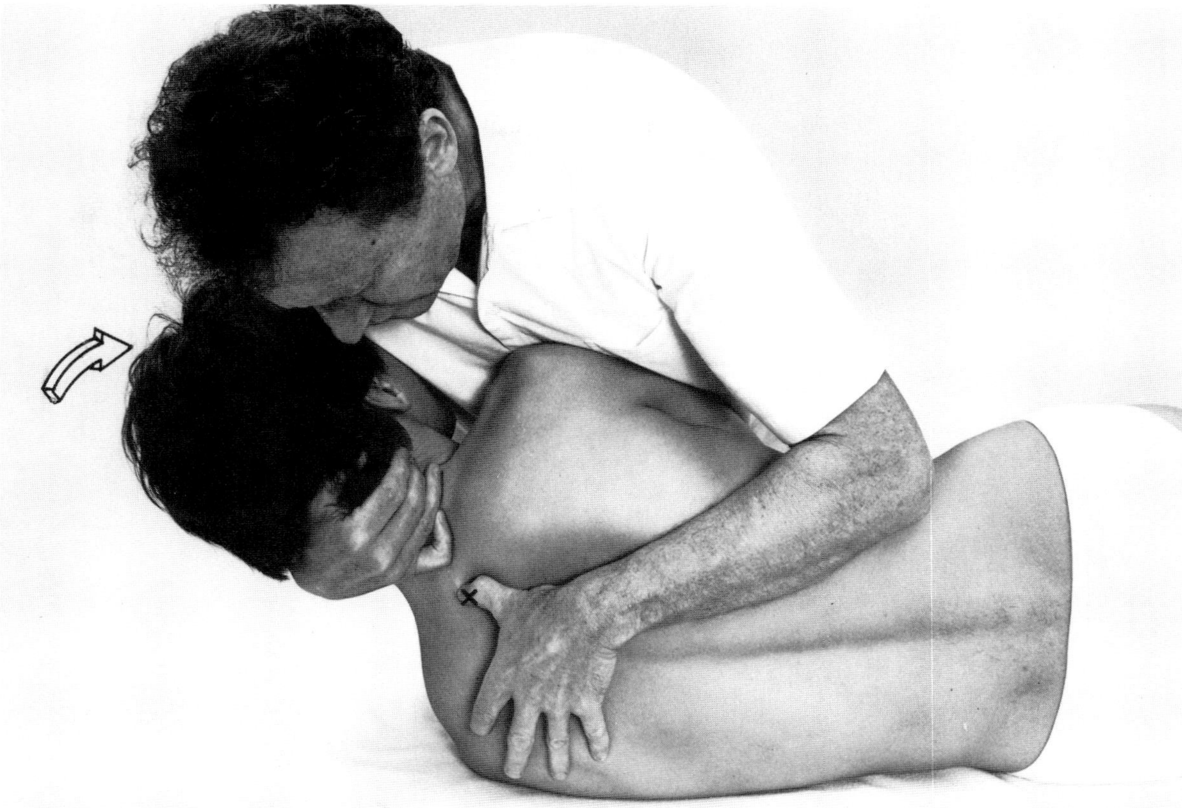

Abb. 109 Anteflexionsmobilisation im zervikothorakalem Übergang.

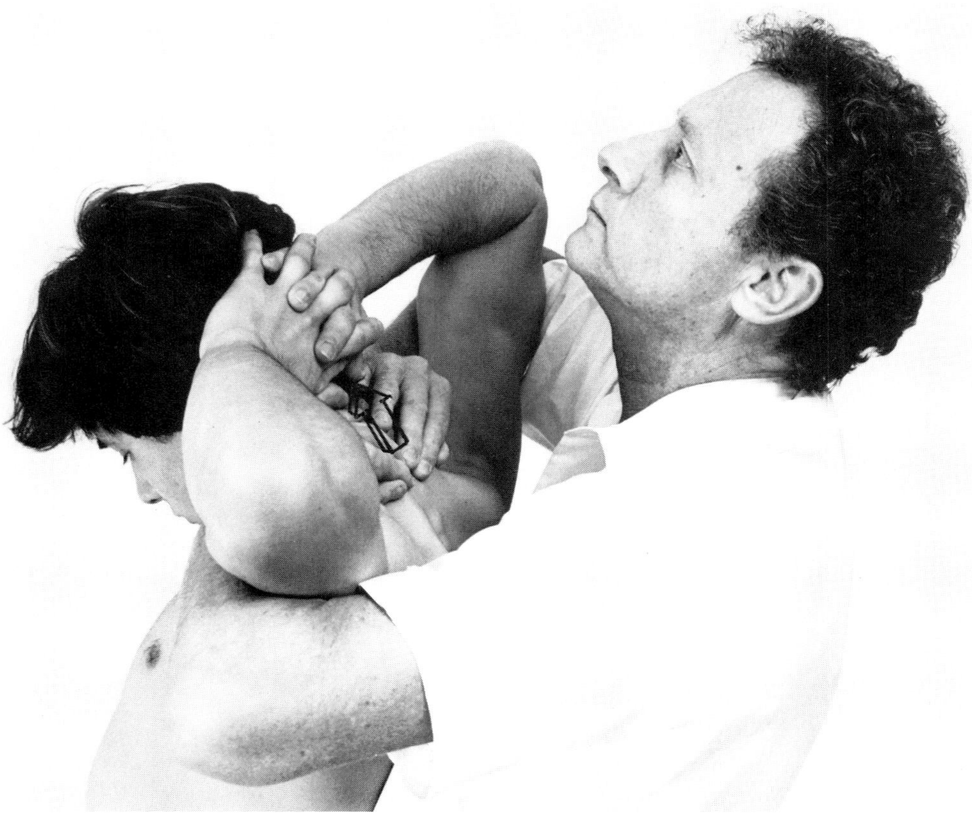

Abb. 110 »Doppelnelsonmanipulation«.

Der Therapeut stellt dazu sein kontralateral zur Behandlungsseite stehendes Bein auf den Tisch, der Patient legt seinen Arm über dessen Oberschenkel, so daß dieser die Axilla abstützt.
Dann zieht er den Patienten zu sich in Richtung des aufgestellten Beines und fordert ihn auf, sich entspannt anzulehnen. Mit einer Hand wird nun der Kopf zur Behandlungsseite geneigt und zur Gegenseite rotiert. In dieser Einstellung sind die über dem gestörten Segment liegenden Abschnitte der Halswirbelsäule sicher verriegelt. Möglich ist auch eine Grundeinstellung, in der sich der Patient nur entspannt an den Behandler lehnt, und dieser die Halswirbelsäule in die geschilderte Behandlungsposition bringt. Die andere Hand nimmt Daumenkontakt seitlich am Dornfortsatz des unteren Wirbels. Die

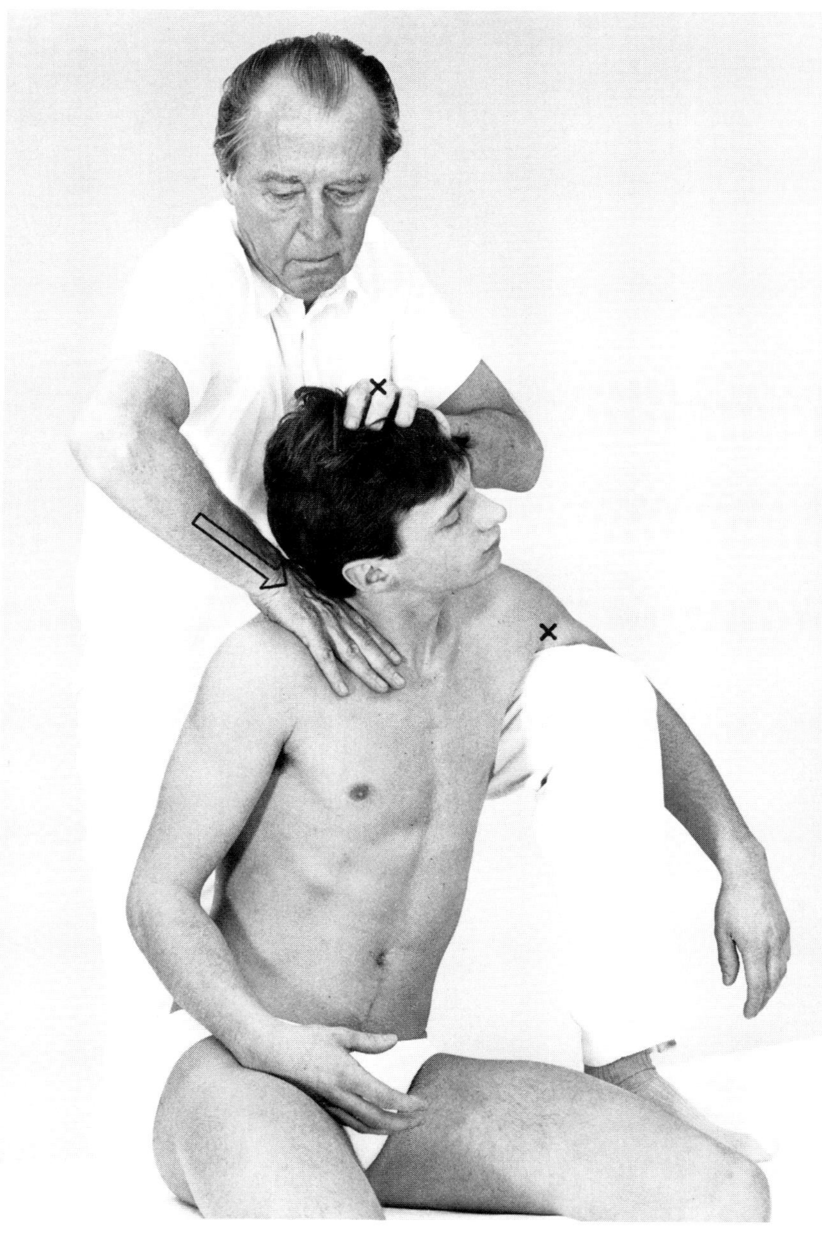

Abb. 111 Stoßmanipulation im zervikothorakalen Übergang.

a) kontralaterale Axilla über das Knie abgestützt

Gesamteinstellung soll so aufgebaut sein, daß der Manipulationsimpuls genau im Scheitelpunkt der Konkavität wirken kann. Der Stoß selbst erfolgt seitlich auf den Dornfortsatz. Der Daumen muß dabei mit dem Unterarm eine Linie bilden und die Stoßrichtung schräg abwärts zur kontralateralen Seite ausgerichtet sein, so daß eine Rotation des obenliegenden Wirbels zur Behandlungsseite erzwungen wird. Wichtig für das Gelingen der Manipulation ist die volle Patientenentspannung und hier wiederum muß besondere Aufmerksamkeit darauf gerichtet sein, daß Schultergürtel und Arm der Behandlungsseite schlaff herabhängen. Der Manipulationsstoß läßt sich weiterhin durch ein synchrones zartes Verstärken der Seitneigung fazilitieren *(Abb. 111 a, b, c)*.

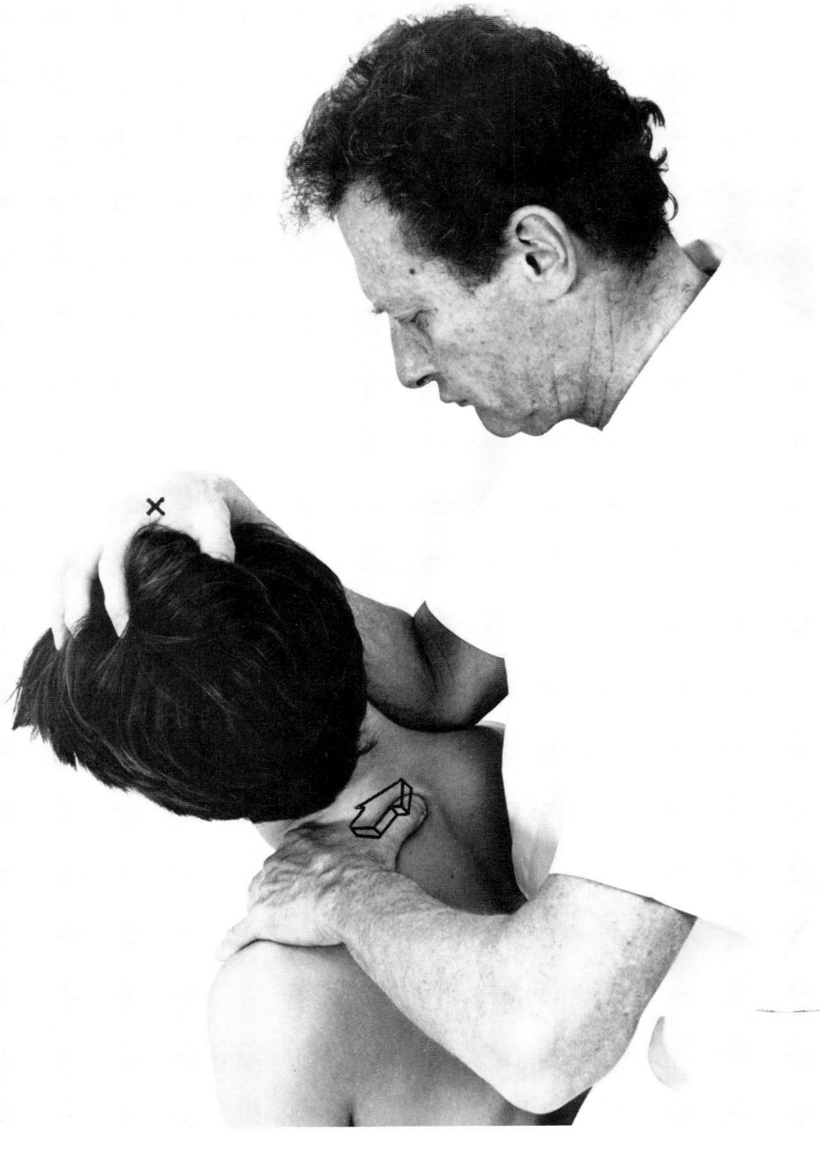

Abb. 111
b) Standardvorgehen

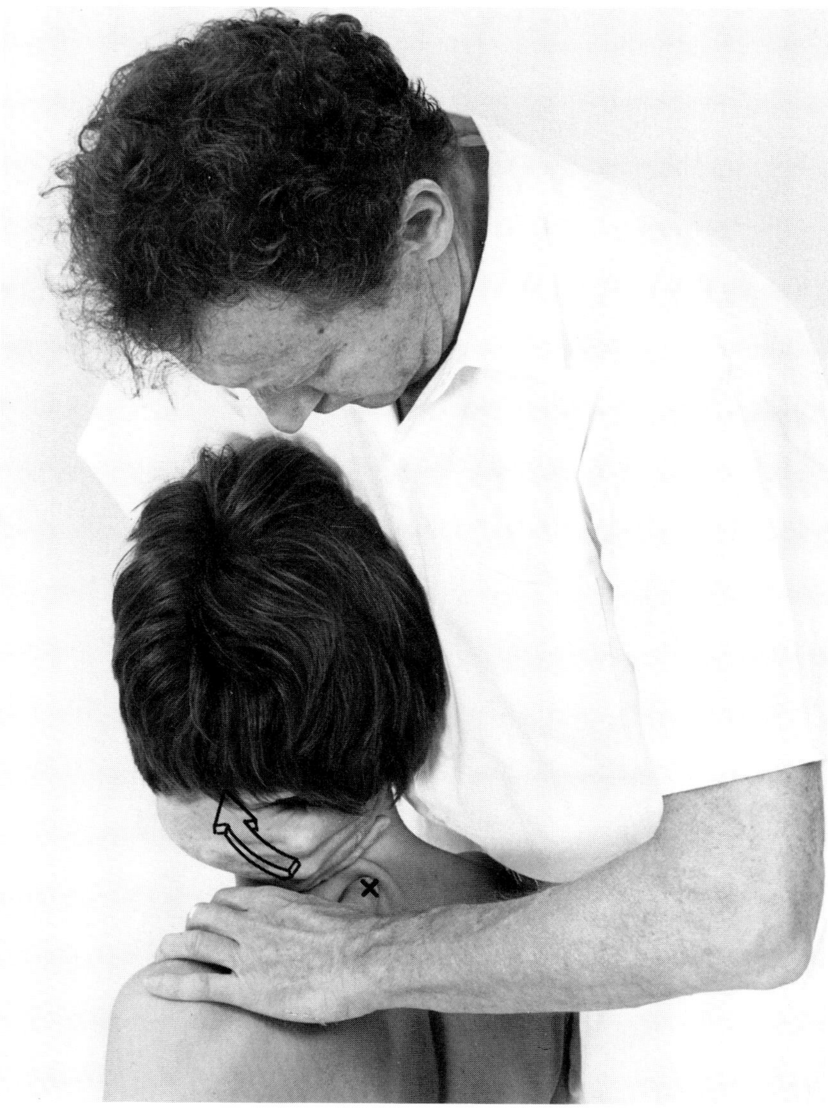

Abb. 111
c) Ausführung im Wickelgriff
mit zusätzlicher Traktion.

Eine *Manipulationstechnik,* die sich nicht nur für den zervikalen Anteil des zervikothorakalen Übergangs, sondern auch für die kranialeren Abschnitte der Halswirbelsäule einsetzen läßt, wird ebenfalls am sitzenden Patienten vorgenommen. Der Therapeut stellt sich seitlich vorne zum Patienten, an jene Stelle, zu der die Rotation eingeschränkt ist. Eine Hand umfaßt von dorsal gabelförmig den unteren Wirbel des gestörten Segmentes. Der andere Arm umgreift den Kopf von der Gegenseite und die Hand nimmt mit ulnarer Handkante und Kleinfinger auf dem dorsalen Anteil des oberen Wirbels Kontakt. Der Kopf wird nun in die eingeschränkte Rotationsrichtung gedreht, bis der Rotationsverlauf den oberen Wirbel erreicht und gleichzeitig so weit seitgeneigt, daß die kranial der Störung liegenden Segmente verriegelt sind. Der Manipulationsimpuls besteht aus einer rotationsverstärkten Traktion und ist dann besonders wirkungsvoll, wenn es gelingt, dieses Manöver mit einer synchronen Entspannung des Patienten (»er läßt sich in Richtung zum Behandler zusammensinken«) zu koppeln *(Abb. 112).*

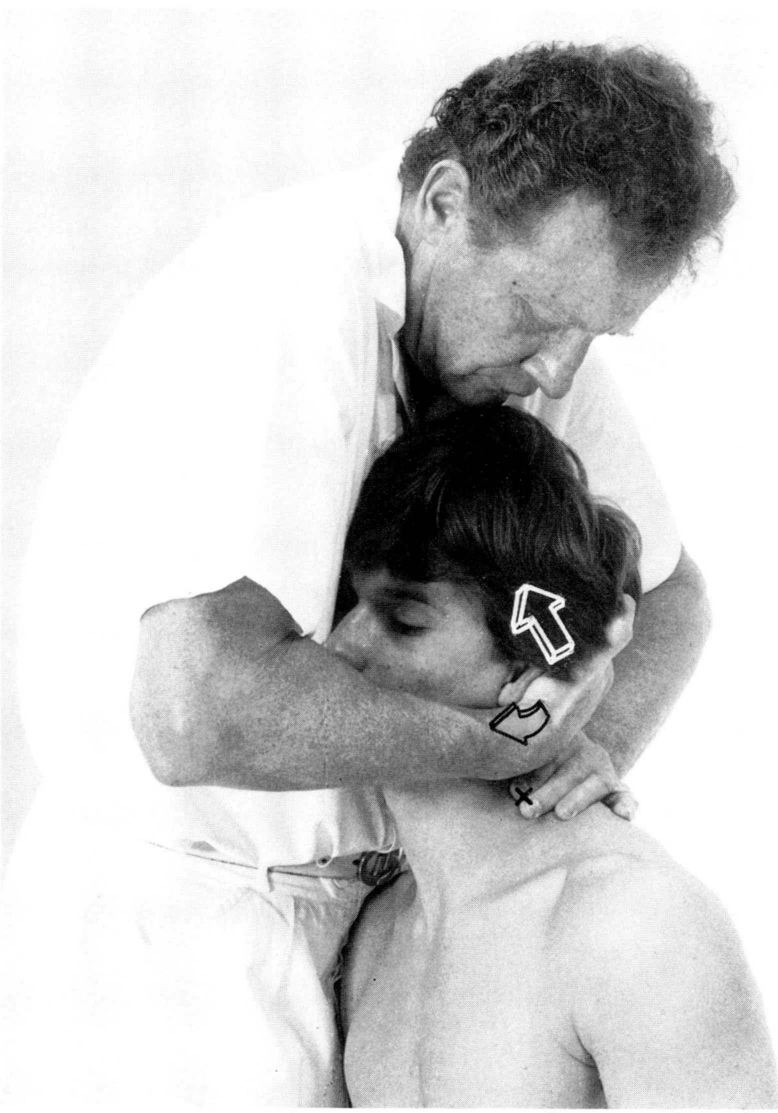

Abb. 112 Manipulation mittels rotationsverstärkter Traktion – gabelförmige Fixierung des unteren Gelenkpartners.

7.4 Die Halswirbelsäulenregion

Allgemeine Informationen über die Halswirbelsäule ergaben sich bereits beim ersten Kontakt mit dem Patient. Besonders zu achten ist dabei auf die Form des Halses, die Haltung des Kopfes, die Form der Schultersilhouette und die Höhe des Haaransatzes im Nacken. Ein kurzer Hals mit tiefem Haaransatz kann auf eventuell bestehende Mißbildungen hinweisen. Hochgezogene Schultern mit konvexförmigem Trapeziusrand (gotische Schultern) sind ein Zeichen der Trapeziusverspannung, Rotation und Schiefhaltung des Kopfes können wiederum Ausdruck einer Akutstörung oder eines spastischen Schiefhalses sein. Dabei läßt die Inspektion auch noch eine weitere Differenzierung zu, denn bei radikulärer Irritation werden Kopf und Halswirbelsäule zur Gegenseite der Störung geneigt und gedreht gehalten, um solcherart das Foramen intervertebrale zu erweitern, während beim spastischen Schiefhals der Kopf zur Störungsseite geneigt und gegensinnig rotiert imponiert.

> Bereits die Inspektion liefert wichtige Hinweise
> zur Beurteilung der Halswirbelsäule.

7.4.1 Die Untersuchung der Halswirbelsäule am sitzenden Patienten – Ergebnisse und Konsequenzen

Bei der Prüfung der Beweglichkeit achtet man speziell auf eventuelle Einschränkungen. Der Umfang des Bewegungsausmaßes ist dabei nach den bereits in den funktionsanatomischen Ausführungen des allgemeinen Teils getroffenen Aussagen zu beurteilen, wobei hier nochmals hervorzuheben wäre, daß ohne Kenntnis dieser Details keine Funktionsdiagnostik der Halswirbelsäule möglich ist.
Die Prüfung der Beweglichkeit erfolgt wiederum aktiv, passiv und durch Widerstandsteste.
Bei der *passiven Testung* werden Kopf- und Halswirbelsäule über eine am Scheitel liegende Hand durch die einzelnen Bewegungsebenen geführt und die Ausschläge bei Rotation und Seitneigung seitenbezüglich verglichen. Weiterhin notiert man auch das im Normalfalle nachweisbare Federn am Ende des Bewegungsausschlages, oder den harten Anschlag bei Funktionsstörungen.
Die Rotationsprüfung erfolgt zuerst bei Neutralhaltung und ist dabei Ausdruck einer Summationsfunktion von C1 bis D3.
Um weiter differenzieren zu können, prüft man dann die Rotation in maximaler Anteflexion. Bei dieser Einstellung sind die Abschnitte unterhalb von C2 gesperrt und das feststellbare Rotationsausmaß läßt Rückschlüsse auf die Funktion der Kopfgelenke zu.
Bei maximaler Retroflexion ist die Kopfgelenkregion verriegelt und die Rotation findet in den kaudal gelegenen Wirbelsäulenabschnitten statt.
Bei der *Widerstandstestung* interessiert speziell die Aussage in Rotationseinstellung. Dazu aktiviert der Patient seinen im Wickelgriff in Rotationsendstel-

lung fixierten Kopf isometrisch zur Gegenseite. Treten Schmerzen auf oder verstärken sich bestehende Beschwerden, so weist dies auf eine muskuläre Störung im Bereiche der drehungsabgewandten Seite hin.
Der nächste Untersuchungsschritt heißt Palpation. Unter den gleichen Kautelen wie in den anderen Wirbelsäulenregionen werden *oberflächliche und tiefe Palpationen* ausgeführt.
Im Zusammenhang sei daran erinnert, daß man sich bei allen Untersuchungsgängen das erreichbare Ziel vor Augen halten muß. Für die Palpation heißt das: Sie versetzt uns in die Lage, strukturanalytische und höhenlokalisatorische Befunde zu erheben und gibt darüber hinaus Auskunft über die aktuelle Schmerzschwelle. Die gewonnenen Ergebnisse müssen jedoch als halbsubjektiv angesehen und durch weiterführende Untersuchungen (Funktionsuntersuchungen etc.) ergänzt werden. Um die speziellen Verhältnisse der Zervikalregion systematisch erfassen zu können, hat es sich bewährt, die häufigsten Schmerzlokalisationen nach einem konstanten Schema zu explorieren, das nach einem Bonmot von *H.D. Wolff* als »*Wolff*'sche Hafenrundfahrt« bekannt ist und nachfolgende Punkte beinhaltet:

- das Kiefergelenk,
- den Querfortsatz des Atlas,
- C, B, A-Punkte nach *Hackett* an der Linea nuchae superior *(Abb. 113)*
- Myogelosen der autochthonen Muskulatur im paramedianen Laminabereich,
- die Insertionen des M. levator scapulae,
- die interskapulovertebralen Druckpunkte (ISVD),
- die Mm. supraspinatus und infraspinatus,
- das Akromioklavikulargelenk,
- das Tuberculum majus et minus humeri,
- den Processus coracoideus,
- das Sternoklavikulargelenk,
- die sternokostalen Junktionen,
- den Epicondylus medialis et lateralis,
- den Processus styloideus.

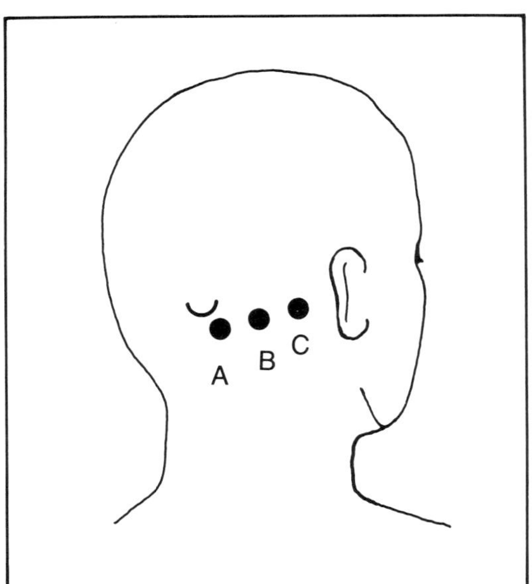

Abb. 113 A, B, C – Punkte nach *Hackett*
(aus *Tilscher, H.* u. *Eder, M.:* Lehrbuch der Reflextherapie).

Die Ergebnisse der »Hafenrundfahrt« tragen vor allem zur weiteren Differenzierung zwischen arthrogenen und muskulogenen Pathomechanismen bei und sind, wie schon erwähnt wurde, eine Leitschiene für die anzuschließenden Untersuchungen und Behandlungen.
Sollten sich bei Widerstandstestung und/oder Palpation Zeichen muskulärer Störungen manifestiert haben, so müssen daraus entsprechende Konsequenzen gezogen werden, vor allem dann, wenn das weitere Diagnosevorgehen die Muskulatur als wesentlichen pathologischen Faktor aufdecken konnte.

Auf folgende Muskelpartien sollte diesbezüglich besonders geachtet werden:

- M. trapezius,
- paravertebrale Nackenmuskulatur,
- M. levator scapulae,
- M. sternocleidomastoideus,
- die Skalenusgruppe.

Verspannungen des M. trapezius äußern sich sowohl in hochgezogenen Schultern und einer konvexförmigen Silhouette des oberen Muskelrandes (gotische Schultern), als auch durch Palpation und Test.
Therapeutisch empfiehlt sich als erster Schritt die Knetung des Muskelrandes. Dazu muß der Patient eine den Muskel entspannende Position einnehmen. Diese erreicht man entweder mittels Bauchlage, oder sitzend, mit verschränkten abgestützten Armen und darauf ruhendem Kopf. Der Therapeut behandelt von dorsal her den freien Muskelrand durch knetende Zangengriffe.
Die *postisometrische Trapeziusrelaxation* kommt am besten in Rückenlage des Patienten zur Ausführung. Dabei wird mit einer Hand die Schulter festgehalten, mit der anderen der Kopf soweit als möglich zur Gegenseite geneigt und das Gesicht leicht zur fixierten Schulter gewendet. Am möglichen Endpunkt der Einstellung soll dagegen isometrisch angespannt und in der Relaxationsphase der Neigungswinkel vergrößert werden. Möglich ist auch die Variante der Fixierung des geneigten Kopfes und der isometrischen Anspannung und Dehnung über die Schulter (Schulter nach kaudal drücken) *(Abb. 114, 115)*.
Zur *Dehnung des verspannten M. levator scapulae* eignet sich ebenfalls eine Technik in Rückenlage. Der Kopf lagert dicht am oberen Tischrand, der Arm der schmerzhaften Seite wird gebeugt und mit dem Ellbogen nach kranial gerichtet. So erhält er Kontakt mit dem Körper des Behandlers. Dieser schiebt nun mittels Körperdruck über den Ellbogenkontakt die Skapula kaudalwärts und sorgt so für eine Vorspannung im M. levator scapulae. Mit der Hand das Hinterhaupt abstützend schiebt man dann den Kopf zur Gegenseite. Am Endpunkt der möglichen Seitführung leistet der Patient isometrischen Widerstand. In der Entspannungsphase soll der Kopf unter leichtem Anheben und Rotation zur Gegenseite weiter nach lateral geführt werden. Statt gegen den Kopf Widerstand zu geben, ist es auch möglich, die isometrische Aktivierung über einen kranial gerichteten Ellbogendruck gegen den Körper des Behandlers einzusetzen. Die Behandlungsführung in der postisometrischen Relaxation bleibt gleich. Beide Verfahren können wechselweise in einem Mobilisierungsgang zur Anwendung kommen *(Abb. 116, 117)*.

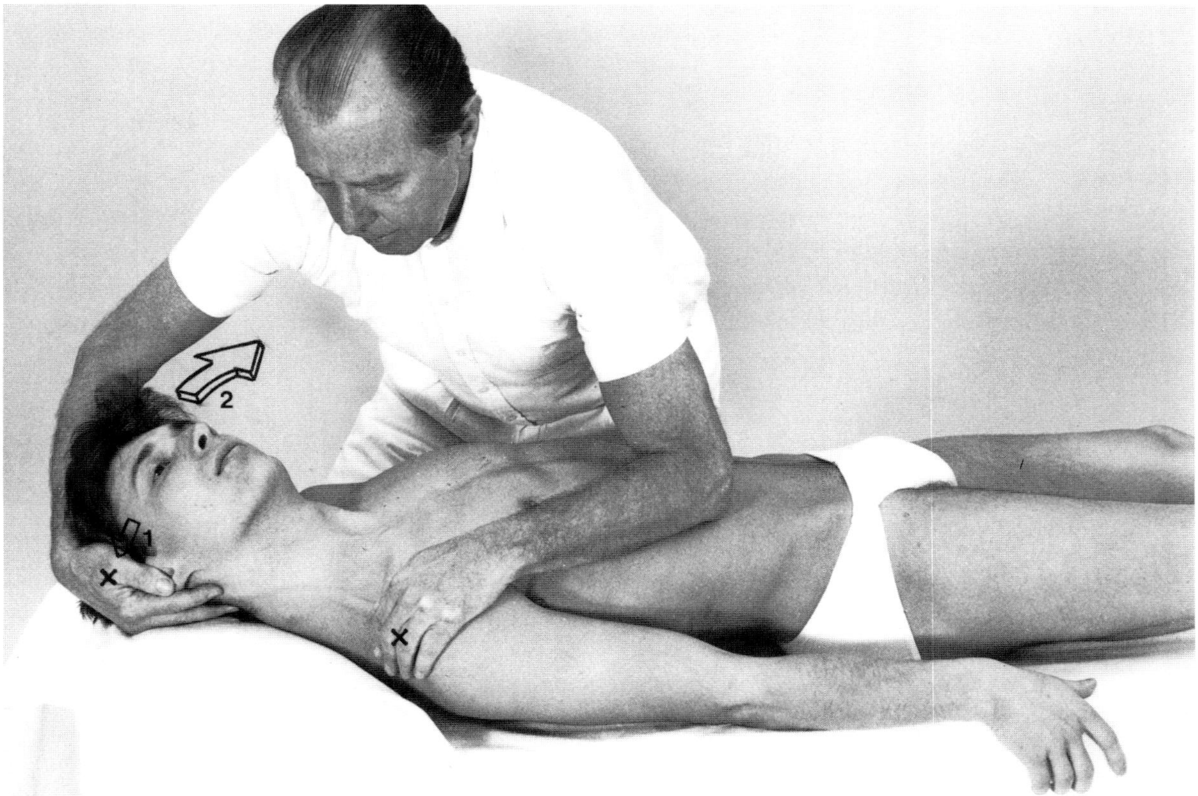

Abb. 114 PIR des M. trapezius.

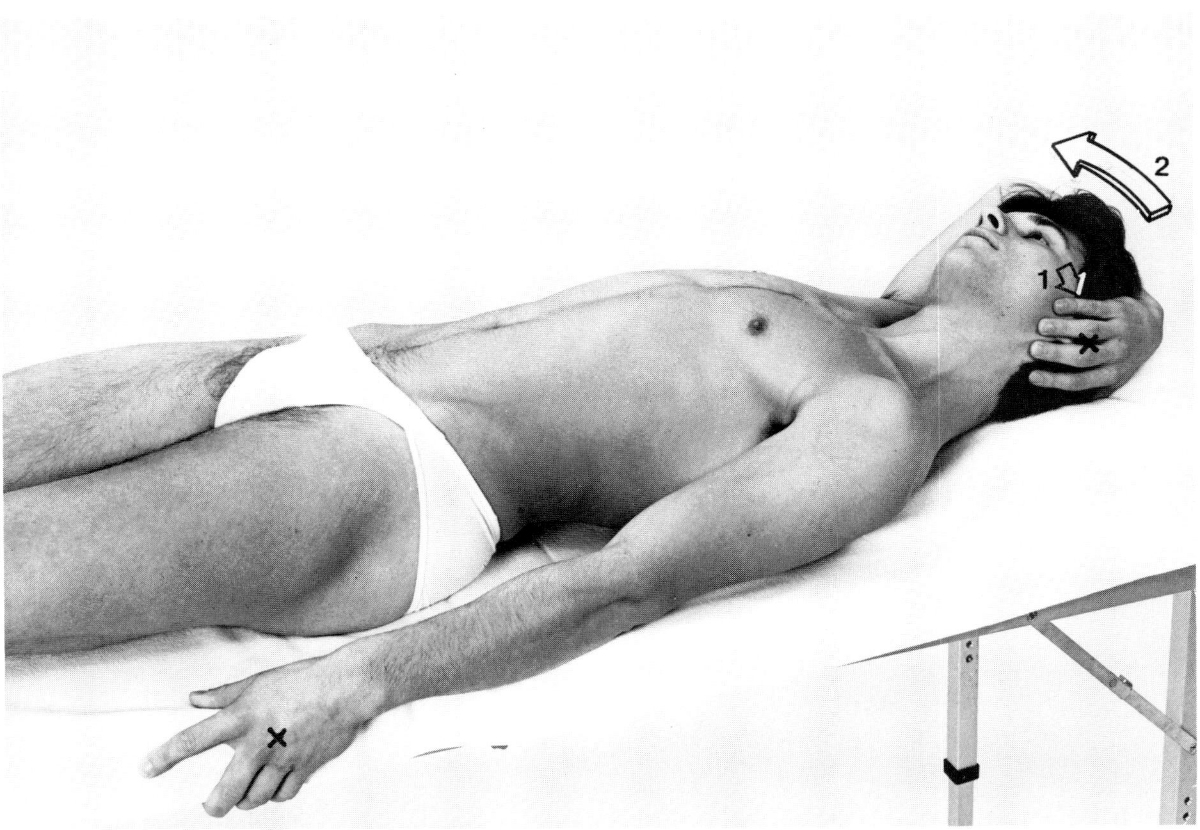

Abb. 115 Selbstbehandlung des M. trapezius Aktivierung gegen die haltende Hand – anschließend Verstärkung der Seitneigung. Der Kopf ist leicht zur Dehnungsseite rotiert.

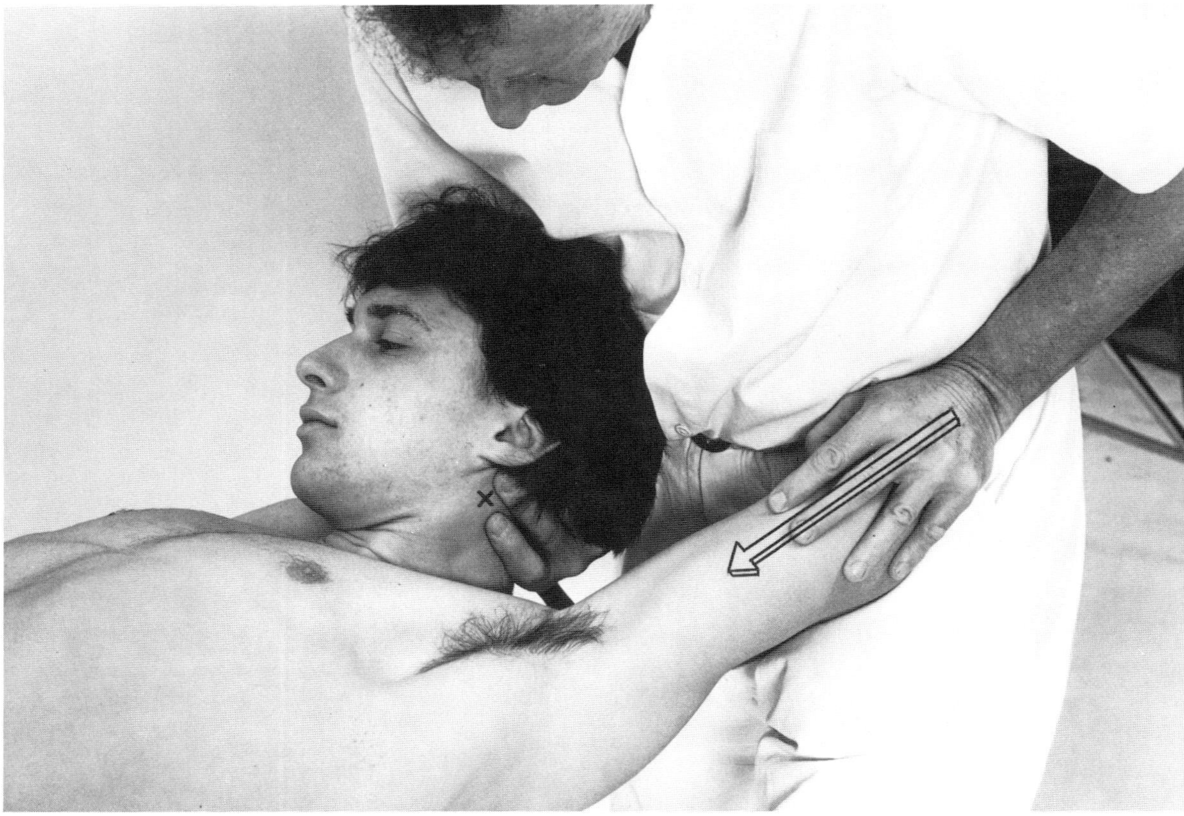

Abb. 116 PIR des M. levator scapulae – nach Gegenhalt am Okziput erfolgt die Dehnung durch Kaudaldrücken des Oberarmes über Ellenbogenkontakt.

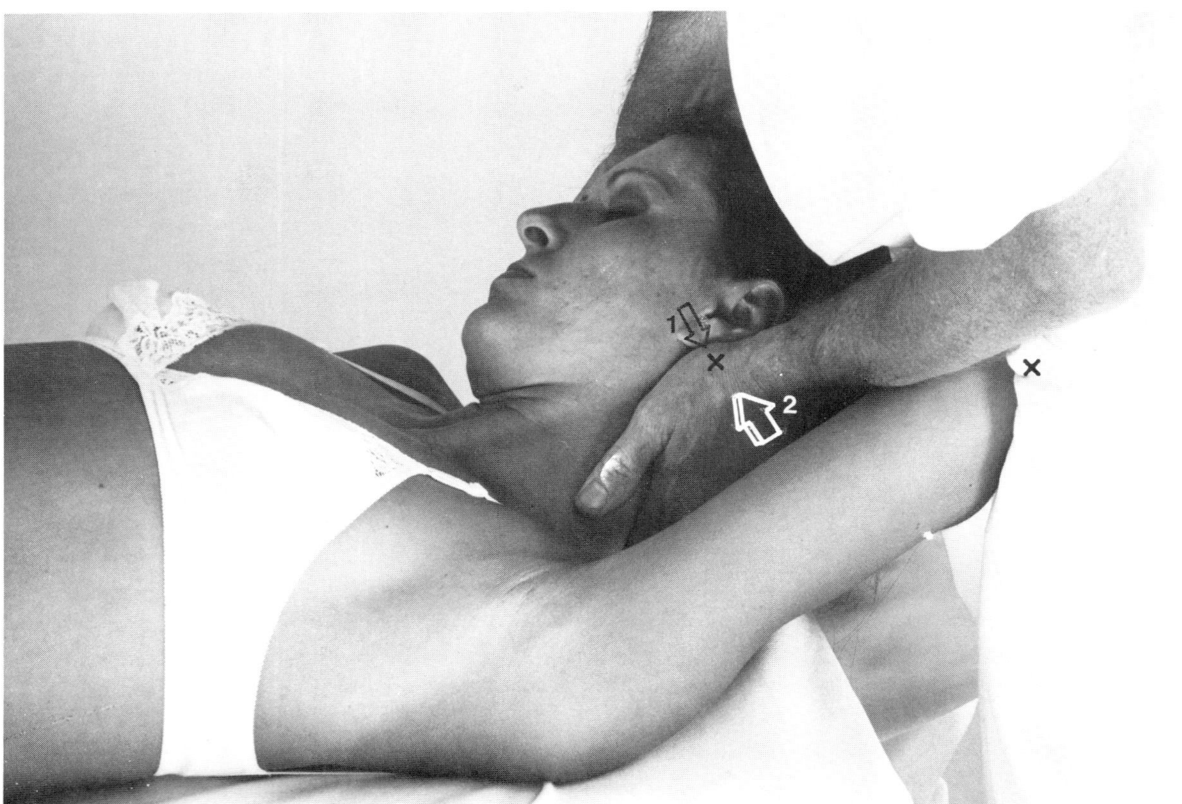

Abb. 117 PIR des M. levator scapulae (Variante) – Dehnung über die Verstärkung der Kopfeinstellung.

Um den *M. sternocleidomastoideus* postisometrisch zu relaxieren, bleibt der Patient weiterhin in Rückenlage. Der Kopf hängt in Retroflexion frei über den Tischrand. Unter Rotation zur Gegenseite spannt sich der Muskel vor. Widerstand von oben am Kinn durch die Hand des Therapeuten baut die Spannung auf. Während der Relaxation soll der Kopf weiter in Retroflexion und verstärkte Rotation gelangen, bzw. unterstützend geführt werden. Nach einigen Wiederholungen schwindet als Zeichen der erfolgreichen Behandlung der typische Druckschmerzpunkt an der klavikulären Insertion des Muskels *(Abb. 118).*

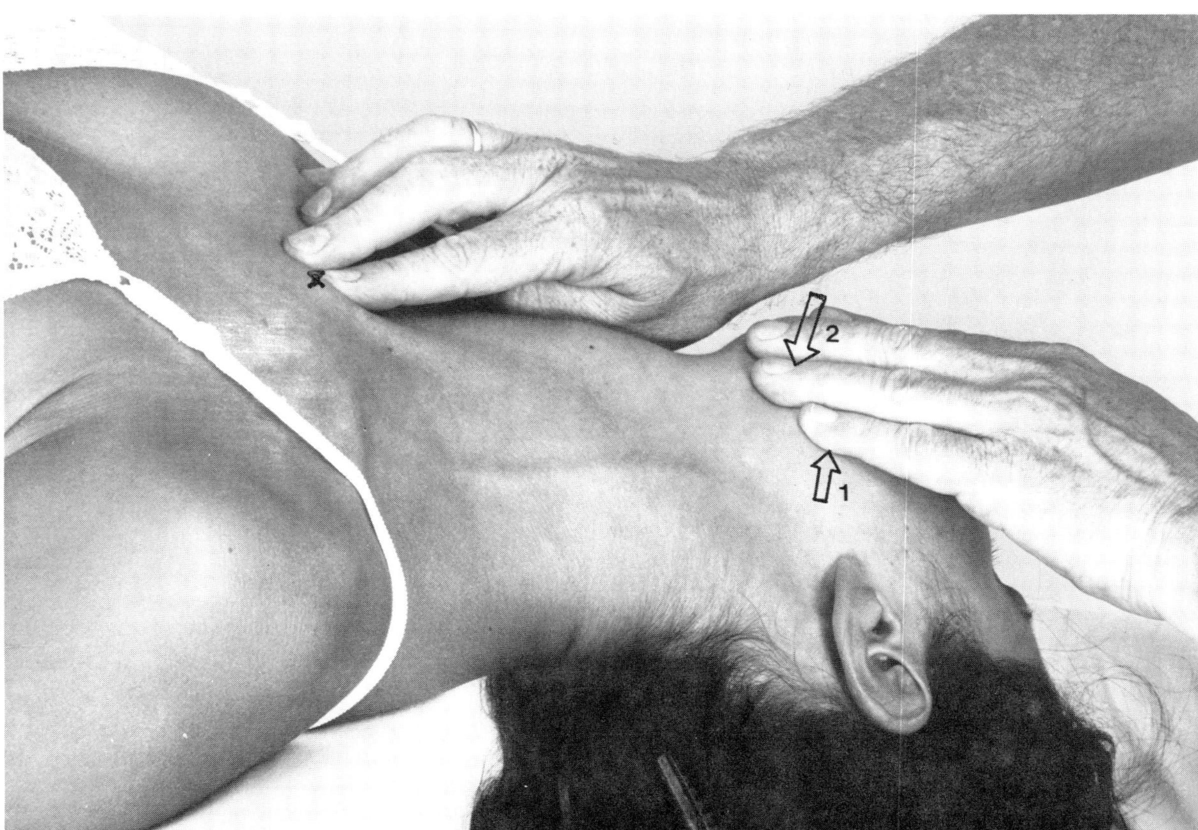

Abb. 118 PIR des M. sternocleidomastoideus – Eine Selbstbehandlung ist ebenfalls möglich (die eigene Hand fixiert das Kinn).

Die bei Verspannungszuständen der Skalenusmuskulatur auftretenden Schmerzen und Mißempfindungen wie Dysästhesien im Arm, Beklemmungsgefühl und Kopfweh lassen sich gleichfalls durch *Isometrics für die Skalenusgruppe* erfolgreich behandeln. Diese Behandlung erfolgt im Sitzen. Der Kopf wird retroflektiert und zur Gegenseite der Verspannung rotiert. Eine Hand fixiert dabei Wange und Unterkiefer, die andere subklavikulär die obere Thoraxhälfte. Nach der isometrischen Aktivierung gegen die fixierenden Hände kann in der Entspannungsphase durch Verstärkung von Retroflexion und Rotation die Skalengruppe gedehnt werden *(Abb. 119, 120).*
Wie aus den beigefügten Abbildungen ersichtlich, lassen sich die vorgestellten Isometrics, sinngemäß abgewandelt, von den Patienten zur Selbstbehandlung einsetzen.

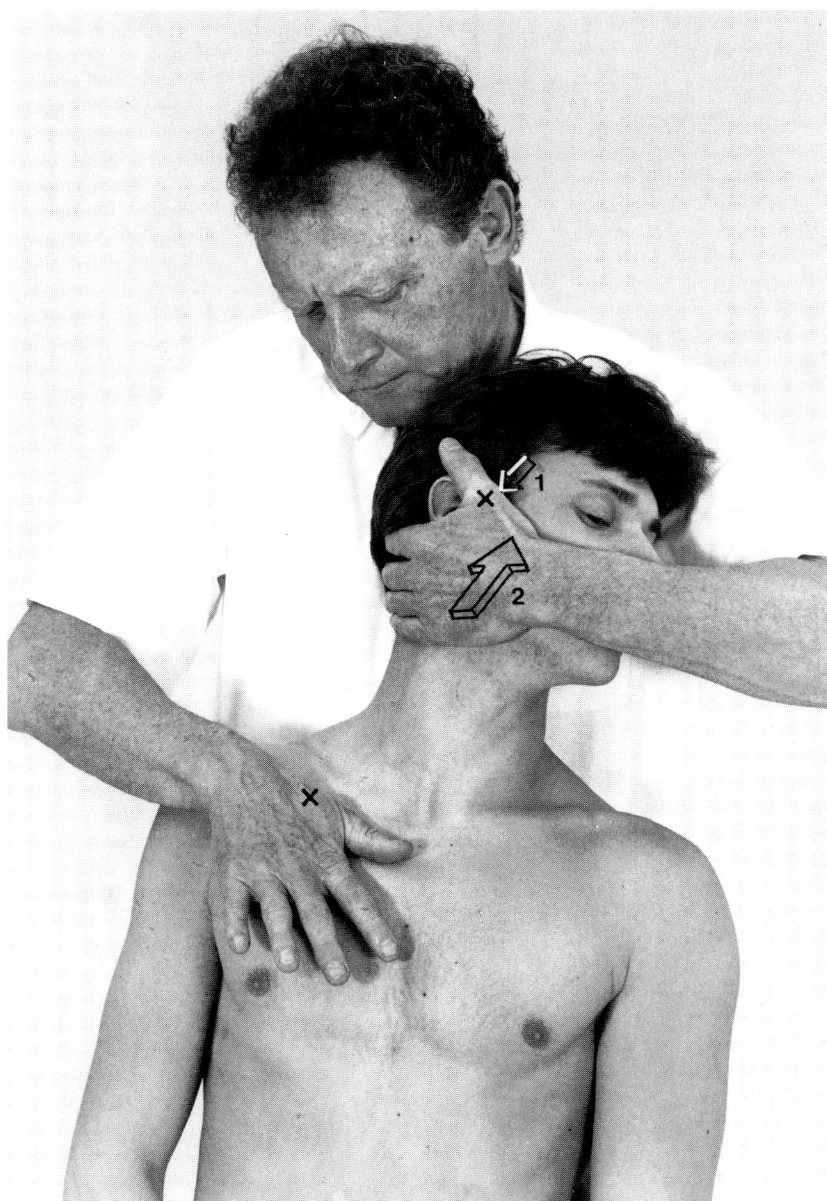

Abb. 119 PIR für die Skalenusgruppe.

Verspannungen der paravertebralen Nackenmuskulatur sprechen gut auf *Knetungen* an, wobei diese Methode auch zur Vorbereitung von Mobilisationen und Manipulationen ihre Brauchbarkeit bewiesen hat. Die Ausführung erfolgt am besten in Rückenlage.

Für die Behandlung der oberflächlichen Muskeln begibt sich der Therapeut zum Kopfende des Tisches und umgreift mit beiden Händen von vorn den Nacken so, daß die Fingerspitzen des 2. bis 4. Fingers rechts und links die paravertebralen Muskelwülste erreichen und diese nach ventral lateral streichen können, das heißt, die Muskulatur wird von den Dornfortsätzen weg nach außen gedrängt, gelockert und gedehnt *(Abb. 121).*

Die weitere Behandlung der Nackenmuskeln erfordert einen Stellungswechsel seitlich zum Kopf des Patienten. Um die linksseitige Muskulatur zu dehnen, steht man rechts, legt seine flache linke Hand auf die Patientenstirne und umgreift mit der rechten Hand von vorne den Hals so weit, daß die Finger die linksseitigen Muskeln erreichen. Mit dieser Hand wird nun die Muskulatur zum Behandler gezogen, während die andere den Kopf über die Stirn synchron in die Gegenrichtung rotiert. Die Gesamtaktion muß gut koordiniert zwischen beiden Händen abgestimmt sein, so daß die fließenden rotatorischen Hin- und Herbewegungen des Kopfes sich mit der gegensinnig laufenden Zug- und Druckmassage ergänzen *(Abb. 122).*

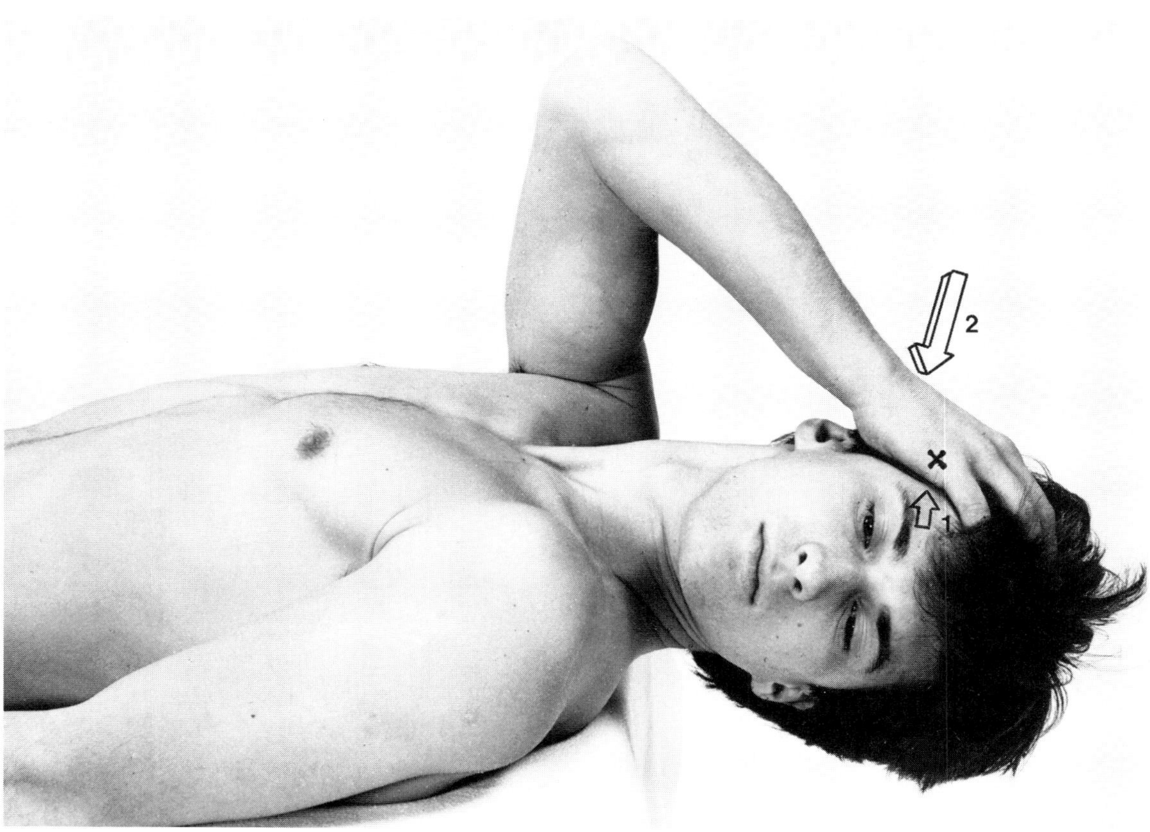

Abb. 120 Sinngemäße Selbstbehandlung (PIR) der Skalenusgruppe.

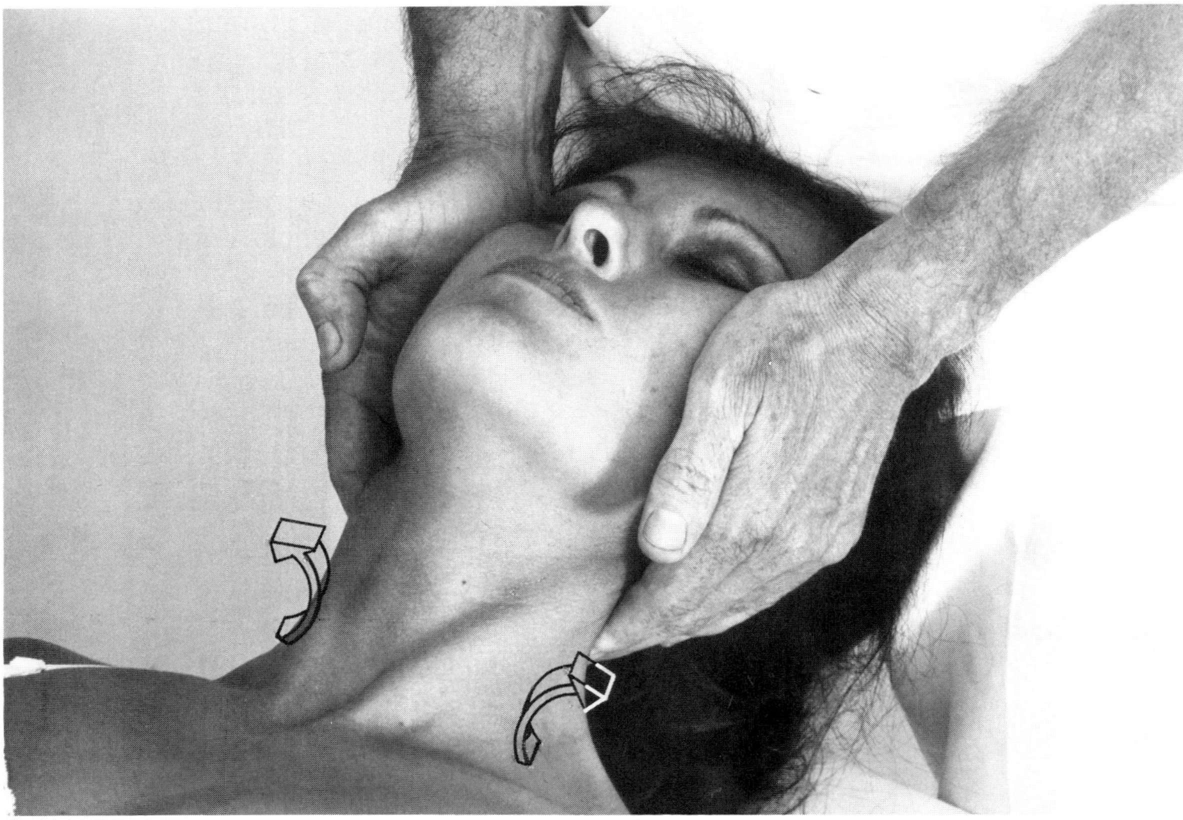

Abb. 121 Weichteiltechnik für die oberflächliche Nackenmuskulatur.

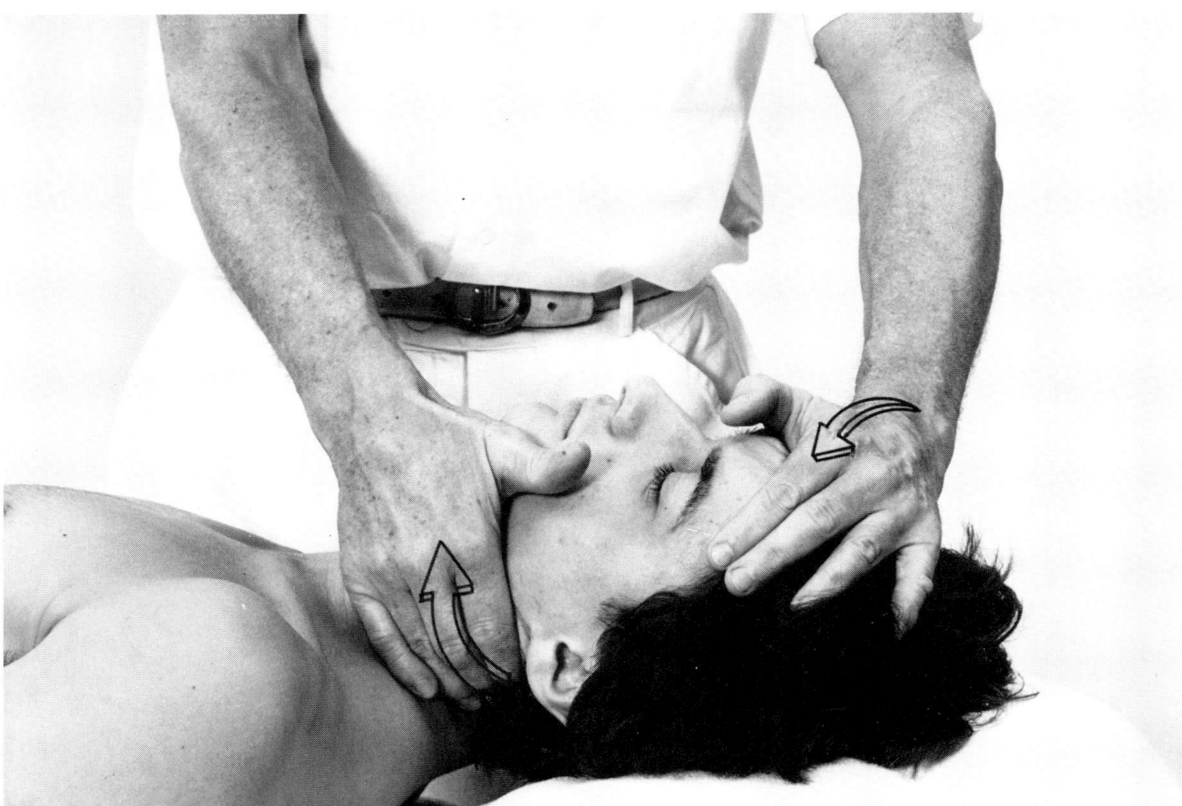

Abb. 122 Weichteilkombinationstechnik für die Nackenmuskulatur.

Einen Übergang zu mobilisierenden Techniken stellt die *manuelle Traktion der Halswirbelsäule* dar. Sie kann sowohl in Rückenlage, als auch am sitzenden Patienten zur Ausführung kommen. Liegt der Patient auf dem Rücken, steht der Therapeut kopfwärts, umfaßt mit beiden Händen, die Finger rückwärts gerichtet, den Nacken, oder mit einer Hand das Kinn, mit der anderen gabelförmig das Okziput. Durch Rückverlagern des Körpergewichts lassen sich traktorische Impulse verabreichen und durch Variation von Traktionsrichtung und Einstellung des Kopfes die schmerzfreie Therapierichtung bestimmen *(Abb. 123, 124)*. Beim sitzenden Patienten umfaßt der Behandler von dorsal mit beiden korbförmig gehaltenen Händen den Kopf, daß Okziput

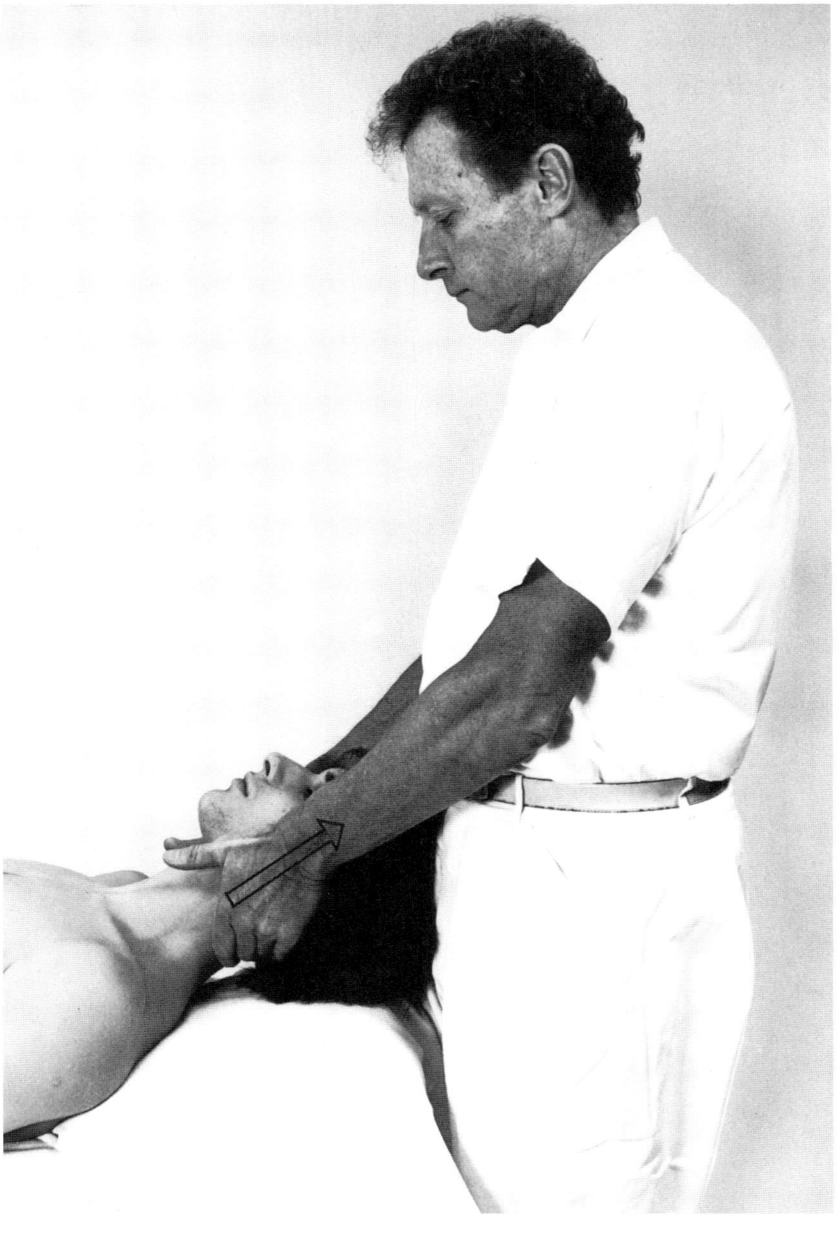

Abb. 123 Manuelle Traktion der Halswirbelsäule in Rückenlage – Zug am Nacken.

und Mastoid an Daumen und Daumenballen aufliegen, Handflächen und Finger am Unterkiefer bzw. temporal ansetzen (cave! Druck und Zug am Ohr). Die Ellbogen fixieren die Schultern. Senkrechter Schub der Hände nach cranial führt zur Traktion *(Abb. 125)*.

Dieser Handgriff läßt sich häufig als Probebehandlung zur Bestätigung einer vermuteten Vertebragenität der Beschwerden einsetzen.
Bei der Behandlung muskulärer Störungen sollte aber stets im Auge behalten werden, daß sicherlich eine ganze Reihe solcher Verspannungszustände primär muskulär aus den verschiedenen Be- und Überlastungssituationen entstanden sein können, daß aber ebenso häufig der muskuläre Hypertonus als Ausdruck der segmentalen Nozireaktion auftritt. Besonders oft handelt es sich dabei um die bereits aufgezeigte arthromuskuläre Verkettung, wobei dann vielfach der Gelenkreizzustand als Starter der muskulären Symptomatik wirkt, ein Umstand, der gegebenenfalls die therapeutischen Aktivitäten dann auch auf den Gelenkfaktor richten muß.
Zur Aufdeckung arthrogener Störungsquellen dient nach Ausschluß radikulärer Ursachen wiederum die segmentale Funktionsuntersuchung.

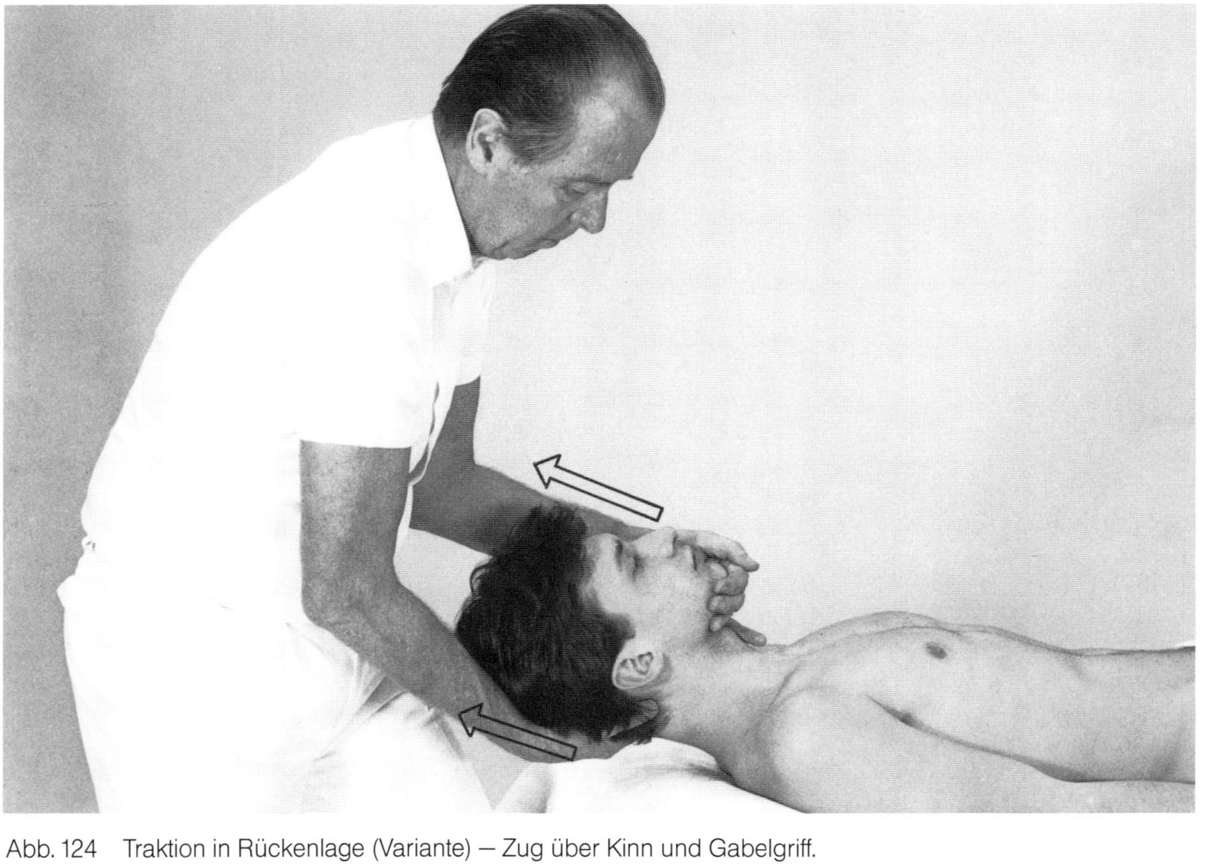

Abb. 124 Traktion in Rückenlage (Variante) – Zug über Kinn und Gabelgriff.

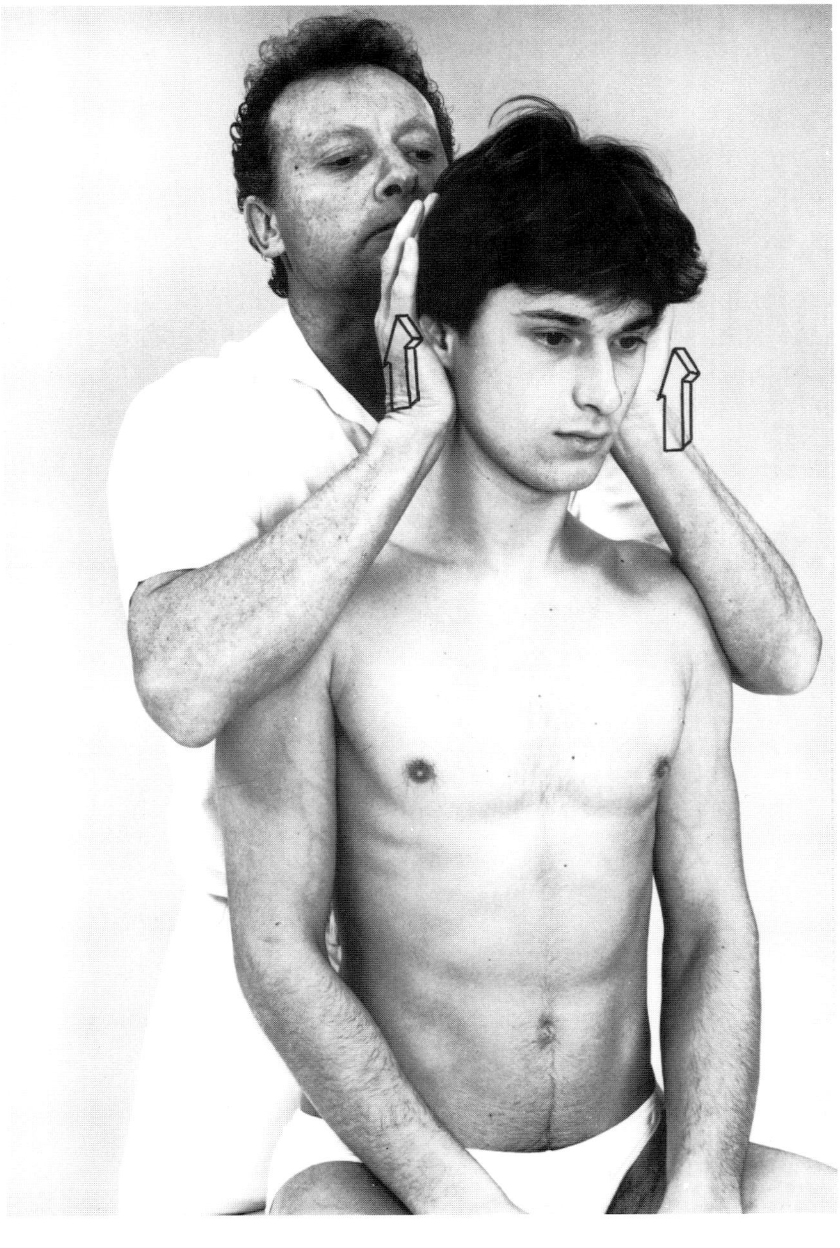

Abb. 125 Manuelle Traktion der HWS am sitzenden Patienten.

7.4.2 Zur Diagnostik und Chirotherapie radikulärer Läsionen

Um radikuläre Läsionen im Rahmen eines unteren Zervikal- oder Zervikobrachialsyndroms abgrenzen zu können, sollte, bei entsprechendem Verdacht, eine orientierende neurologische Untersuchung Motorik und Sensibilität explorieren. Bei der Sensibilitätsprüfung weisen Hypalgesien - und nur diese sind bei sensorischen Phänomenen typisch - im Daumenbereich auf eine Läsion von C6 hin, eine Hypalgesie der drei mittleren Finger tritt bei C7-Schädigungen auf und die betroffene Wurzel C8 äußert sich in der Kleinfingerregion. Das Unvermögen, die Oberarme gegen Widerstand abzuspreizen, läßt sich bei C5-Läsionen feststellen. Die im Schoß gehaltenen Hände können bei C6-Schädigungen nicht zum Mund geführt werden (Ellenbogenbeugung) und C7-Ausfälle manifestieren sich durch das Unvermögen, die gebeugten Unterarme kniewärts zu drücken (Ellenbogenstreckung). Wenn der abgespreizte Kleinfinger bei Gegendruck nachgibt, stellt das einen Hinweis auf die Läsion der Wurzel C8 dar, denn der Kennmuskel dieses Segmentes ist der M. abductor digiti quinti.
Die entsprechenden therapeutischen Konsequenzen richten sich einmal mehr nach Akuität oder Chronizität des Zustandsbildes.
Akute Wurzelkompressionssyndrome mit schmerzreflektorischer Vollverspannung ohne freie Bewegungsrichtung der Halswirbelsäule sind ein »noli me tangere« für aktivierende Therapieformen. Hier sind Ruhigstellung (Schaumstoffkrawatte) sowie eine schmerzhemmende Medikotherapie angezeigt (Paresen erfordern eine Operationsüberlegung). Nach Abklingen der Akutsymptomatik und »Freiwerden« von Bewegungsrichtungen kann die erforderliche Chirotherapie schrittweise aufgebaut werden (leichte Traktionen-Isometrics-Mobilisationen).

Orientierungstabelle der radikulären Symptomatik

Segment	Dermatome	Kennmuskeln	Reflexausfälle
C 5	über der Schulter und dem M. deltoideus	M. deltoideus u. M. biceps	Abschwächung des Bizepsreflexes
C 6	Radialseite des Ober- u. Unterarmes bis zum Daumen	Parese des M. biceps brachii u. M. brachioradialis »Hand zum Mund«	Ausfall des Bizepsreflexes
C 7	lateral vom Dermatom C 6 zum 2. bis 4. Finger	Parese des M. triceps brachii (ev. auch Mm. pectoralis major, pronator teres und Daumenballenatrophie) »Hand zum Knie«	ev. Ausfall des Trizepsreflexes
C 8	lateral-dorsal vom Dermatom C 7 bis zum Kleinfinger	kleine Handmuskeln (Atrophie) »Abspreizen des Kleinfingers«	Abschwächung des Trizeps-reflexes

Differentialdiagnostische Aspekte bei bestehenden Zervikobrachialgien erfordern aber nicht nur das Bedenken einer radikulären Genese. Häufig sind von den Schultergelenkstrukturen ausgelöste Reizzustände dafür verantwortlich. Schmerzen im Arm können weiterhin auch von Epikondylitiden ausgehen und in zunehmendem Maße Ausdruck eines Karpaltunnelsyndroms sein. Die differentialdiagnostische Abklärung gegenüber vertebragenen Schmerzsyndromen ist relativ einfach. Charakteristische Untersuchungsbefunde weisen nach Ausschluß gravierender pathomorphologischer Veränderungen in eindeutige Richtungen.

7.4.3 Zur Differentialdiagnostik von Schultergelenkstörungen

Die Häufigkeit der vom Schultergelenk ausgehenden Beschwerden und die Notwendigkeit ihrer diagnostischen Abgrenzung von vertebragenen Störungen mit ähnlicher Symptomatik begründet das anschließende Eingehen auf entsprechende Einzelheiten.
Bei Erkrankungen des Schultergelenks müssen hauptsächlich zwei Verlaufsformen differenziert werden: Einmal die Schulterkontraktur, die »frozen shoulder«, als Ausdruck einer überwiegend kapsulären Krankheitsentwicklung, zum anderen ein durch muskuläre Pathomechanismen bestimmtes Schmerzsyndrom.
Das typische Symptom der *frozen shoulder* ist die weitgehende Bewegungseinschränkung, die sich nach dem gelenkspezifischen Kapselmuster entwikkelt.
Das *Kapselmuster des Schultergelenks* weist konstante Einschränkungsrelationen von Außenrotation, Abduktion und Innenrotation auf (z.B. Außenrotationseinschränkung bei *5* Grad = Abduktionseinschränkung bei *15* Grad = Innenrotationseinschränkung bei *45* Grad; in einer Formel ausgedrückt »1 : 3 : 9«).

Des weiteren ist auch die Krankheitsentwicklung typisch und erlaubt daher entsprechende Voraussagen.

Krankheitsverlauf der frozen shoulder

3 x 4 = 12 = 1 Jahr

- 1. - 4. Monat:
  Schmerzcrescendo, zunehmende Bewegungsreduzierung
- 5. - 8. Monat:
  Schmerzdecrescendo, gleichbleibende Kontraktur
- 9. - 12. Monat:
  Sistierende Schmerzen, zunehmende Beweglichkeit.

	Kapsel-muster	aktive Beweglichkeit	passive Beweglichkeit	Anspannungs-schmerz
Schulter-kontraktur	ja	schmerzt, eingeschränkt	schmerzt, eingeschränkt	nein
Supraspinatus-tendinose	nein	painful arc	painful arc	bei Abduktion geg. Widerstand
Infraspinatus-tendinose	nein	painful arc	painful arc	bei Außenrotation geg. Widerstand
Subskapularis-tendinose	nein	painful arc	painful arc	bei Innenrotation geg. Widerstand
akute Bursitis	nein	total schmerz-gehemmt	frei	nein
chronische Bursitis	nein	painful arc	painful arc	nein
Irritation des Akromioklavi-kulargelenks (ACG)	nein	endlagen-behindert	forc. Adduktion schmerzt	nein

Für *muskuläre Störungen* wiederum gilt der sogenannte *painful arc,* der schmerzhafte Bogen als kritisches Detail. Darunter versteht man einen bei 80gradiger *(Cyriax)* Armelevation auftretenden Schulterschmerz, der beim Anheben des Armes über die Horizontale hinaus sofort wieder verschwindet. Ausgelöst wird dieser Schmerz durch den Kontakt der irritierten und sensibilisierten muskulären Insertionen am Tuberculum majus et minus humeri mit dem Ligamentum coracoacromiale. Beim Weiterheben des Armes unter Mitdrehen der Skapula löst sich dieses Band von den irritierten Strukturen ab und der Schmerz hört auf. Die zugrundeliegende Insertionstendinopathie betrifft vor allem die Mm. supra- und infraspinatus sowie subscapularis. Einen painful arc zeigen des weiteren auch Bursitiden. Das vorgestellte Schema weist auf die notwendigen Differenzierungsüberlegungen hin.

> Das Charakteristikum kapsulärer Störungen ist das Kapselmuster, jenes muskulärer und bursärer Syndrome der painful arc.

7.4.4 Die segmentale Funktionstestung

Haben sich im Zuge des Untersuchungsganges weder muskuläre oder radikuläre Störungen noch Irritationen aus den Strukturen des Schulter-Arm-Bereichs als ursächlich für bestehende Beschwerden herausgestellt, so bestimmen wahrscheinlich arthrogene Pathomechanismen das Krankheitsbild.

Zur Aufdeckung der Störungsquelle dient wie erwähnt die:
segmentale Funktionsuntersuchung der Halswirbelsäule.

Sie beginnt im Bewegungssegment C2–C3, die Kopfgelenkregion wird abschließend berücksichtigt.
Am günstigsten ist es wiederum, den Kopf im Wickelgriff zu führen. Testbewegungen lassen sich so am exaktesten in die einzelnen Bewegungssegmente dirigieren. Der beurteilende Tastfinger liegt im Laminabereich über dem Gelenk. Zur topischen Vororientierung sucht man den ersten tastbaren Processus spinosus. Dies ist jener des zweiten Halswirbels. Etwas kaudal davon und relativ weit lateral liegt der Tastfinger richtig. Von kranial nach kaudal fortschreitend muß jedes einzelne Bewegungssegment bezüglich Anteflexion, Retroflexion, Rotation und Seitneigung überprüft werden. Besonders aussagekräftig sind die Ergebnisse der Seitneigungstestung, da Lateroflexionen im Halswirbelsäulenbereich untrennbar mit Rotationen verbunden sind und bei dieser Testung das Fehlen des federnden Endgefühls eindeutig die Störung im Bewegungssegment signalisiert *(Abb. 126, 127, 128, 129).*
Die *translatorische Gleittestung* erfolgt auch hier über sagittale und/oder transversale Impulse und entspricht ganz den bereits bei der Besprechung des zervikothorakalen Überganges aufgezeigten Techniken *(Abb. 130).*
Einmal mehr ergibt sich unmittelbar aus den diagnostischen Handgriffen der therapeutische Ansatz.

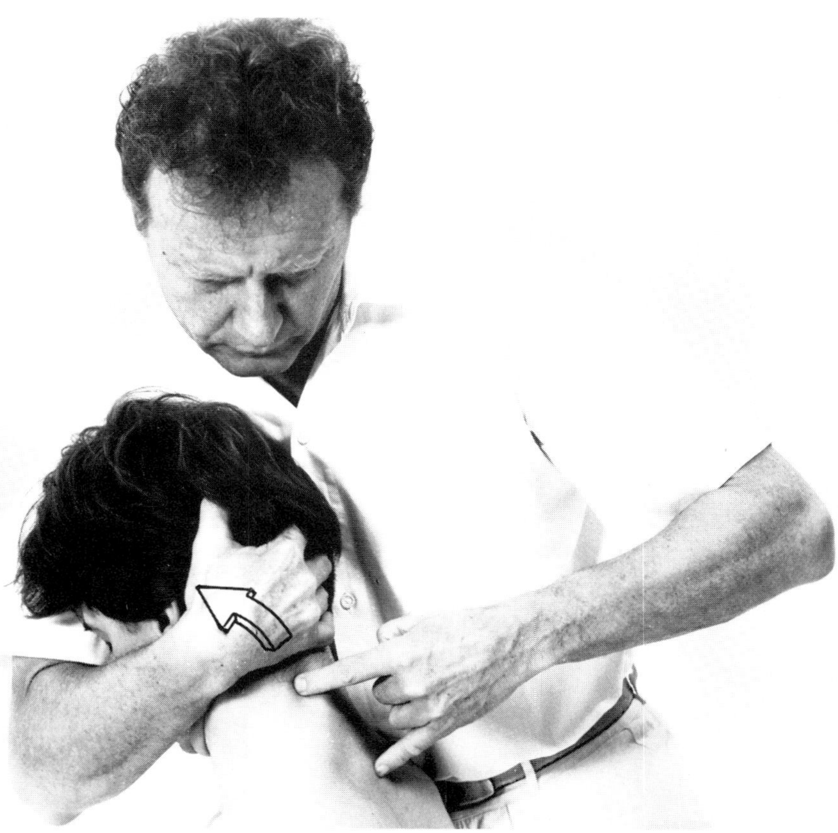

Abb. 126 Segmentale Testung der Anteflexion.

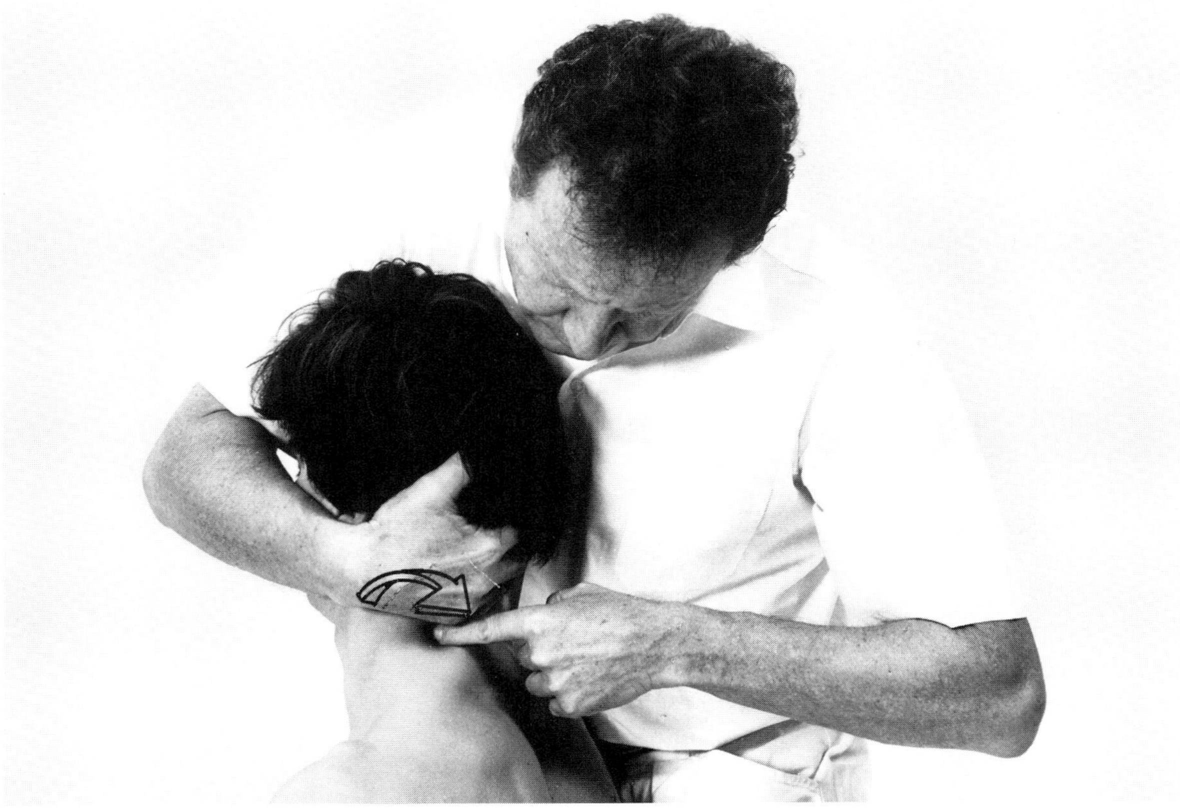

Abb. 127 Segmentale Testung der Retroflexion.

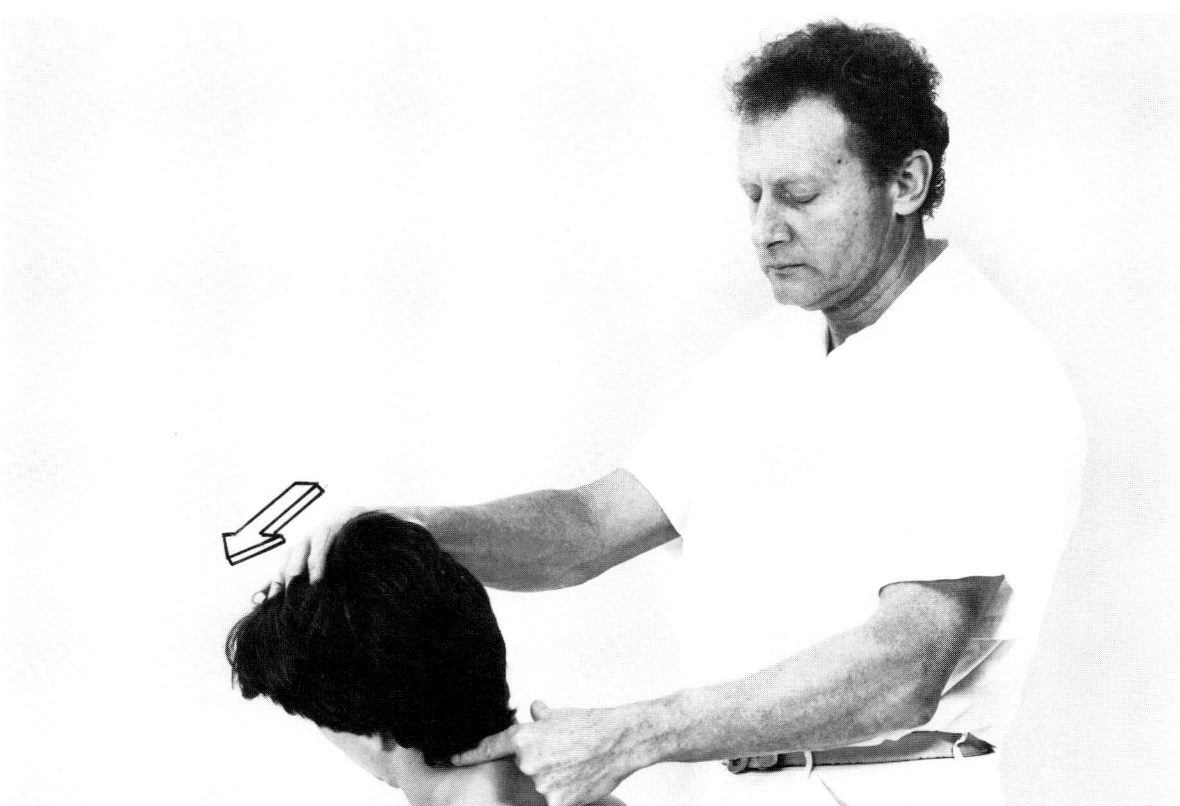

Abb. 128 Segmentale Testung der Lateroflexion.

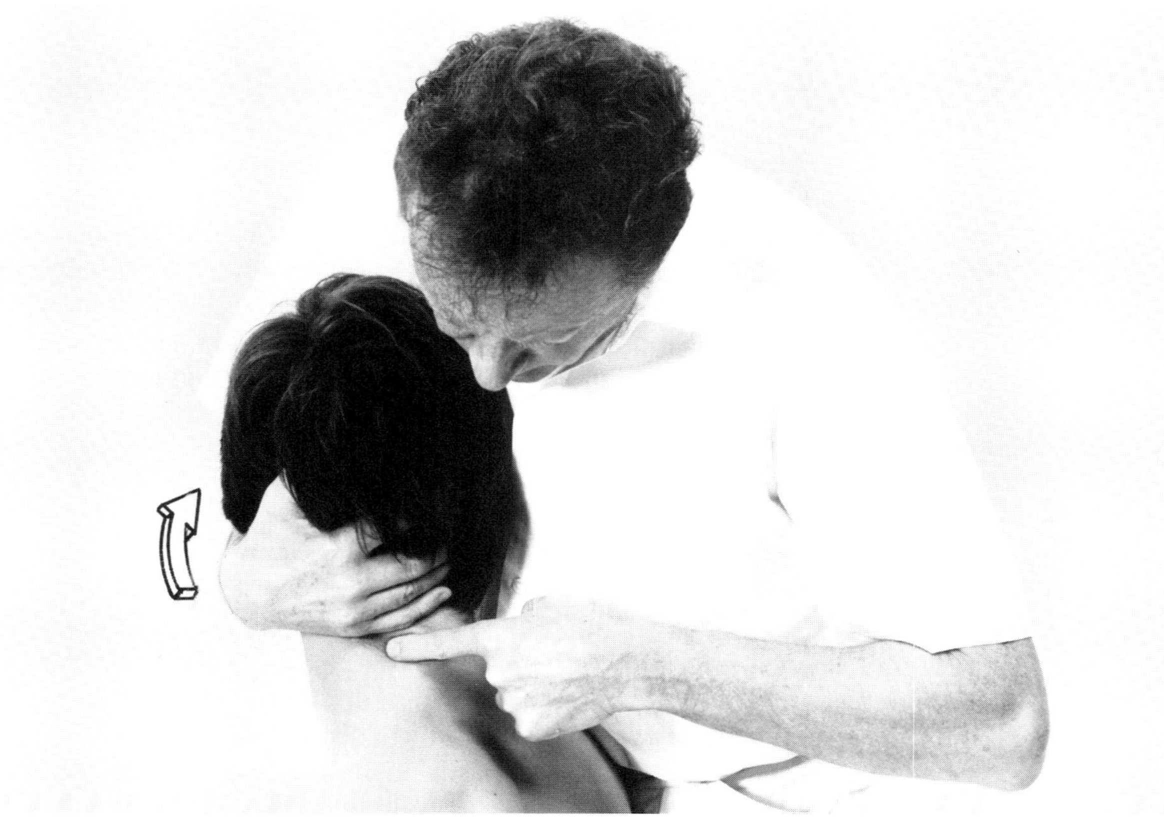

Abb. 129 Segmentale Testung der Rotation.

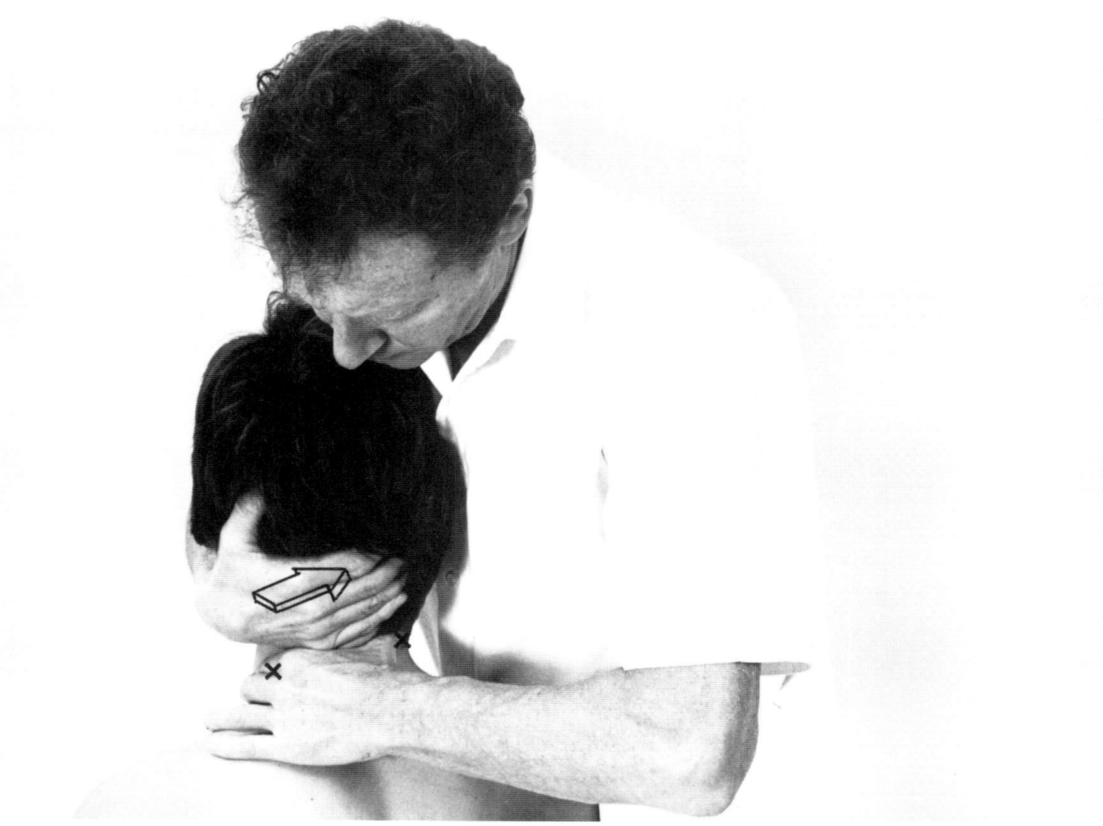

Abb. 130 Translatorische Gleittestung in der Halswirbelsäule.

7.4.5 Die Behandlung der gestörten Gelenkfunktion

Zur Mobilisationsbehandlung dieser Region gibt es eine Vielzahl von Methoden, die teilweise am sitzenden, teilweise am liegenden Patienten vorgenommen werden können, die aber fast durchweg dem bekannten Prinzip folgen, daß der kaudal liegende Wirbel fixiert und der kraniale gegen diesen in die eingeschränkte Richtung bewegt wird. Aber auch die Manipulationstechniken, die bei ungenügender Wirksamkeit der Mobilisationen zur Anwendung kommen müssen, lassen sich großteils aus identischer Grundeinstellung der Therapeutenhände ausführen. Bevor aber auf die entsprechenden Details eingegangen werden kann, muß eine diesbezügliche Grundvoraussetzung näher vorgestellt werden.

7.4.5.1 Die Verriegelung als therapeutisches Prinzip

Speziell im Zusammenhang mit manuellen Techniken fällt immer wieder der Terminus »verriegeln«. Nicht von ungefähr wird gerade an dieser Stelle nochmals und zwar im Detail darauf eingegangen, denn bei der Behandlung der Halswirbelsäule sind die verbundenen Mechanismen in besonders hohem Maße der Einstellschlüssel zur segmentalen Behandlung. Darüber hinaus sichert nur eine korrekt ausgeführte Einstellung diese exponierte Region gegen traumatische Begleiteffekte ab. Vom Prinzip her können am Verriegelungsmechanismus zwei Komponenten beteiligt sein. Einmal ist das der an den Gelenkflächen auftretende »Facettenschluß«, zum anderen die »Bandstraffung«. Nimmt man als Beispiel wiederum die Halswirbelsäule, so wissen wir, daß hier entsprechend der *Lovett*-schen Regel Seitneigung und Rotation gleichsinnig ablaufen, das heißt, die Linksneigung bedingt eine Linksrotation und umgekehrt. Daraus ergibt sich die Konsequenz, daß ein guter Facettenschluß dann gegeben ist, wenn die Seitneigung mit einer gegensinnigen Rotation verbunden wird, denn so pressen sich die Gelenkflächen schon früher und fester aufeinander, als wenn nur reine Rotations- oder Seitneigungseinstellungen erfolgen. Eine weitere Bewegung ist nicht mehr möglich, die Bewegungssegmente sind verriegelt.
Für eine erfolgreiche Chirotherapie ist es nun von entscheidender Bedeutung, daß die Verriegelung so eingestellt wird, daß das zu behandelnde Bewegungssegment selbst *nicht* in die volle Verriegelung einbezogen ist, da eine Mitverriegelung den Behandlungsimpuls auffangen und die Funktionsnormalisierung des Gelenks verhindern würde.
Differenziert werden muß darüber hinaus noch das einzustellende Verhältnis von Rotation und Seitneigung unter Berücksichtigung der diagnostizierten Läsion. Bei Rotationseinschränkung müssen Einstellung und Behandlungsimpuls mehr die Rotation erfassen, bei Seitneigungsstörungen dementsprechend die Lateralflexion.
Ein weiterer wesentlicher Faktor der Mobilisations- und Manipulationsbehandlung ist die gute und feste Fixierung des kaudalen Partnerwirbels, durch Abstützen, respektive Umfassen des Wirbelbogens. Bei Rotationsgriffen gibt dabei der Daumen von dorsal am kaudalen Querfortsatz der Rotationsrich-

tung (z.B. Linksrotation - linker Querfortsatz) Gegenhalt. Diese Maßnahme trägt gleichfalls dazu bei, das gestörte Bewegungssegment isoliert treffen zu können und die übrigen Abschnitte zu schonen. In der Halswirbelsäule besteht ferner die Möglichkeit, über eine forcierte Anteflexion die Bandstraffung zur Fixierung aller unter C2 gelegenen Segmente einzusetzen, eine Vorgangsweise, die schon im Diagnostikkapitel bei der Vorstellung des Rotationsverhaltens anklang. Unter Beachtung der eben getroffenen Ausführung lassen sich Behandlungstechniken an der Halswirbelsäule sowohl in sitzender als auch in liegender Position des Patienten vornehmen.
Die angestrebte Darstellung des fließenden Übergangs diagnostischer Techniken in therapeutische Konsequenzen läßt sich am besten an Hand angenommener Störungen in serieller Bildfolge demonstrieren. Der begleitende Text kann sich dabei auf segmentale Einstellungsbesonderheiten beschränken, da alles Grundsätzliche bereits in den vorausgegangenen Ausführungen zur Sprache kam.

7.4.5.2 Erkennung und Behandlung von Seitneigungsstörungen

Als erstes Beispiel wird eine *Einschränkung der Linksseitneigung* im Bewegungssegment C2–C3 angenommen.
Phase 1 (Abb. 131).
Die rechte Führungshand bringt den Kopf in die Seitneigung.
Über die Radialkante des Zeigefingers der Tasthand, die im untersuchten Segment als Hypomochlion wirkt, werden eingeschränkter Neigungswinkel und fehlendes federndes Endgefühl erkannt.
Phase 2 (Abb. 132 a, b).
Nachdem die Widerstandsprüfung eine Verspannung der rechtsseitneigenden Muskulatur aufgedeckt hat, muß diese Störung durch eine postisometrische Relaxation als erstes abgebaut werden.
Ohne Änderung der Handhaltung geschieht dies durch leichten Kopfdruck des Patienten gegen die fixierende Führungshand des Therapeuten, wobei diese Aktion durch Blick nach rechts oben fazilitiert wird. In der Entspannungsphase blickt der Patient zur Seite der Einschränkung (links unten), dadurch und durch die Eigenschwere der Führungshand verbessert sich die Seitneigung. Einige Wiederholungen des Vorgangs sind meistens notwendig.
Phase 3 (Abb. 133).
Da nach Beseitigung der muskulären Störkomponente die Einschränkung der Seitneigung einschließlich des behinderten joint play weiterbesteht, erfolgt als nächstes eine entsprechende Mobilisationsbehandlung mittels leichter Traktion in Richtung der Behinderung. Von der gesunden Seite her fixiert der Therapeut mittels Gabelgriff die Laminae des unteren Wirbels. Die andere Hand nimmt mit der ulnaren Handkante und dem Kleinfinger am oberen Wirbel seitlich Kontakt. Der Patientenkopf liegt mit der rechten Gesichtshälfte am Oberkörper des Behandlers. Durch leichtes Zurücktreten oder Rückwärtspendeln kommt es im gestörten Abschnitt zu einer zarten Traktion und Verstärkung der Seitneigung nach links.

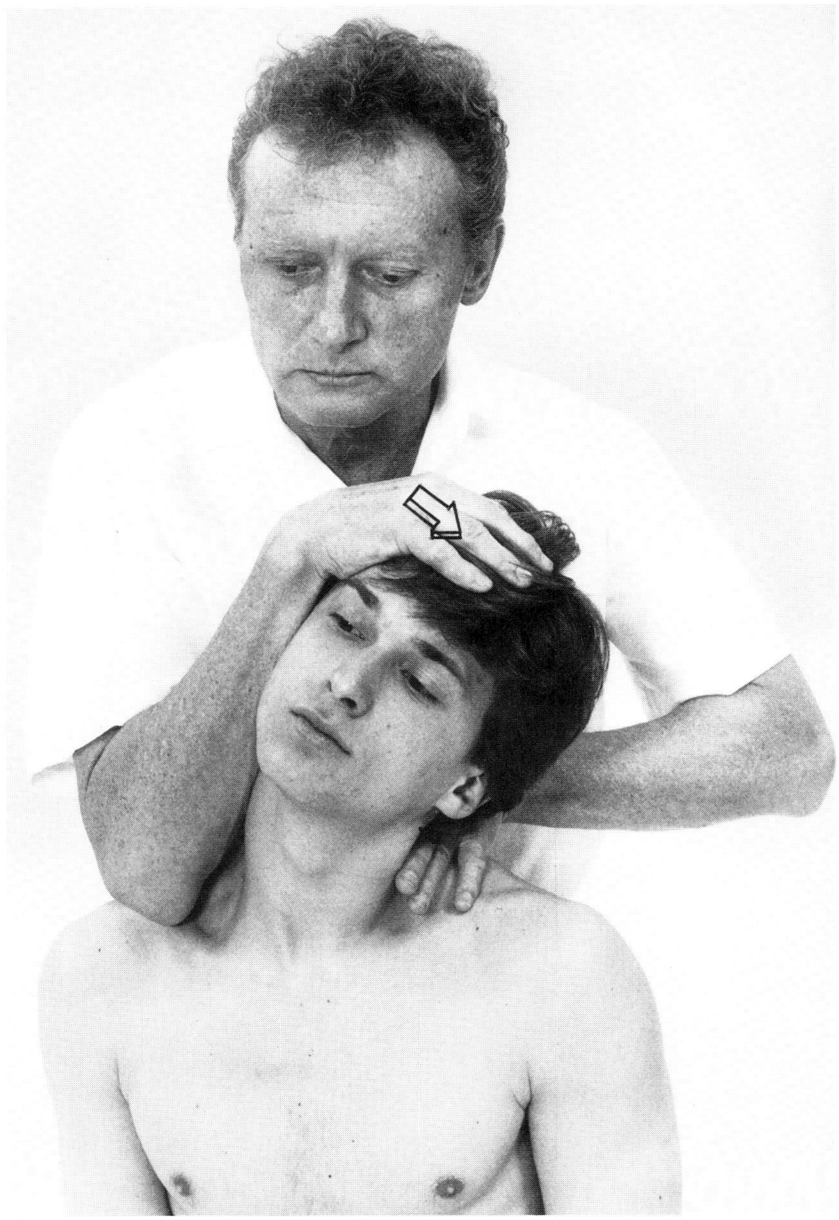

Abb. 131 Einschränkung der Linksseitneigung im Bewegungssegment C2/C3 – Diagnostik.

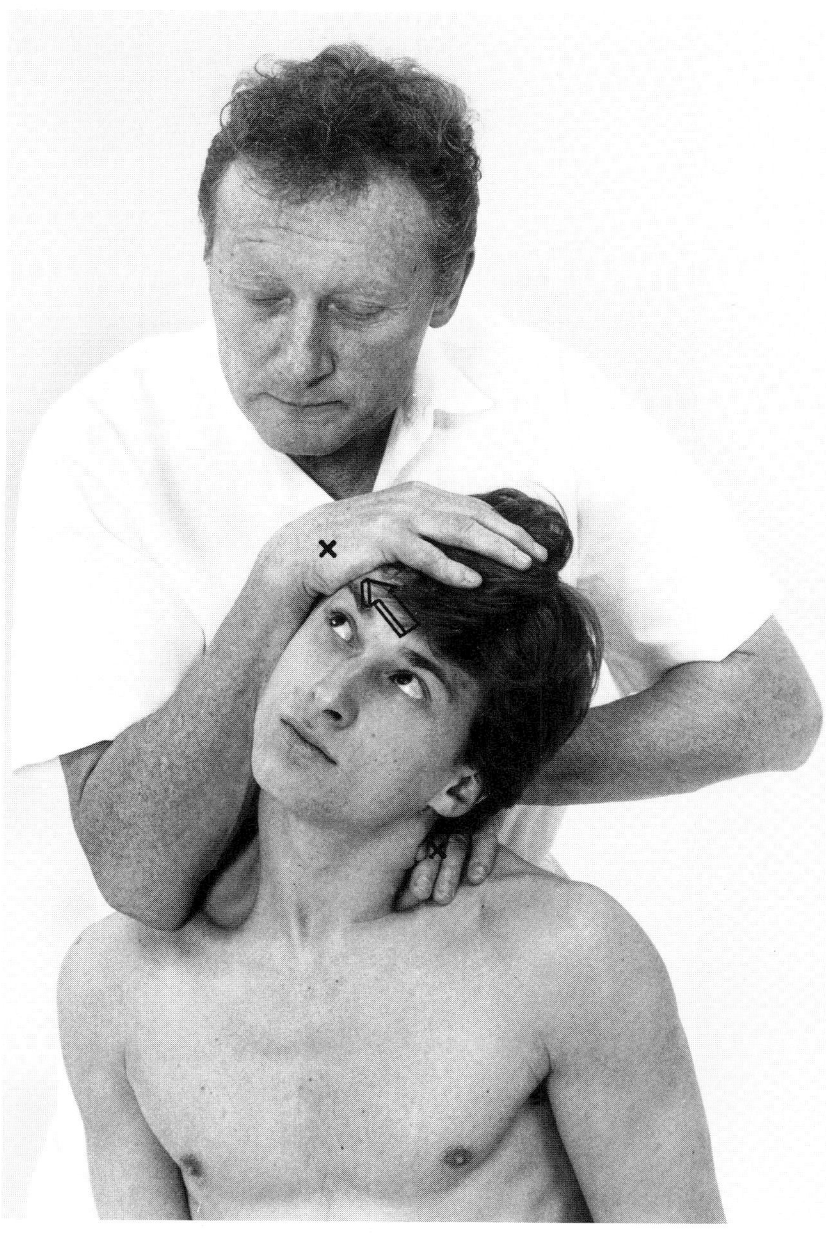

Abb. 132 a Postisometrische Relaxationsbehandlung. Isometrische Aktivierung

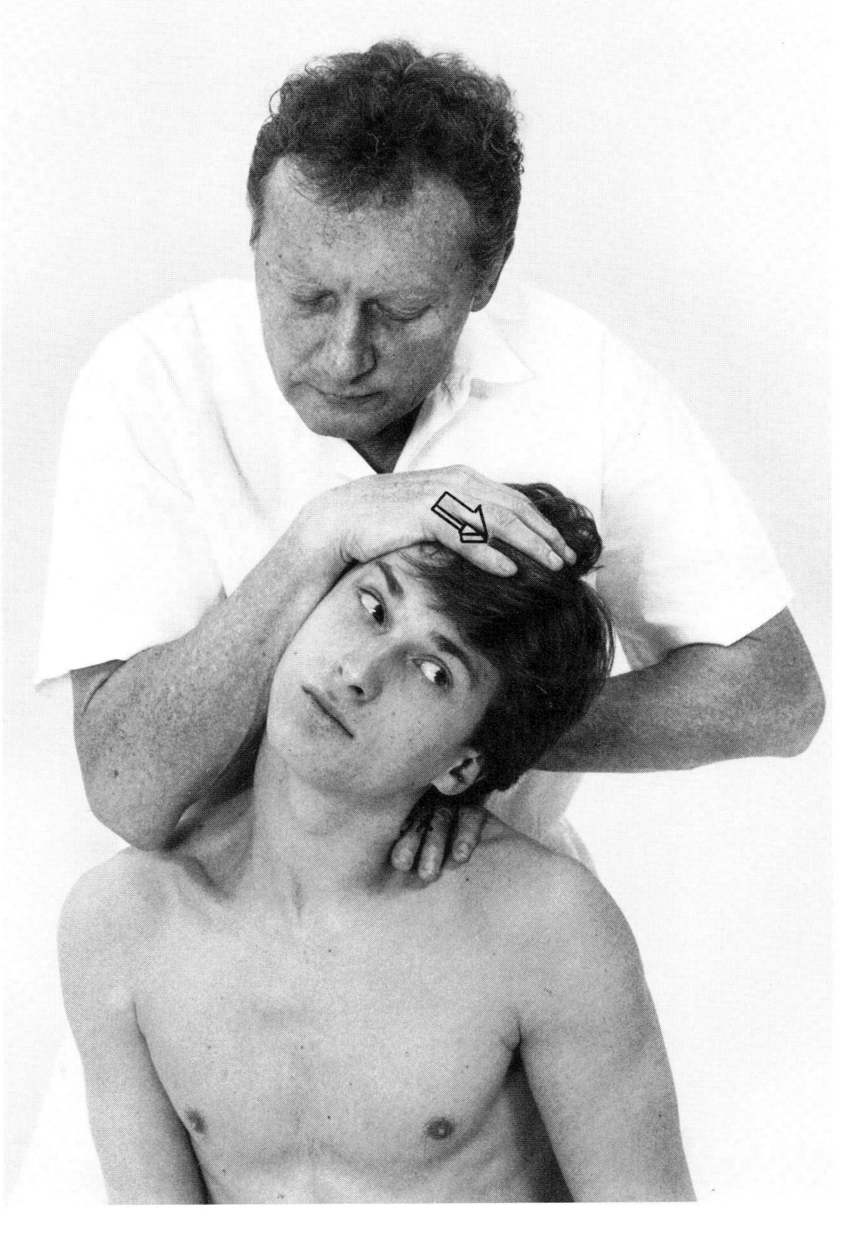

Abb. 132 b Postisometrische Relaxationsbehandlung.

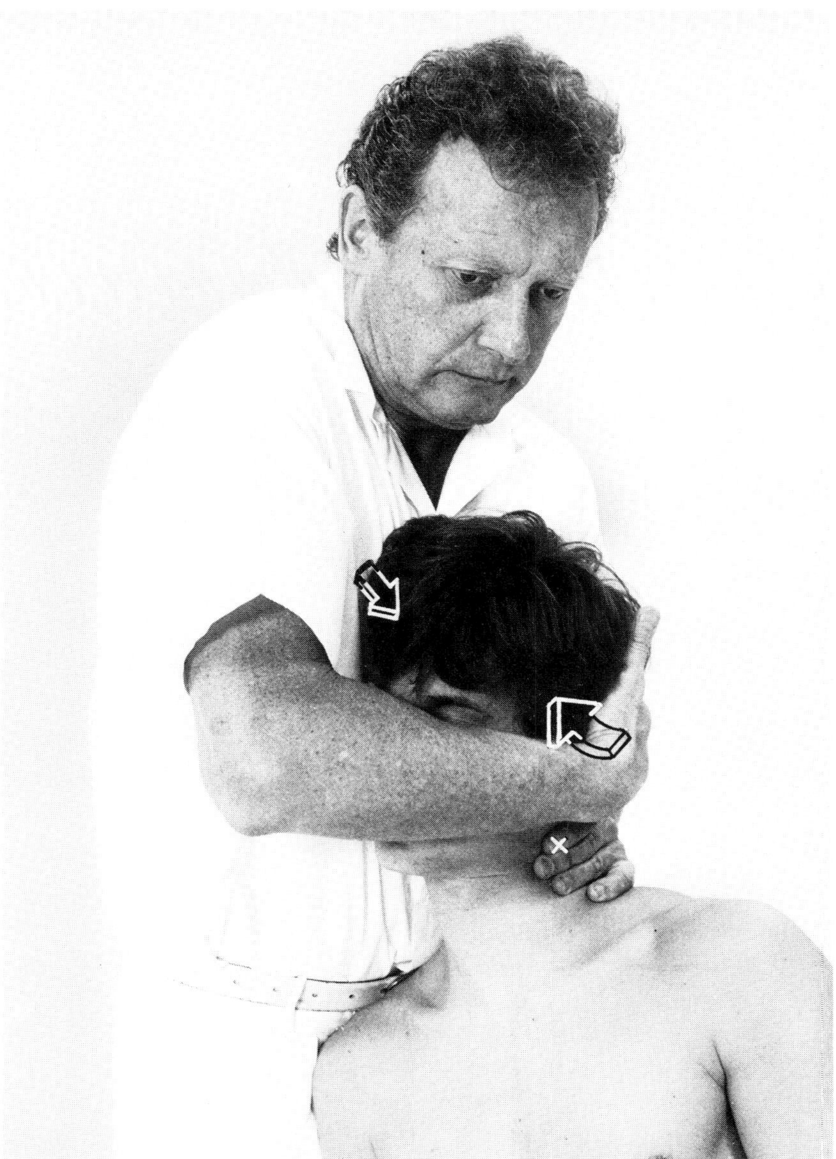

Abb. 133 Mobilisation mit Traktion.

Phase 4 (Abb. 134).
Besteht bei restierender Störung die Notwendigkeit einer abschließenden Manipulation, so kann diese ohne Stellungsänderung angeschlossen werden. Des weiteren ist die sogenannte *»Meistertechnik«* eine der ältesten und bewährtesten Manipulationsmethoden an der Halswirbelsäule für solche Störungen hervorragend geeignet.
Dazu plaziert man die Führungshand auf Schläfe und Scheitelbein, die Kontakthand liegt mit der Mittelfingerspitze am obenliegenden Wirbel des gestörten Segmentes. Der Manipulationsimpuls ist eine synchrone Aktion der Führungshand (Verstärkung der Seitneigung) und des Kontaktfingers (traktorischer Ruck) unter gleichzeitiger Aktivierung von Pektoralis und Trapezius, das heißt, man zieht den Patient kurz zu sich sowie leicht nach oben (schnelles Aufrichten in den Zehenstand).
Hat sich die Notwendigkeit ergeben, eine liegende Ausgangsposition zu wählen, sei es weil der Patient bettlägerig ist, oder im Sitzen nicht entspannen kann, so entwickeln sich Untersuchung und Therapie in entsprechend variierter Form.
Phase 1 (Abb. 135).
Angenommen wird die gleiche Seitneigungsstörung nach links im Bewegungssegment C2–C3.
Der Patient liegt auf dem Rücken, der Behandler befindet sich kopfwärts, die Führungshand unterstützt von der Seite her das Okziput und neigt den Kopf zur Tasthand, die wieder als Sensor mit dem Zeigefinger am Gelenk der Neigungsseite anliegt.
Phase 2 (Abb. 136 a, b).
Die muskuläre Störungskomponente wird als erstes mittels postisometrischer Relaxation abgebaut, das Procedere ist analog. Blick nach rechts oben mit Aktivierung des Kopfes gegen Widerstand der Führungshand.
Entspannen, Blick nach links unten, Verstärkung der Seitneigung. Wiederholungen bis zur Reduzierung oder zum Abklingen der muskulären Verspannung.
Phase 3 (Abb. 137).
Rhythmische Mobilisationen in die eingeschränkte Richtung mit zarter traktorischer Begleitkomponente.
Phase 4 (Abb. 138).
Zur Manipulation stellt sich der Behandler seitlich zum Patienten und zwar homolateral zur Seite der Funktionsstörung. Der Kopf wird im Wickelgriff umfaßt, die Finger umgreifen das Kinn, der Kopf ruht am Unterarm der Führungshand. Die Ausgangseinstellung in leichter Rotation zur Gegenseite dient zur Verriegelung der kranial der Störung liegenden Segmente. Die impulsgebende Hand nimmt mit der Radialseite des Zeigefingergrundgelenks Kontakt am Querfortsatz des oberen Wirbels. Der Manipulationsstoß geht primär in die reine Traktion. Führt diese Technik nicht zum gewünschten Erfolg, so empfiehlt es sich, die Grundeinstellung zu variieren und den Kopf nicht nur zur Gegenseite rotiert, sondern auch zur Störungsseite geneigt einzustellen, so daß der Behandlungsimpuls die Seitneigung verstärkt, aber ein traktorisches Moment beibehält. Der Manipulationsstoß wird deshalb schräg kranialwärts geführt, wobei darauf zu achten ist, daß der Unterarm der Stoßhand genau in diese Richtung zielt und die Führungshand den Manipulationsvorgang durch zusätzliche Traktion fördert.

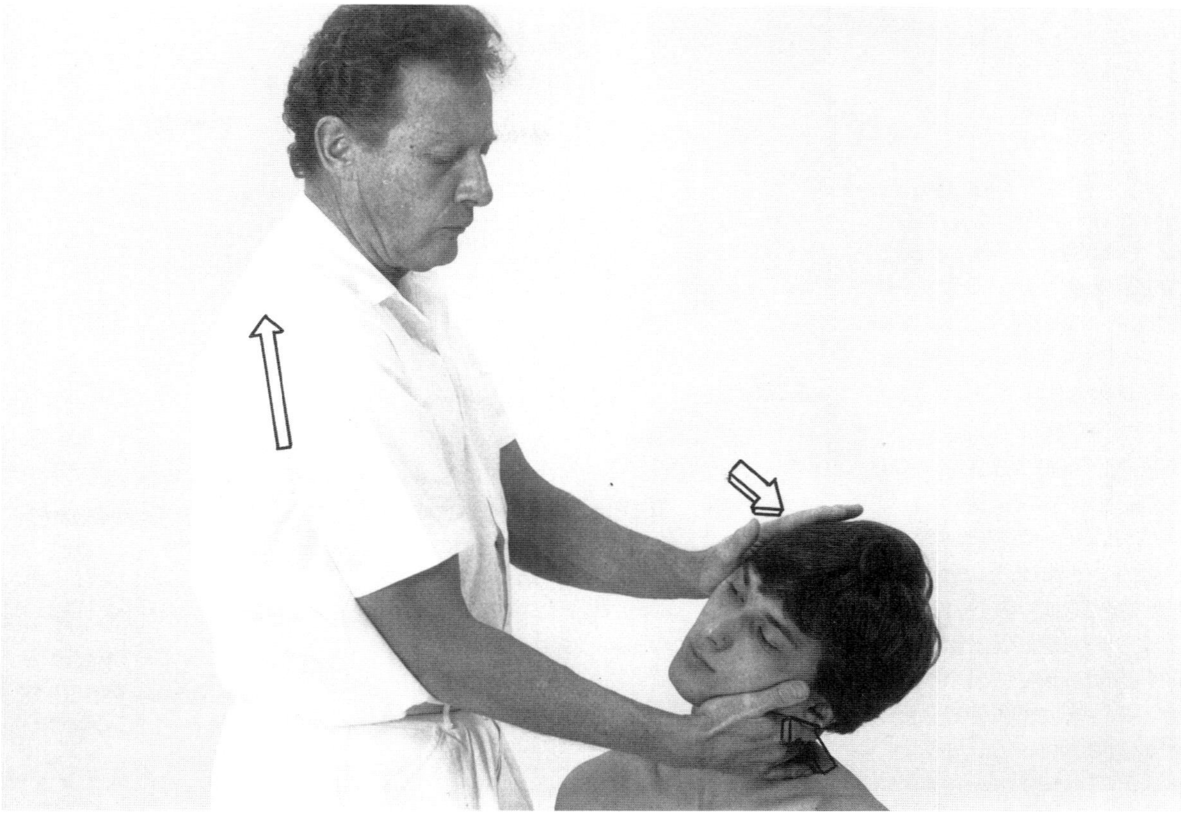

Abb. 134 Die »Meistertechnik«.

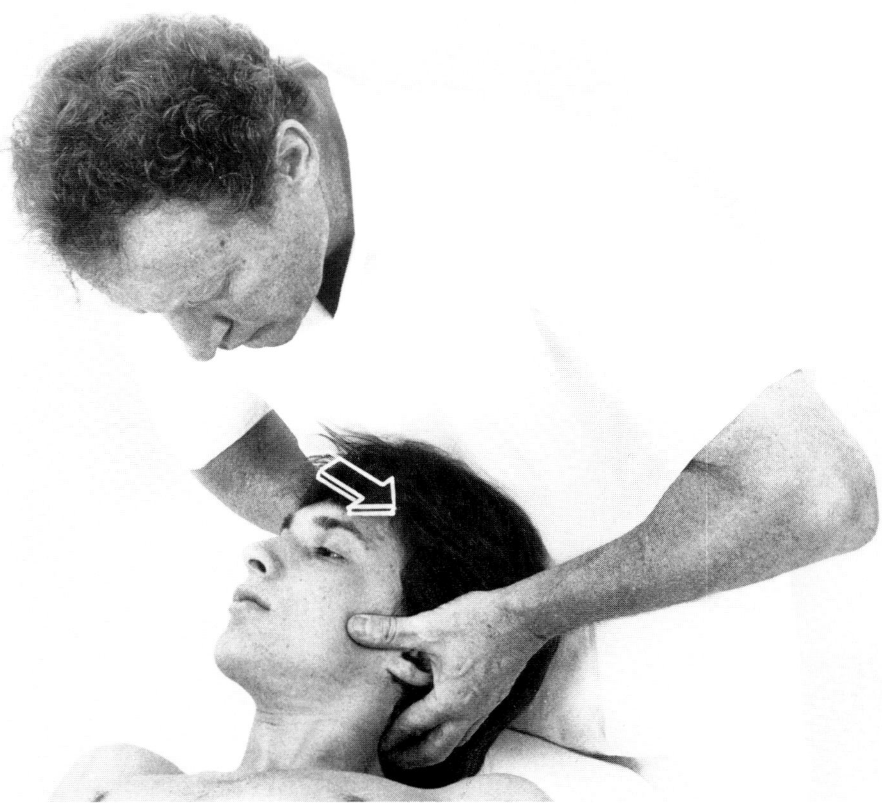

Abb. 135 Einschränkung der Linksseitneigung im Bewegungssegment C2/C3 – das Procedere in Rückenlage – Diagnostik.

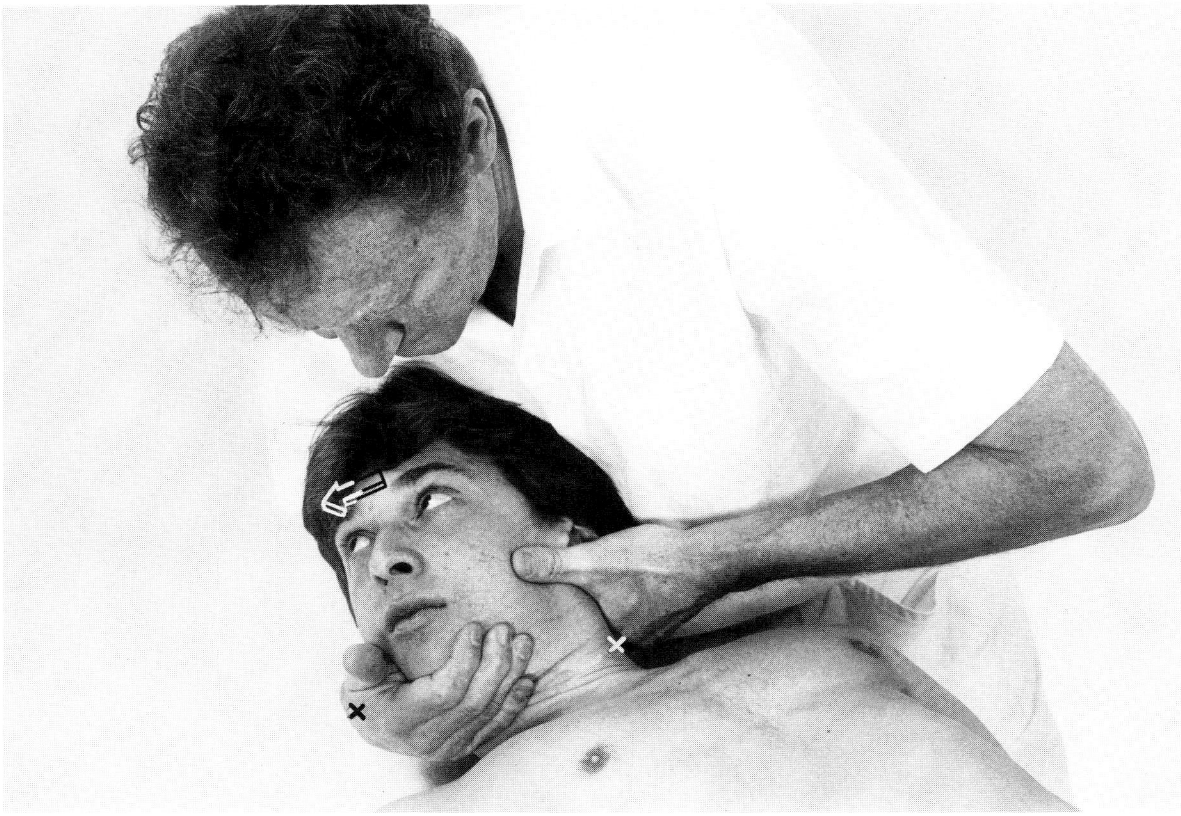

Abb. 136 a Postisometrische Relaxationsbehandlung – isometrische Aktivierung.

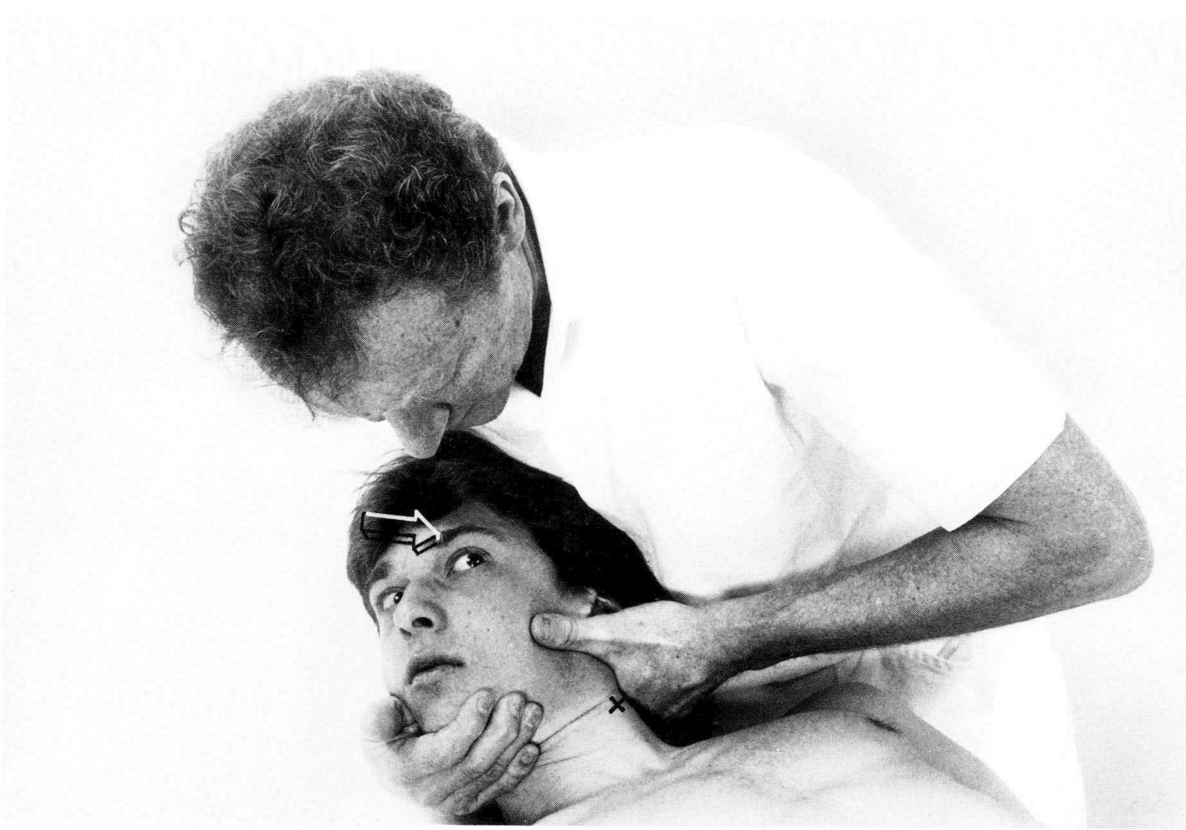

Abb. 136 b Postisometrische Relaxationsbehandlung. Dehnungsphase.

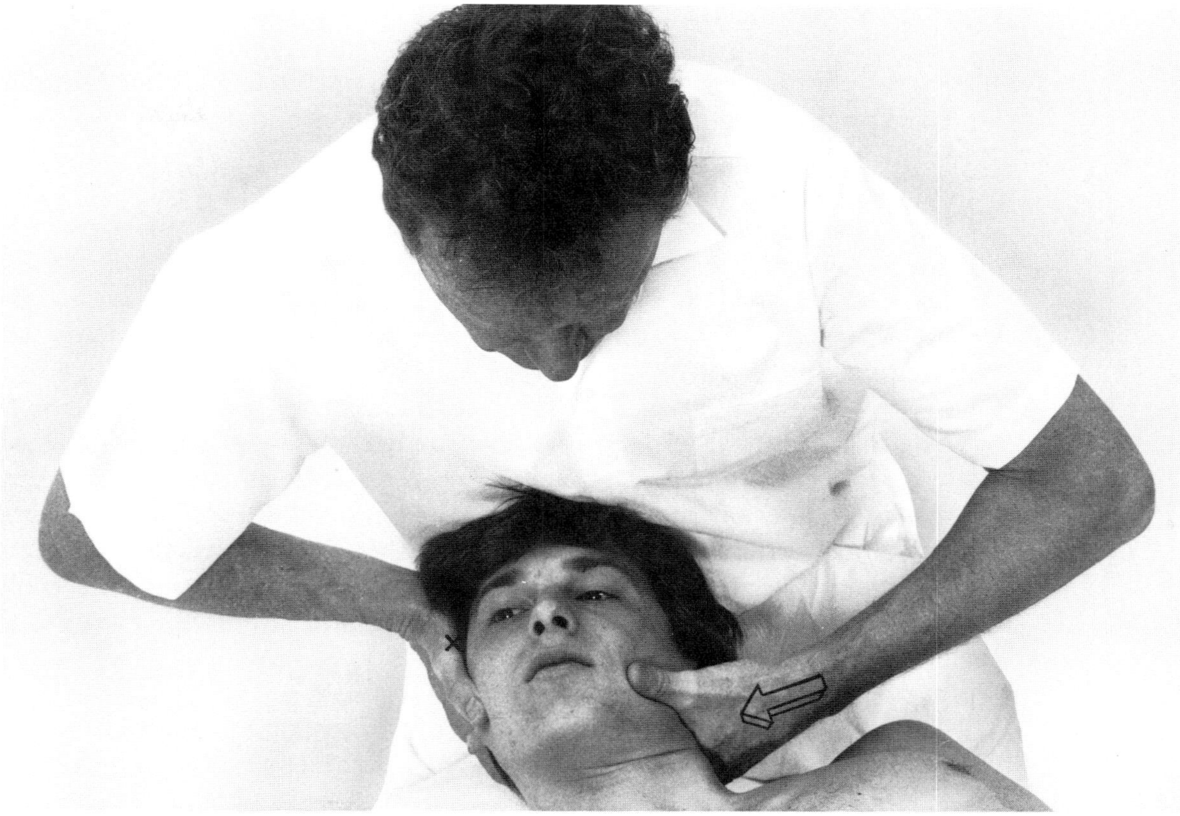

Abb. 137 Mobilisation in die eingeschränkte Richtung.

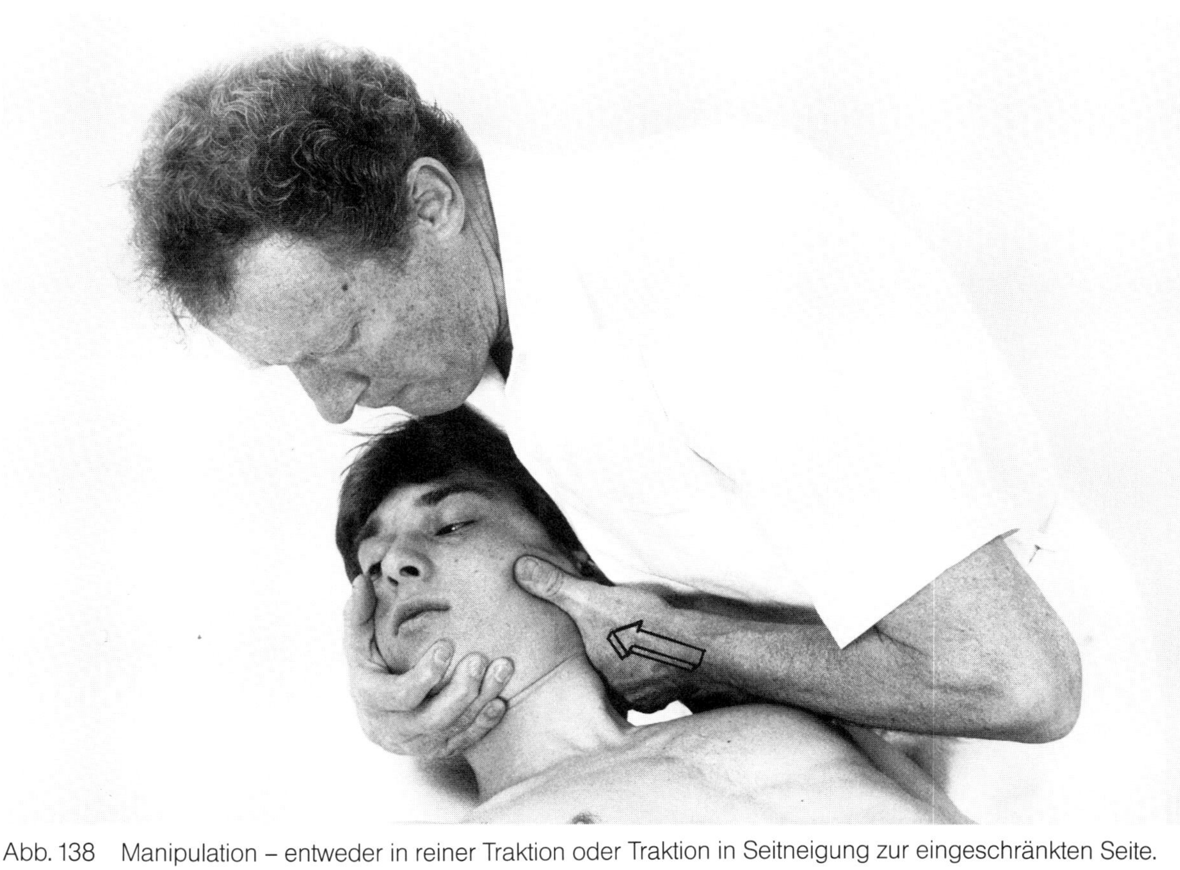

Abb. 138 Manipulation – entweder in reiner Traktion oder Traktion in Seitneigung zur eingeschränkten Seite.

Ergänzend wäre noch anzumerken, daß Manipulationen in reiner Traktion nur selten gelingen, am ehesten noch bei nicht besonders ausgeprägten Blockierungen und leptosomer Konstitution, mit entsprechend weniger straffen Strukturen und geringerem muskulären Widerstand.

7.4.5.3 Erkennung und Behandlung von Rotationsstörungen

Als nächstes soll an Hand einer Störung der Linksrotation im Bewegungssegment C4–C5 der Weg von der Diagnostik bis zur abschließenden Manipulation demonstriert werden.
Wie bereits im allgemeinen Teil ausgeführt wurde, zeigen Rotation und Seitneigung in der Halswirbelsäule eine gegenseitige Abhängigkeit, das heißt, sie sind untrennbar miteinander in einem Zwangsmechanismus gekoppelt. Für diagnostische und therapeutische Überlegungen bedeutet dies die Aufgabe, den stärker gestörten Teilmechanismus vorrangig zu berücksichtigen. Während also im ersten Beispiel die Seitneigungseinschränkung dominierte, soll im Anschluß die Vorgangsweise beim *Überwiegen der Rotationsstörung* vorgestellt werden.
Phase 1 (Abb. 139).
Mit der Führungshand umfaßt der links vom sitzenden Patienten stehende Therapeut den Kopf und rotiert ihn nach links, um mit dem über dem Gelenk C4–C5 liegenden Zeigefinger der Tasthand Bewegungsablauf, Endgefühl und Störung beurteilen zu können.
Phase 2 (Abb. 140 a, b).
Bei den häufig mitlaufenden Verspannungen der rechtsseitigen Rotatoren kommt wiederum zunächst die postisometrische Relaxation zur Anwendung.
In Stichworten:
Fixierung des Kopfes und oberen Wirbels mit Wickelgriff in Linksrotation, des unteren Wirbels im Gabelgriff.
Blick nach rechts, Gegenhalt.
Blick nach links, entspannen, Verstärkung der Linksrotation mit leichter Traktion.
Fazilitierung durch ein- und ausatmen.
Phase 3 (Abb. 141).
Entweder im Anschluß, oder bei Fehlen der Rotatorenverspannung, kann mit unverändertem Griff eine rhythmische Mobilisation in Rotation und leichter Traktion zur Anwendung kommen.

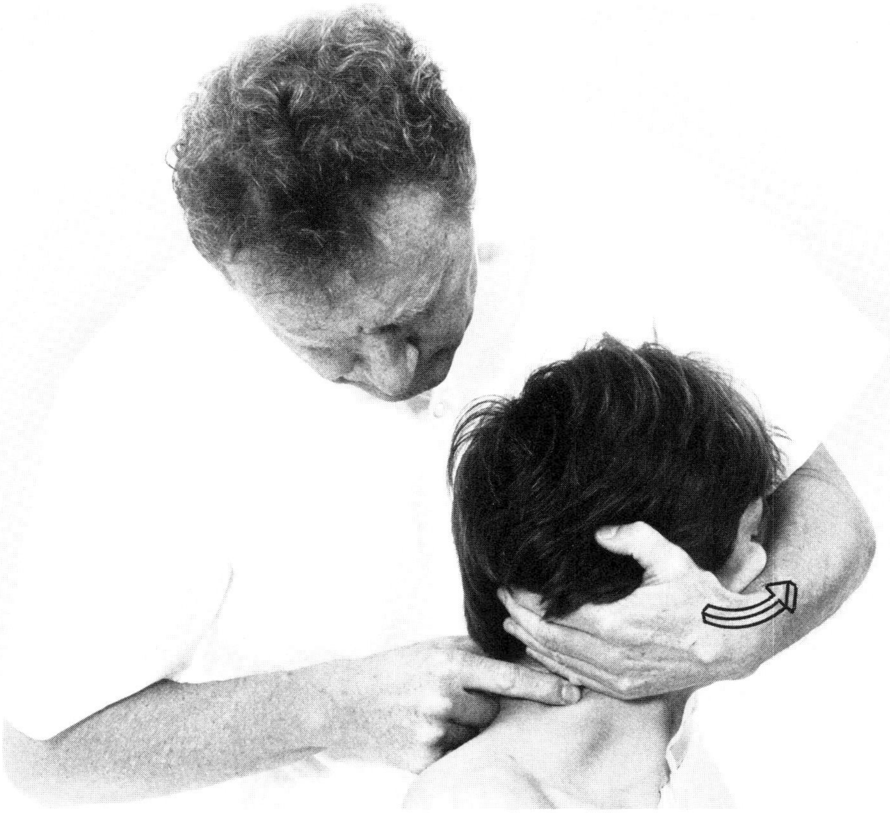

Abb. 139 Linksrotationsstörung im Bewegungssegment C4–C5 – Diagnostik.

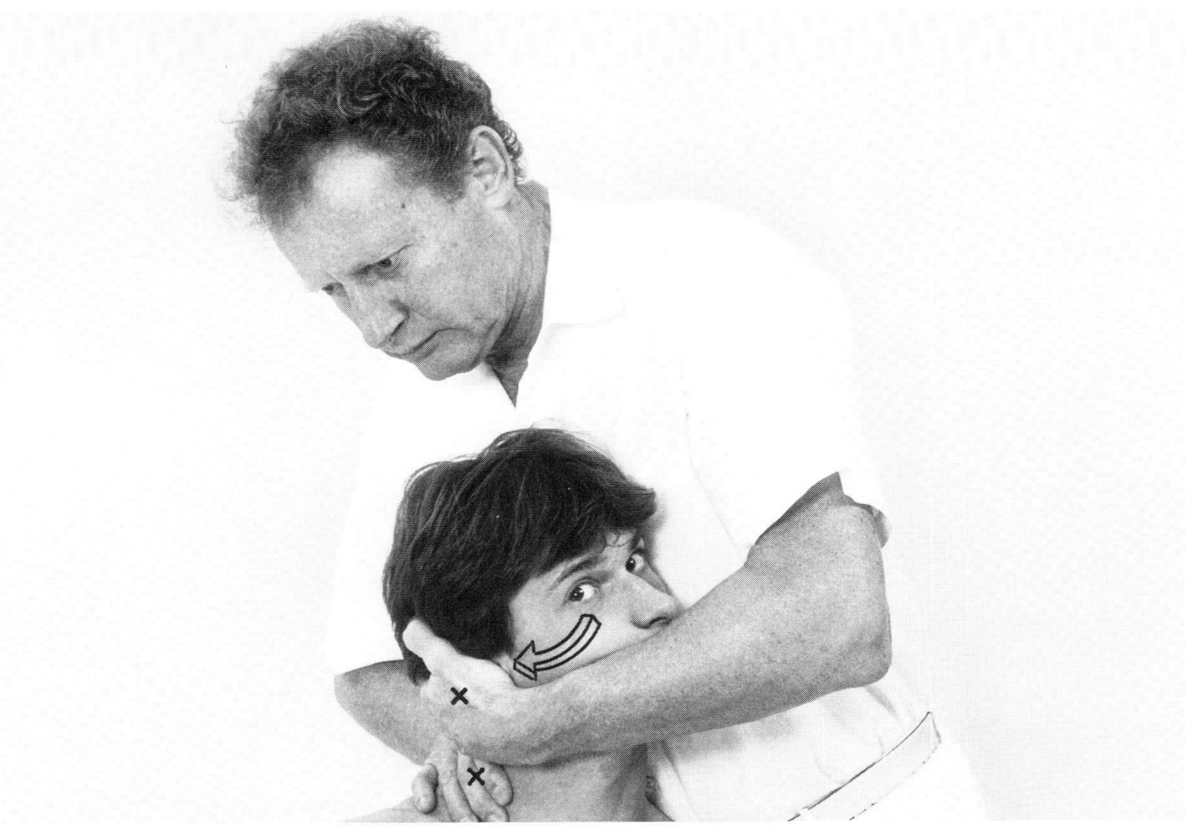

Abb. 140 a Postisometrische Relaxationsbehandlung – isometr. Aktivierung.

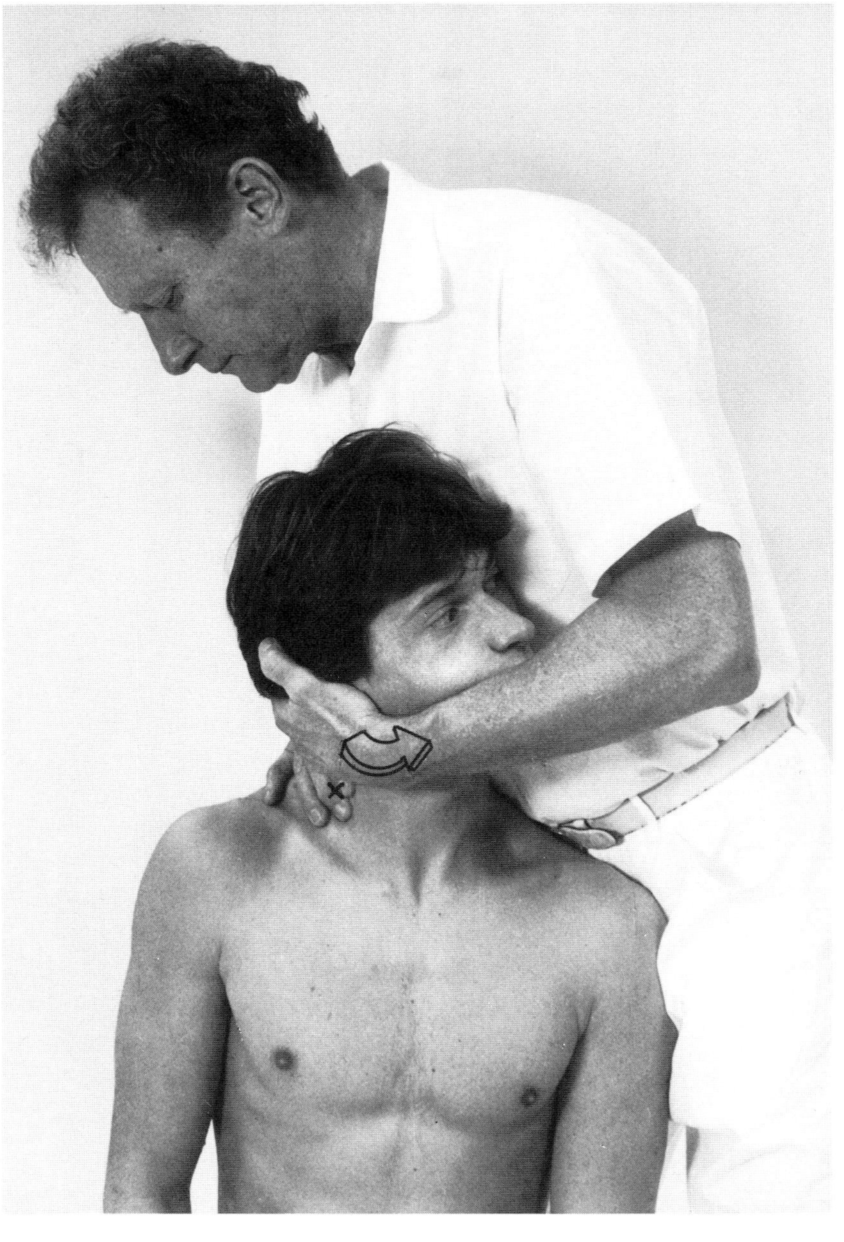

Abb. 140 b Postisometrische Relaxationsbehandlung. Dehnungsphase.

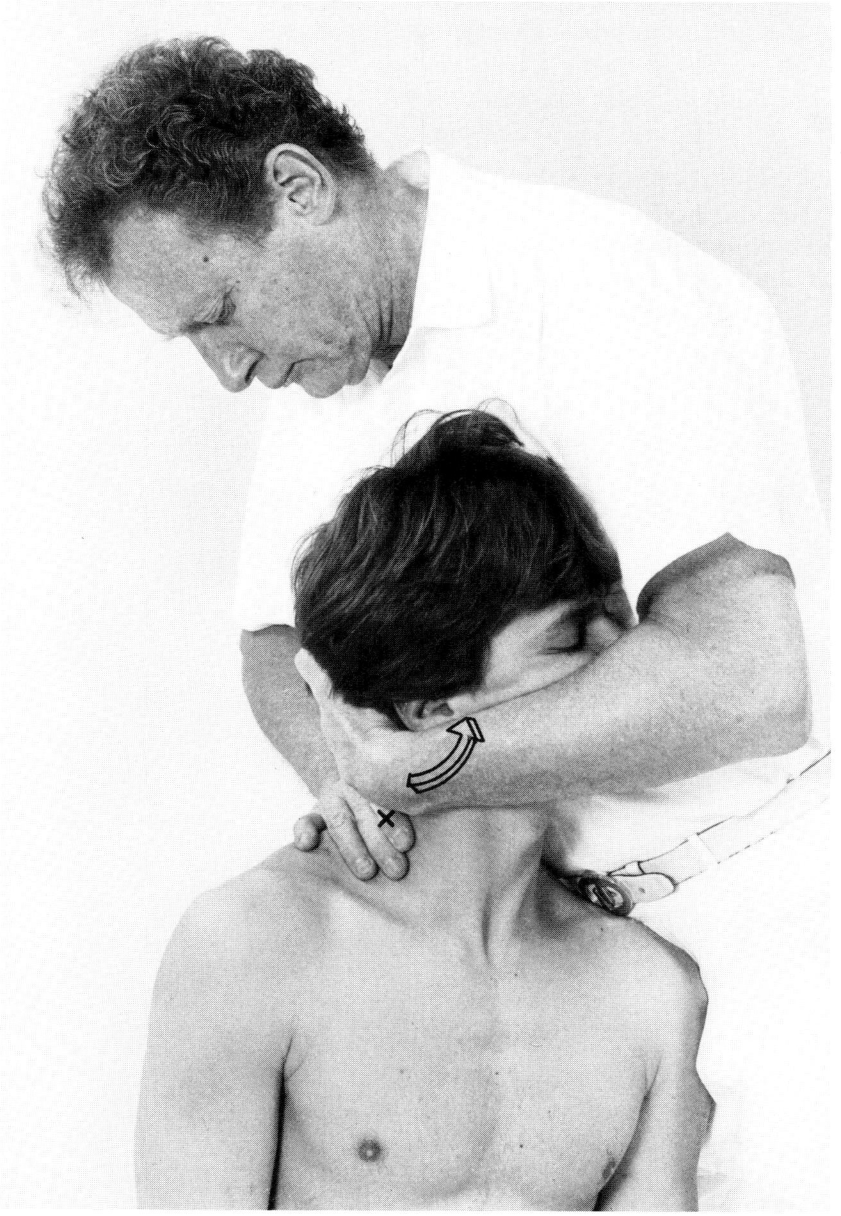

Abb. 141 Mobilisation mit leichter Traktion.

Phase 4
Die Manipulation erfordert gleichfalls keinerlei Änderung des Griffansatzes. *(Abb. 142)*
Unter Fixation des unteren Wirbels und zunehmender Vorspannung mit mäßiger Seitneigung nach rechts besteht der Impuls aus einer kurzen traktorischen Übersteigerung der Linksrotation.
Möglich ist des weiteren der Einsatz der bereits vorgestellten Meistertechnik, die nur insofern variiert wird, daß nach Verriegelung bis zum unteren Wirbel, mit Mittelfingerkontakt der linken Hand, am Querfortsatz des oberen Wirbels, nach entsprechender Vorspannung ein impulsartiger kranialgerichteter rotationsverstärkender Zug angebracht wird. Der Therapeut steht zur Ausführung dieser Technik im angenommenen Fall links und vor dem Patienten *(Abb. 143)*.

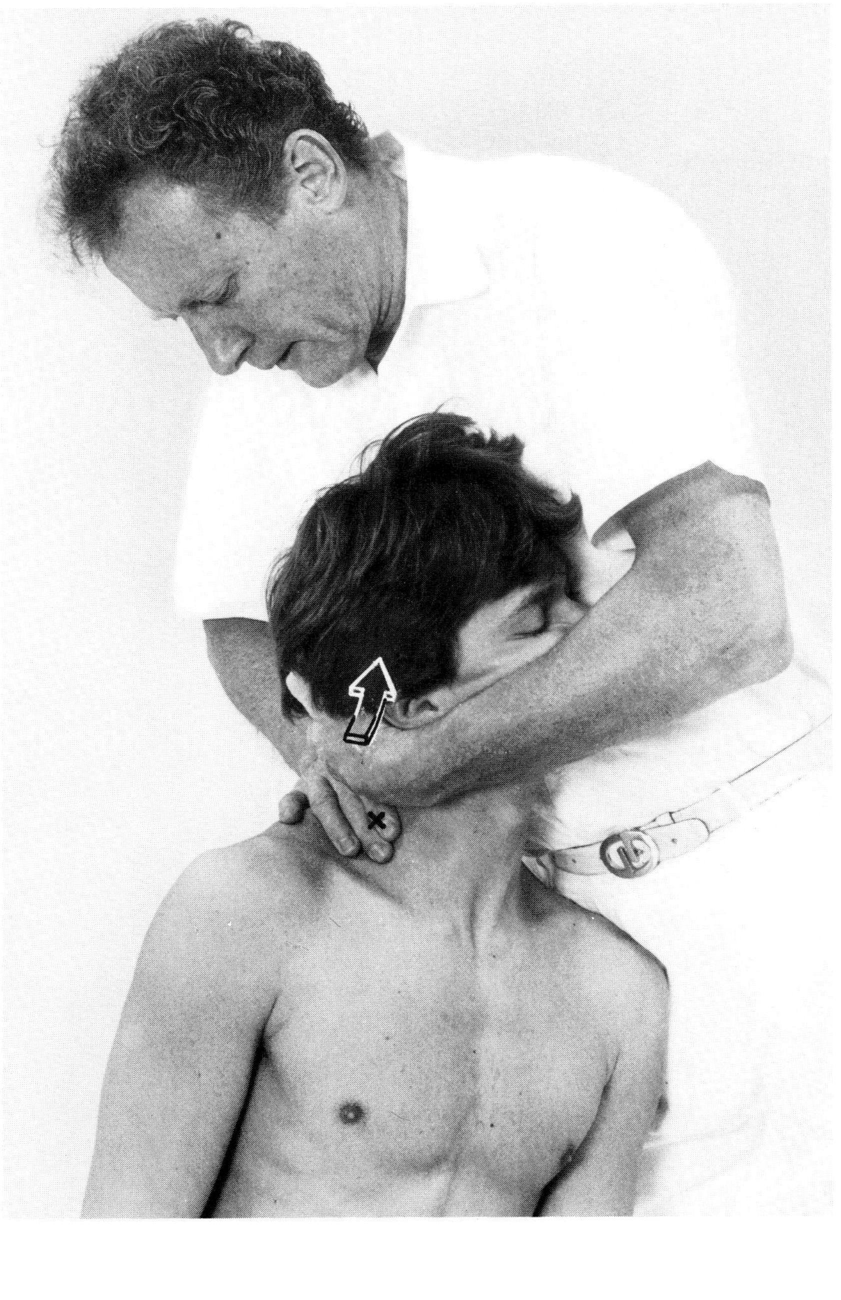

Abb. 142 Manipulation mit kurzer traktorischer Übersteigerung der Linksrotation.

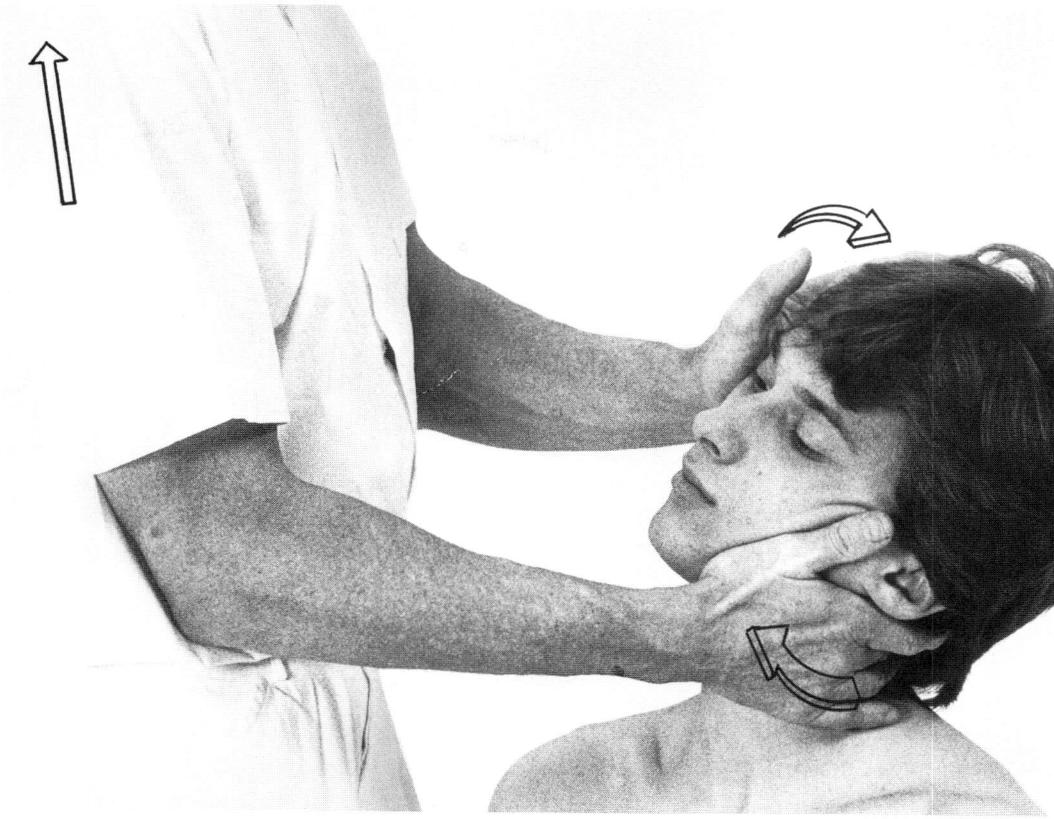

Abb. 143 Meistertechnik (im Bild Störung der Rechtsrotation).

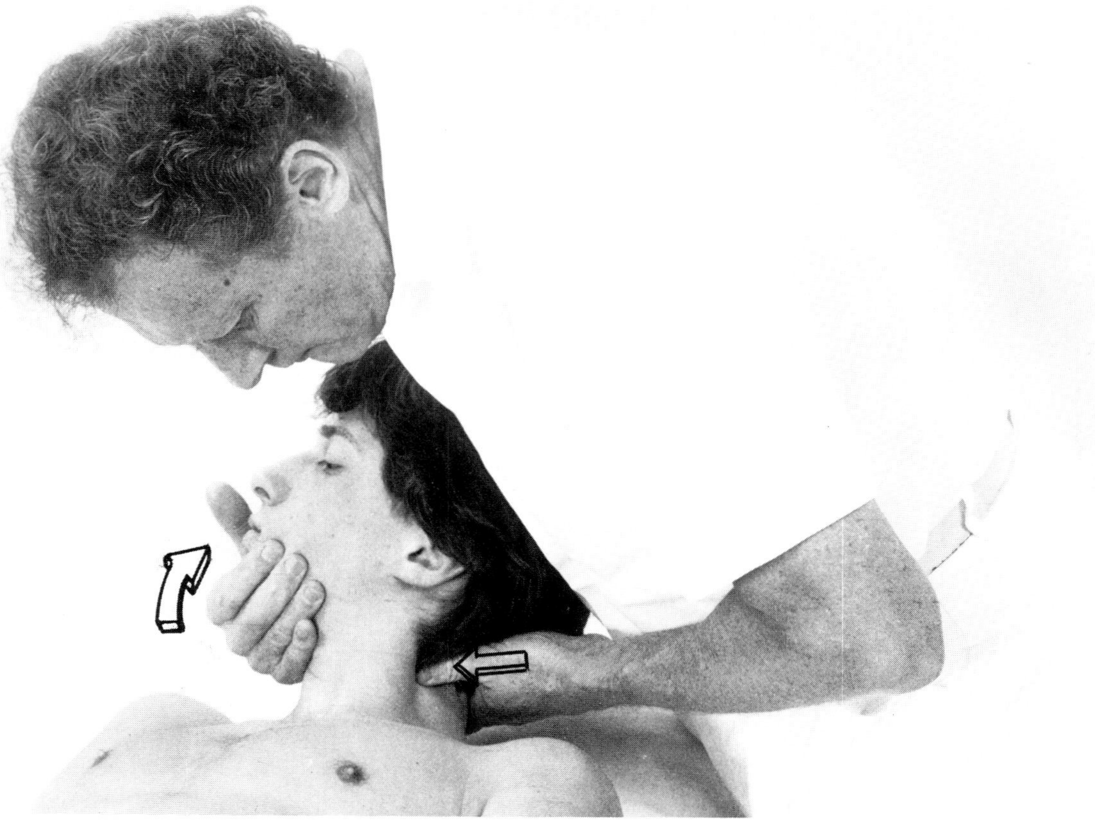

Abb. 144 Manipulation in Rückenlage – ruckartige Rotationsverstärkung (»kurz und klein«) über das Patientenkinn, im Bild bei Rechtsrotationsblockierung von C4/C5.

Für die Ausführung im Liegen dient das bereits für die Behandlung der Seitneigungseinschränkung aufgezeigte Vorgehen, wobei zur Mobilisation lediglich eine Modifizierung im Sinne der Rotationsverstärkung zu berücksichtigen ist.
Die bereits erwähnte Verquickung von Seitneigung und Rotation bewirkt, daß die zur Behebung von Seitneigungseinschränkungen angegebene Manipulationstechnik gleichfalls und unverändert auch zur Behandlung von Rotationsstörungen einsetzbar ist.
Als Alternative dazu gibt es eine Technik am liegenden Patienten, die allerdings nur besonders behutsam zur Anwendung kommen darf, da dabei über eine Rotationsverstärkung vorgegangen wird. Dabei bleibt der Therapeut im Unterschied zur Seitneigungsbehandlung kopfwärts postiert. Der rotierte und leicht gegensinnig geneigte Kopf liegt auf seinem Unterarm, die Hand umfaßt das Kinn. Die andere Hand fixiert mit Gabelgriff den oberen Wirbel und bringt die Halswirbelsäule so weit in Anteflexion bis die kaudalen Abschnitte verriegelt sind. Der Manipulationsimpuls besteht aus einer kurzen kleinen ruckartigen Rotationsverstärkung (Mitnehmergriff) *(Abb. 144).*
Als Allgemeinbehandlung, zur Vorbereitung diffus gestörter Halswirbelsäulen auf die abgehandelten Methoden, läßt sich am sitzenden Patienten noch eine einfache *Traktionsmobilisation* anwenden.
Der Patient lehnt seine Stirn an die Brust des Therapeuten. Dieser umfaßt mit beiden korbförmig gehaltenen Händen den Nacken so, daß die Ulnarkanten und Kleinfinger kranial der Störung den Wirbelbogen umfassen und fixieren. Durch rhythmisches Zurücklehnen des Oberkörpers kommt es über den dort angepreßten Kopf zur Traktion. So läßt sich von kaudal nach kranial aufsteigend Segment für Segment mobilisieren *(Abb. 140).*

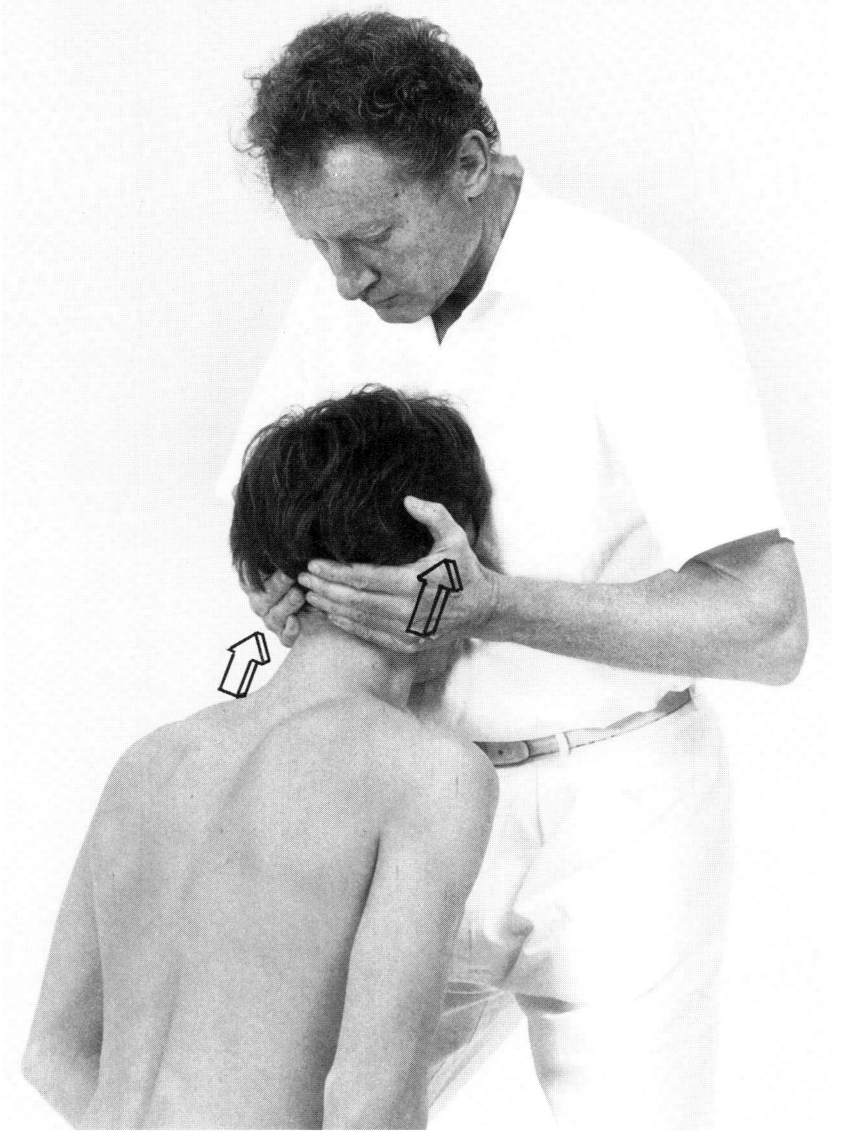

Abb. 145 Traktionsmobilisation der HWS.

7.5 Die Kopfgelenkregion

Schon die didaktische Separierung von der Halswirbelsäule läßt vermuten, daß der Kopfgelenkregion eine Sonderstellung eingeräumt werden muß. Sowohl die diagnostische als auch therapeutische Bedeutung dieses obersten Wirbelsäulenabschnittes reicht weit über jene der kaudaleren Regionen hinaus und es ist sicherlich nicht übertrieben, wenn man von einer Regulationsdominanz der Kopfgelenke spricht, um damit auszudrücken, daß die Störungsfreiheit dieser Region für ein einwandfreies Funktionieren des ganzen Achsenorgans notwendig ist. Neben den bereits aufgezeigten neuralen Querverbindungen zu vegetativen Zentren, den Abduzenskernen sowie der Stellung als peripheres Gleichgewichtsorgan, ist vor allem die Beeinflussung des Gammasystems aus dem Rezeptorenfeld der Kopfgelenke von größter Wichtigkeit, wird doch dadurch die Tonussituation des gesamten Muskelsystems tangiert. Reizzustände der Kopfgelenke, seien es nun Blockierungen oder auch Instabilitäten, sind daher nicht nur häufig für chronische Kopfschmerzformen und unklare Schwindelzustände verantwortlich, sondern produzieren auch vegetative Reaktionen sowie periphere Symptome (Dysästhesien, Schwächegefühl, Unsicherheit etc.). Sie können vor allem dann differentialdiagnostische Probleme aufwerfen, wenn an diese Mechanismen nicht gedacht wird und/oder die funktionsdiagnostischen Fähigkeiten im Sinne der manualmedizinischen Detailuntersuchung nicht gegeben sind.
Die angeführte Wertigkeit der Kopfgelenke erfordert natürlich seitens ärztlicher Maßnahmen besondere Subtilität und Verantwortungsbewußtsein, da hier wie in keinem anderen Wirbelsäulenabschnitt die Möglichkeit iatrogener Schädigungen durch unsachgemäße Handgriffbehandlungen stets gegenwärtig ist.
Wendet man sich nun den Untersuchungs- und Behandlungsmethoden dieser Region zu, so gilt hier neuerlich die Gegebenheit fließender Übergänge. Als sicherlich sehr wesentliche Voraussetzung dafür ist, im Hinblick auf chirotherapeutische Maßnahmen, als erstes das Erkennen bzw. Ausschließen von Instabilitäten anzusehen, die speziell dann zu vermuten sind, wenn anamnestisch Traumen oder entzündlich-rheumatische Erkrankungen angegeben werden. Am häufigsten bedingen Gewalteinwirkungen im Kopfgelenkbereich Schädigungen des Bandapparates. Betroffen werden hier vor allem die Ligamenta alaria sowie das Ligamentum transversum atlantis und es leuchtet ohne weiteres ein, daß Bandläsionen im Bewegungssegment C1–C2 zur Instabilität und chronischen Beschwerdebildern führen können.

7.5.1 Die Instabilitätsuntersuchung – Ergebnisse und Konsequenzen

Untersuchungstechnisch wird diesbezüglich am sitzenden Patient die Bandfestigkeit zwischen Atlas und Axis wie folgt überprüft:
Seitlich neben dem Patienten stehend umfaßt eine Hand von dorsal gabelförmig den Axis, die andere fixiert von der Gegenseite mit Kleinfingerulnarkontakt Querfortsatz und rückwärtigen Bogen des Atlas. Aus dieser Ausgangspo-

sition versucht man nun bei gleichzeitig leicht anteflektierter Halswirbelsäule (verminderter Anpreßdruck des Dens im vorderen Atlasbogen) den Axis unter dem Atlas, einige Winkelgrade ventralwärts gerichtet, zur Gegenseite zu verschieben *(Abb. 146).*
Findet sich dabei ein deutliches Nachgeben in die Druckrichtung, muß das als Instabilitätszeichen gewertet werden und dies gilt als deutliches Zeichen einer fehlenden Indikation für Manipulationen im Bewegungssegment.
Ein entsprechender Test ist sinngemäß auch in Rückenlage ausführbar *(Abb. 147).*

Als therapeutische Konsequenz ergibt sich:

- Vermeidung langdauernder Anteflexionshaltung (Schule, Büro) - Schreibpult, Arbeitsplatzoptimierung.
- Krankengymnastischer Aufbau einer ausbalancierten Halsmuskulatur.

7.5.2 Die Kopfgelenkblockierungen – Untersuchung und Behandlung

Wesentlich häufiger noch als Instabilitäten sind Blockierungen im Kopfgelenkbereich für Beschwerden verantwortlich. Grundsätzlich wäre diesbezüglich anzumerken, daß vor allem der Abschnitt Okziput-Atlas besonders anfällig und mit Störungen bei C2-C3 kombiniert ist. Blockierungen im Bewegungssegment C1-C2 kommen seltener vor, machen dafür aber wesentlich dramatischer verlaufende Krankheitsbilder.
Um dem gesamten Bereich praktisch-medizinisch nähertreten zu können, muß man sich die funktionsanatomischen Gegebenheiten nochmals in Erinnerung rufen und sich die Frage stellen: Welche Bewegungen können im Abschnitt Okziput-C1 einerseits, und welche im Bewegungssegment C1-C2 andererseits ablaufen?

- Okziput-Atlas:
  Möglich sind Ante- und Retroflexion sowie Seitneigung.
  Es gibt hier keine Rotation, lediglich ein rotatorisches joint play.
- Atlas-Axis:
  Hauptbewegung ist die Rotation (40 bis 50 Grad der Gesamtrotation des Kopfes laufen zwischen C1-C2).
  Ferner sind Ante- und Retroflexion möglich.
  Hier wiederum gibt es keine reine Seitneigung.
  Als begleitender Zwangsmechanismus zeigt jeder Seitneigungsvorgang eine Rotation des Axis zur selben Seite.

Vorliegende Blockierungsqualitäten entsprechen den Teilmechanismen, bzw. sie stellen ein Resultat mehrerer gestörter Einzelfunktionen dar.

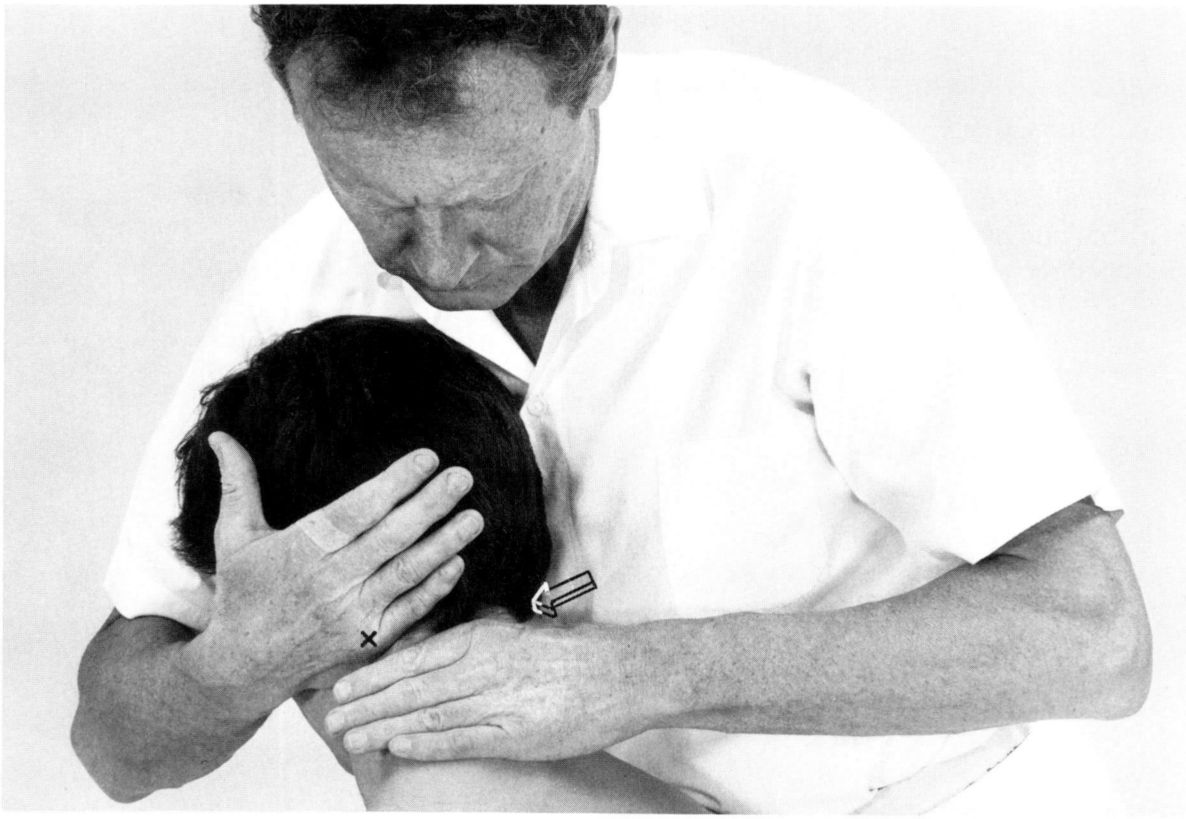

Abb. 146 Instabilitätstest für das Bewegungssegment C1–C2 im Sitzen.

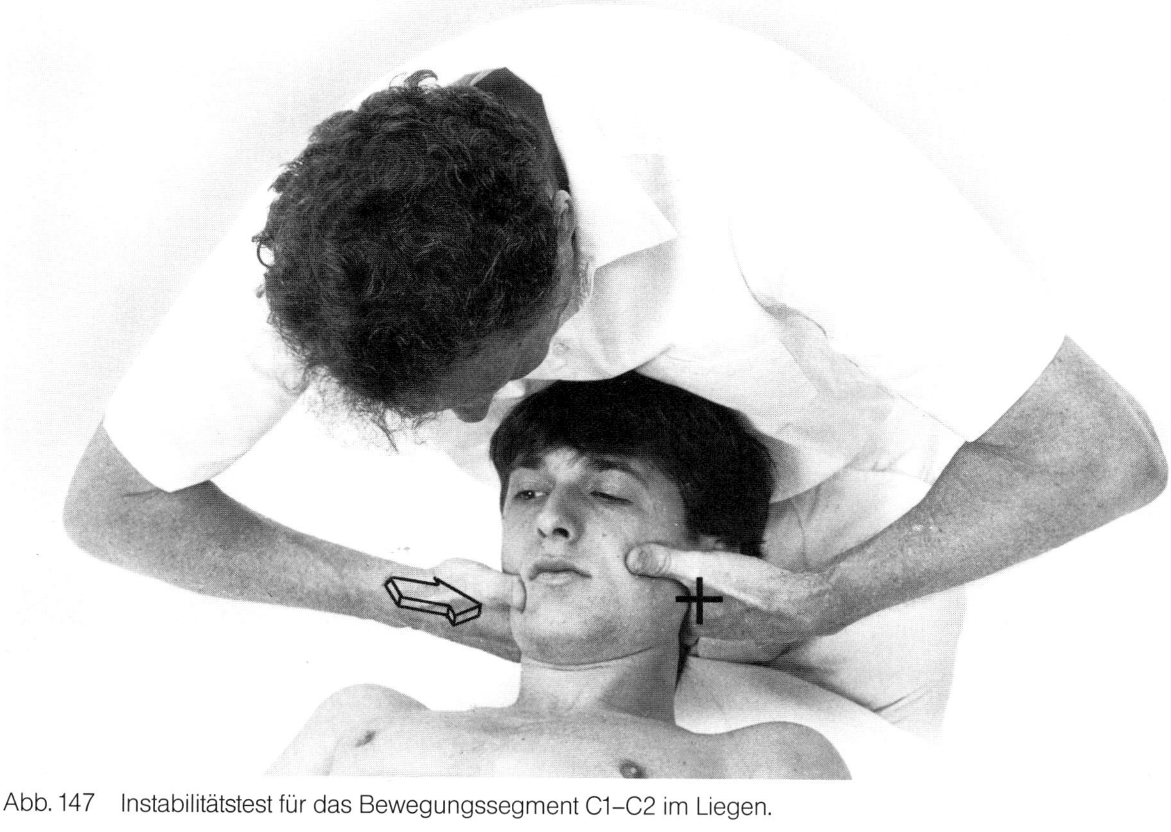

Abb. 147 Instabilitätstest für das Bewegungssegment C1–C2 im Liegen.

7.5.2.1 Techniken am sitzenden Patienten

Untersuchung und Behandlung orientieren sich an den aufgezeigten funktionsanatomischen Fakten.
Einleitend und für erste Anhaltspunkte gut, wird zuerst die Summationsbeweglichkeit der Halswirbelsäule sowohl aktiv als auch passiv, einschließlich Widerstandssetzung, getestet. Die passive Beweglichkeitsprüfung muß dabei nicht nur in *Neutralhaltung,* sondern auch bei völliger *Ante- und Retroflexion* der Halswirbelsäule geprüft werden. Gelenkmechanisch bedingt, sperrt volle Anteflexion die Rotation unter C2. Rotationseinschränkungen in dieser Einstellung weisen daher auf Blockierungen im Kopfgelenkbereich hin. Eine zusätzliche intensive Vornickbewegung verriegelt auch C1–C2, die Rotation geschieht dann im Abschnitt C2–C3. Volle Retroflexion hingegen sperrt die kraniale Region und Rotationsstörungen müssen folglich in den kaudaleren Abschnitten lokalisiert werden.
Zur Prüfung der Anteflexion und Retroflexion zwischen Okziput und Atlas im Sitzen tritt man seitlich an den Patienten, umfaßt mit Wickelgriff den Kopf und achtet dabei darauf, diesen so zu halten, daß eine reine Nickbewegung ablaufen kann. Der tastende Zeigefinger der anderen Hand fühlt, zwischen Hinterhauptschuppe und hinterem Atlasbogen palpierend, den Bewegungsausschlag oder dessen Fehlen bei Blockierungen *(Abb. 148, 149).*
Zur Beurteilungg des Abschnittes C1–C2 rückt der Palpationsfinger lediglich ein Segment tiefer und etwas mehr nach medial.

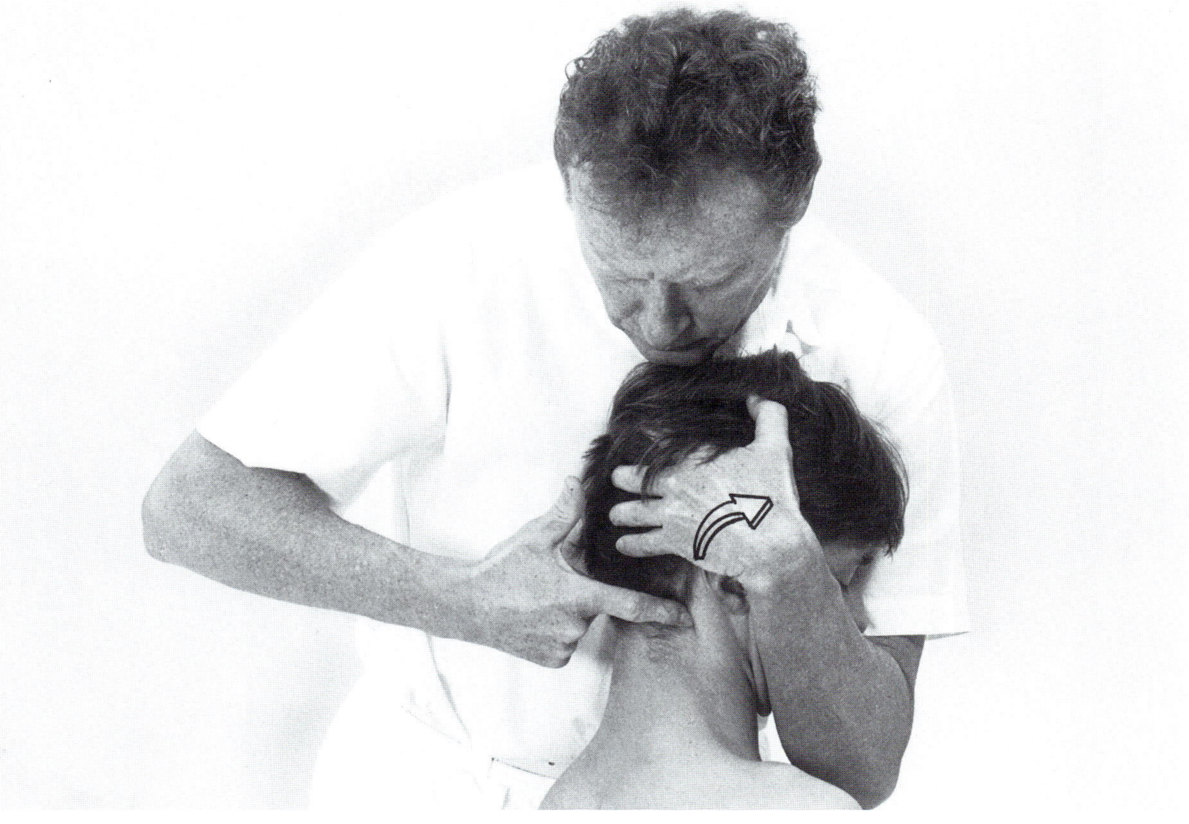

Abb. 148 Testung der Anteflexion im Abschnitt Okziput/Atlas.

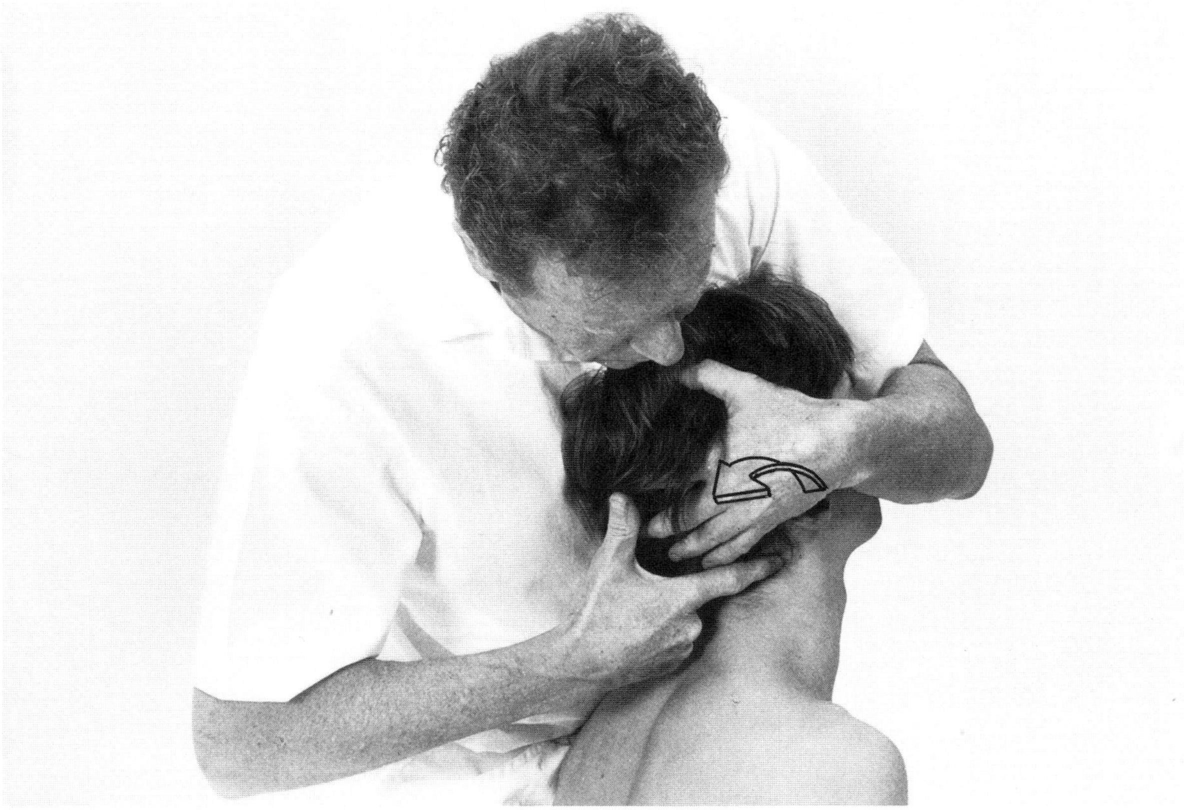

Abb. 149 Testung der Retroflexion im Abschnitt Okziput/Atlas.

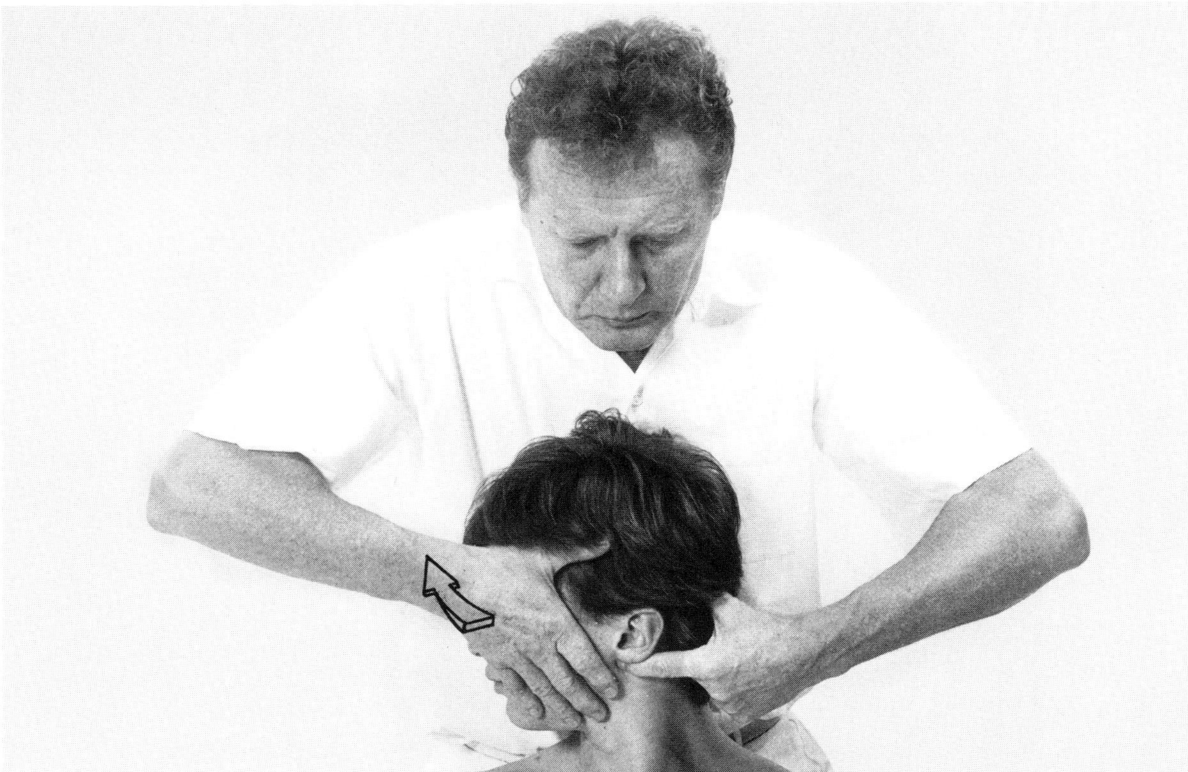

Abb. 150 Testung des rotatorischen joint play zwischen Okziput und Atlas.

Da Bewegungseinschränkungen im Segment Okziput–C1 stets eine begleitende Verspannung der tiefen kleinen Nackenmuskeln (Mm. rectus et obliquus capitis) aufweisen, sollte als erstes bei festgestellter *Anteflexionseinschränkung* eine postisometrische Relaxationstherapie zum Einsatz kommen. In den zur Untersuchung angesetzten Wickelgriff wird, lediglich ergänzend, mit der anderen Hand gabelförmig der hintere Atlasbogen umfaßt sowie fixiert und der Kopf in maximal möglicher Vornickbewegung eingestellt. Der weitere Ablauf erscheint bereits selbstverständlich:

Blick nach oben - einatmen - Gegenhalt.

Blick nach unten - ausatmen - verstärken der Anteflexion.

Gleichfalls im Sitzen prüft man das *rotatorische joint play* zwischen Okziput und Atlas *(Abb. 150).*

Hinter dem Patienten stehend wird der Kopf passiv voll ausrotiert. Diese Bewegung erfolgt mit flacher Handführung an Kinn und Unterkiefer bis zum Anschlag. Um eine Verriegelung zwischen Okziput und Atlas und damit verbundene falsche Testergebnisse zu vermeiden, darf dabei keine Seitneigung eingestellt werden. Der Zeigefinger der anderen Hand liegt mit der Fingerspitze am Processus transversus des Atlas, den man zwischen aufsteigendem Mandibularast und Processus mastoideus fühlen, bzw. palpieren kann. Es ist darauf zu achten, daß dabei kein allzugroßer Druck ausgeübt wird, um resultierende Reizzustände dieser sensiblen Stelle (Hustenauslösung, reflektorische Verspannung) zu vermeiden. Kleine wiederholte Rotationsverstärkungen mit der Führungshand können so vom palpierenden Zeigefinger als zartes Federn des Okziput über dem Atlas (das Mastoid nähert sich dem Querfortsatz), wahrgenommen werden.

Dieser Test ist besonders verläßlich, aussagekräftig und gut beurteilbar. Fehlendes federndes Endgefühl kann man als sicheres Zeichen einer Atlasblokkierung werten.

Auch hier ist es möglich, unmittelbar ohne Positionsänderung zur Therapie überzugehen.

Als erstes, einmal mehr, die postisometrische Relaxationsbehandlung:

Halten des ausrotierten Kopfes im Wickelgriff, gabelförmiges Fixieren des rückwärtigen Atlasbogens mit der anderen Hand. Der Daumen liegt hinter dem Querfortsatz der Rotationsseite *(Abb. 151 a, b).*

Blick zur Gegenseite der Rotation - einatmen - Widerstand.

Blick zur Rotationsseite - ausatmen - Verstärkung der Rotation.

Als nächstes aber gleich die Manipulation:

Gerade im Kopfgelenkbereich wird man nur selten mit postisometrischen Relaxationen auskommen und meistens die *Manipulation* anschließen müssen.

Auch das gelingt ohne Änderung der Handhaltung, ebenfalls aus voll ausrotierter Einstellung des Kopfes, weil so alle kaudal des Atlas liegenden Segmente verriegelt sind. Zu achten ist nur darauf, daß der Daumen des Gabelgriffes den Atlasbogen der Rotationsseite gut fixiert (Gegendruck). Der Manipulationsimpuls selbst besteht aus einer kurzen, gleichzeitig traktorischen Rotationsverstärkung, nach sorgfältigem Aufbau der Vorspannung, bei optimaler Entspannung des Patienten *(Abb. 152).*

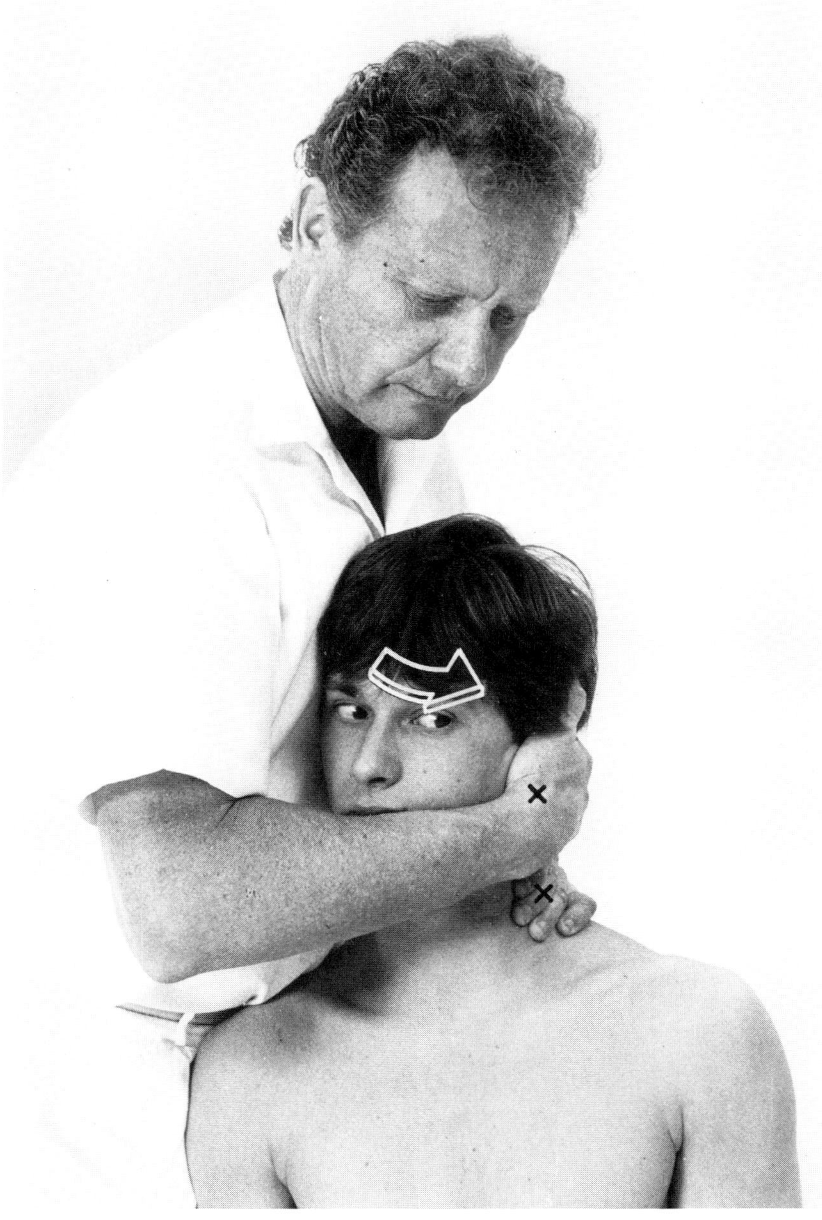

Abb. 151 a Postisometrische Relaxationsbehandlung des gestörten rotatorischen joint play, isometrische Aktivierung

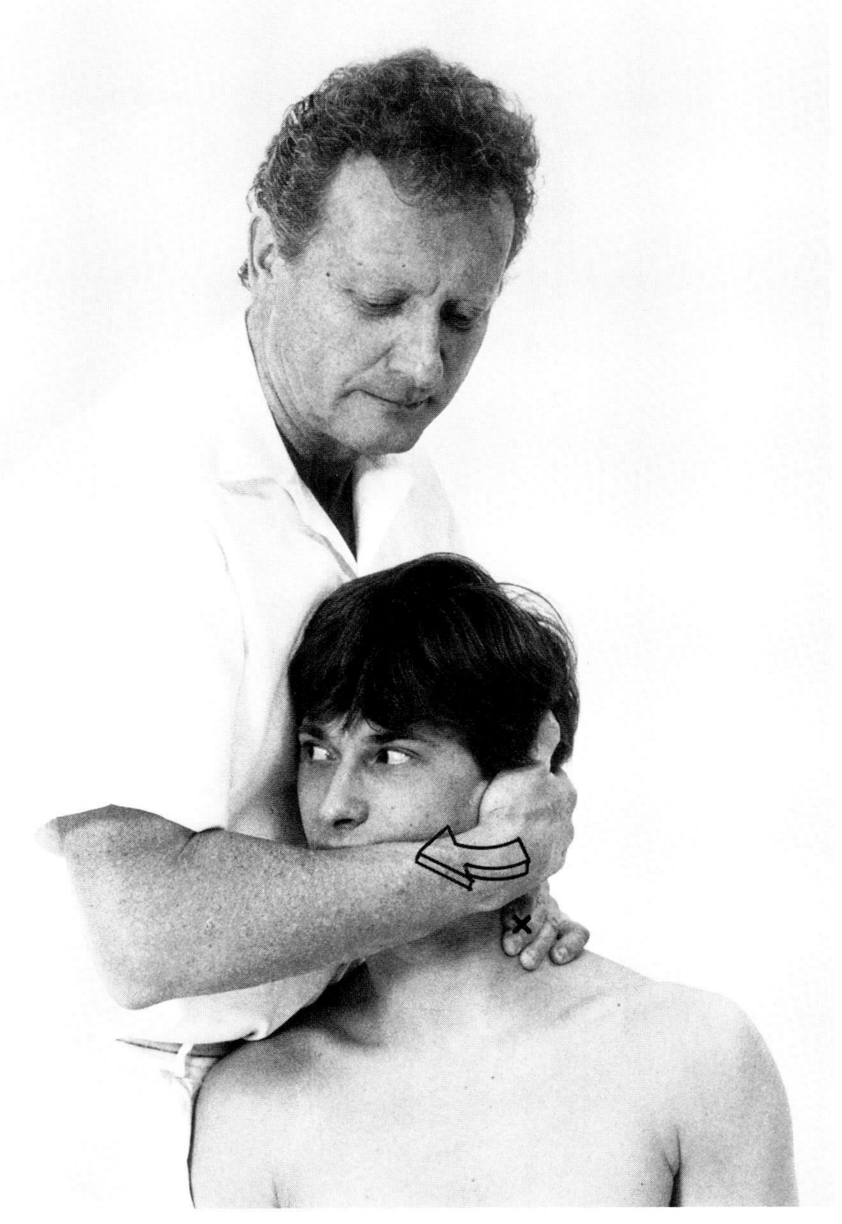

Abb. 151 b Postisometrische Relaxationsbehandlung des gestörten rotatorischen joint play. Rotationsverstärkung.

Im Sitzen ist ferner noch die *Lateroflexion im Abschnitt Okziput–Atlas* beurteilbar. Dazu nehmen beide Mittelfinger an den Querfortsätzen des Atlas von schräg kranial kommend Kontakt, die anderen Finger stützen sich bei supinierter Handhaltung seitlich am Okziput und Oberkieferregion ab. Die Unterarme des Untersuchers weisen in die gedachte Verlängerung der Längsachse des Mittelfingers. Heben bzw. Senken der Ellbogen bedingt so eine Lateroflexion, bei der sich der Atlasquerfortsatz der Neigungsseite scheinbar dem tastenden Mittelfinger nähert *(Abb. 153)*. Findet sich eine entsprechende Blockierung, so wird in sitzender Position so behandelt, daß der im Wickelgriff fixierte Kopf unter Gegenhalt am Atlas in die eingeschränkte Richtung mobilisiert wird *(Abb. 154)*.

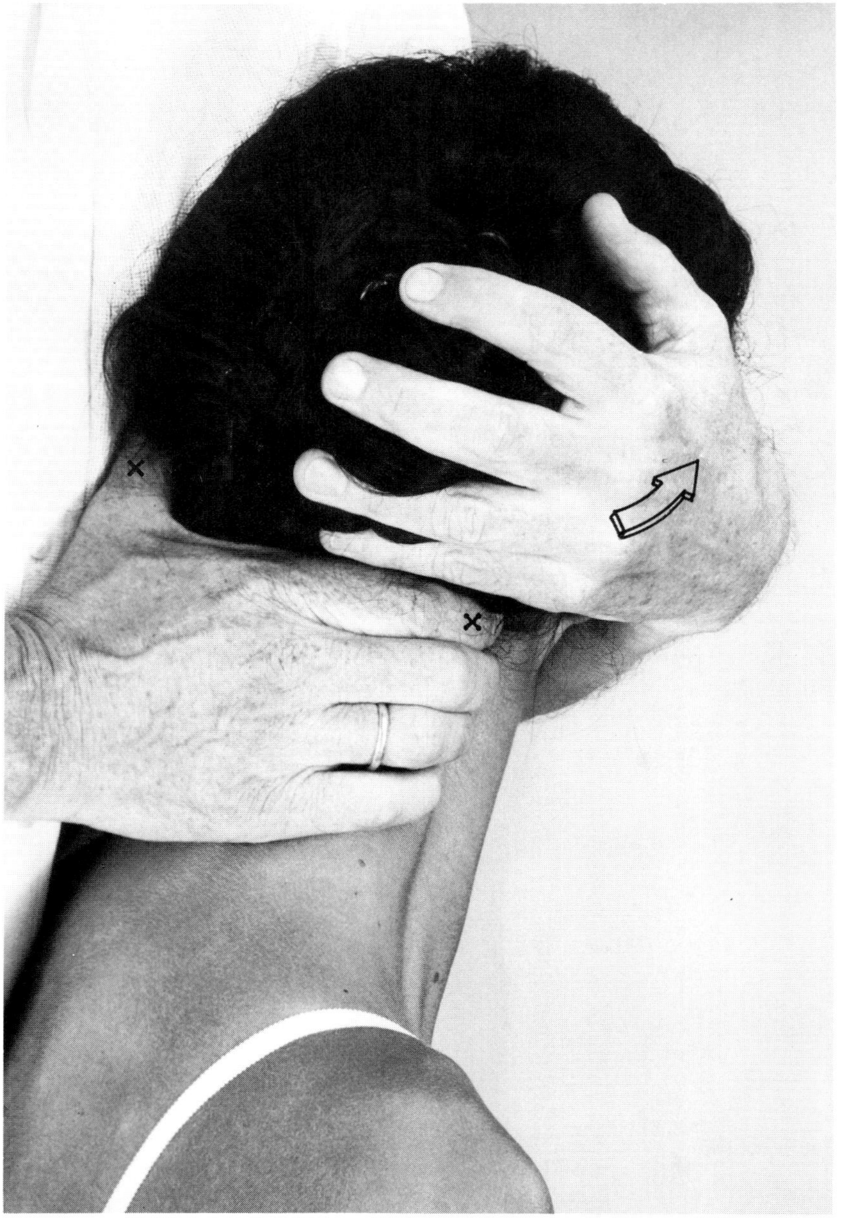

Abb. 152 Manipulation durch traktorische Rotationsverstärkung im Abschnitt Okziput/ Atlas.

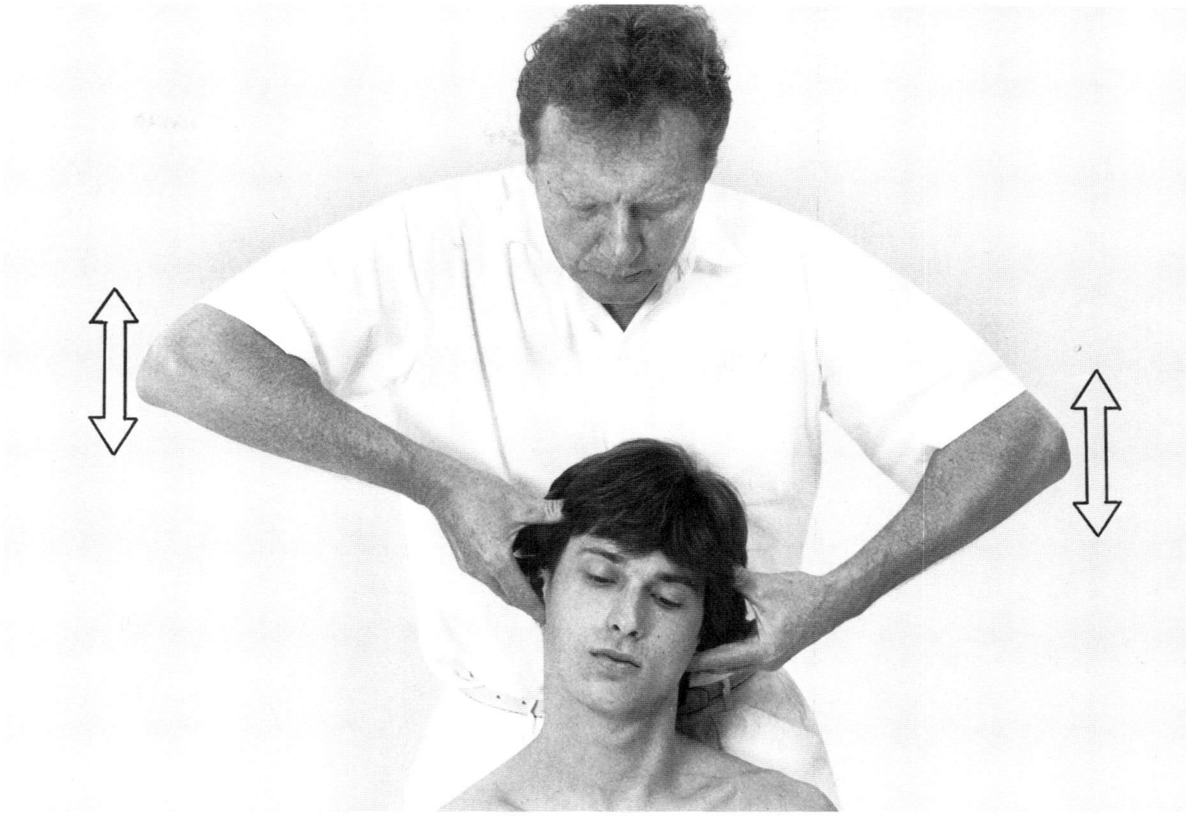

Abb. 153 Lateroflexionsprüfung im Abschnitt Okziput/Atlas.

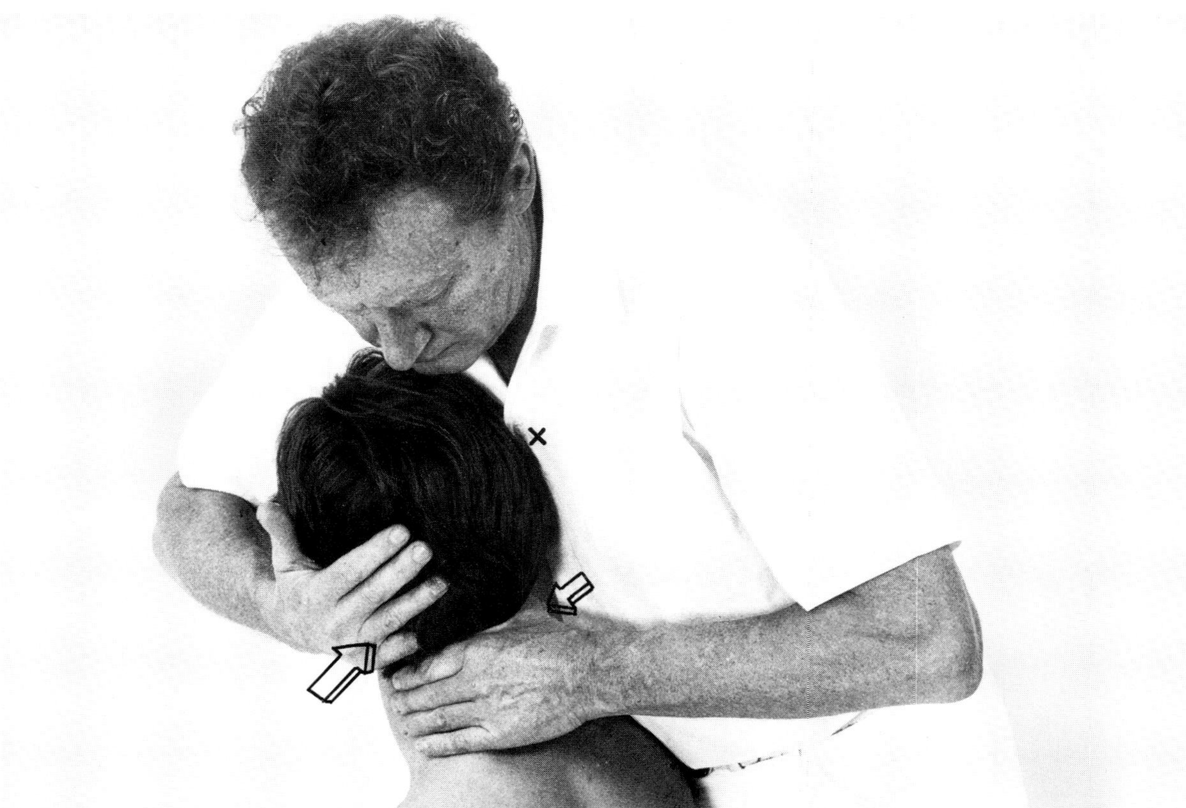

Abb. 154 Mobilisation der gestörten Lateroflexion im Abschnitt Okziput/Atlas.

Besser als im Sitzen läßt sich die Lateroflexion des Segmentes Okziput–Atlas jedoch bei voll ausrotiertem Kopf in Rückenlage über eine passive Seitnickbewegung testen. Näheres dazu später.
Vorerst muß noch das *Bewegungssegment C1–C2* bei Untersuchung und Therapie am sitzenden Patient vorgestellt werden *(Abb. 155, 156).*
Massive Blockierungen sind hier seltener, machen andererseits vor allem dann, wenn das Rotationsverhalten gestört ist, eine hartnäckige und quälende Symptomatik. Das Erkennen basiert gleichfalls auf dem Wissen um die funktionsanatomischen Gegebenheiten. Bewegt sich bei passiver Rotation des Kopfes der Axisdorn sofort mit (mindestens 20 Grad zu jeder Seite drehen Atlas und Okziput im Normalfall nur um den Axiszahn), weist dies genauso auf eine Blockierung hin, wie ein Fehlen der Mitrotation bei der passiven Seitneigung (Seitneigung und Rotation zur gleichen Seite charakterisieren die Normalfunktion).
Untersuchungsmäßig lassen sich diese Abläufe am besten so erfassen, daß mit der Führungshand der Kopf in Rotation bzw. Seitneigung gebracht und die Reaktion von C2 entweder über Palpation des Axisdorns (es ist dies der erste unter dem Okziput fühlbare Dornfortsatz) oder durch gabelförmiges Fixieren des Axis beurteilt wird.
Die postisometrische Relaxationsbehandlung entspricht dem bei Okziput–C1 geschildertem Vorgehen, lediglich der Gabelgriff fixiert C2 *(Abb. 157 a, b).*
Bei der *Mobilisation* bleibt die Handhaltung ebenfalls unverändert. Im Wikkelgriff liegen Ulnarkante der Hand und Kleinfinger am dorsalen Atlasbogen. Unter Fixierung von C2 erfolgt die Rotation des Atlas bis zum Stopp in der eingeschränkten Richtung. Durch leichtes Zurücktreten des Therapeuten kommt die Halswirbelsäule etwas in Seitneigung mit Verriegelung der kaudalen Segmente. Die Mobilisation sollte in diesem Bereich nur in die reine Traktion gesetzt werden *(Abb. 158).*
Für Manipulationen dieses Abschnittes wird die »Technik am liegenden Patient« empfohlen *(Abb. 166).*

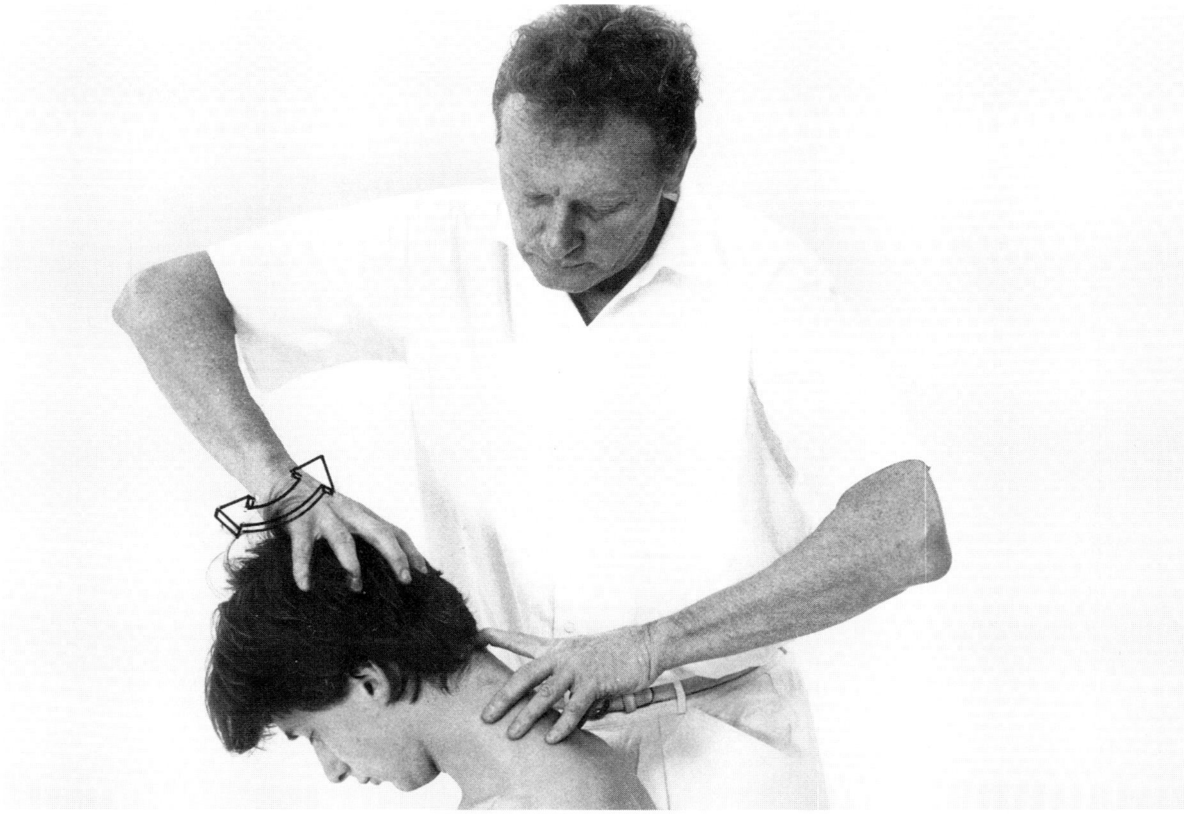

Abb. 155 Testung der Rotation zwischen Atlas und Axis (der Axisdorn darf erst nach 20–25 Grad mitdrehen).

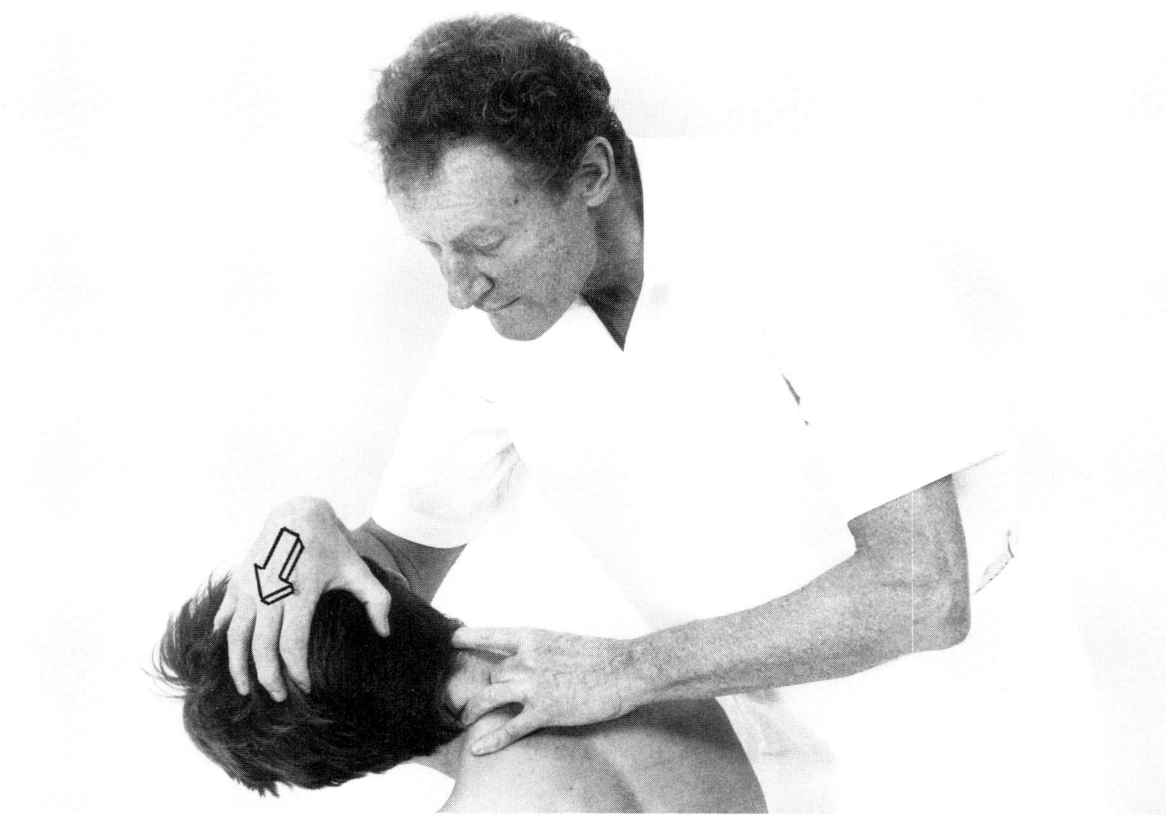

Abb. 156 Testung der Zwangsrotation von C2 bei passiver Seitneigung – der Axisdorn weicht zur Gegenseite ab.

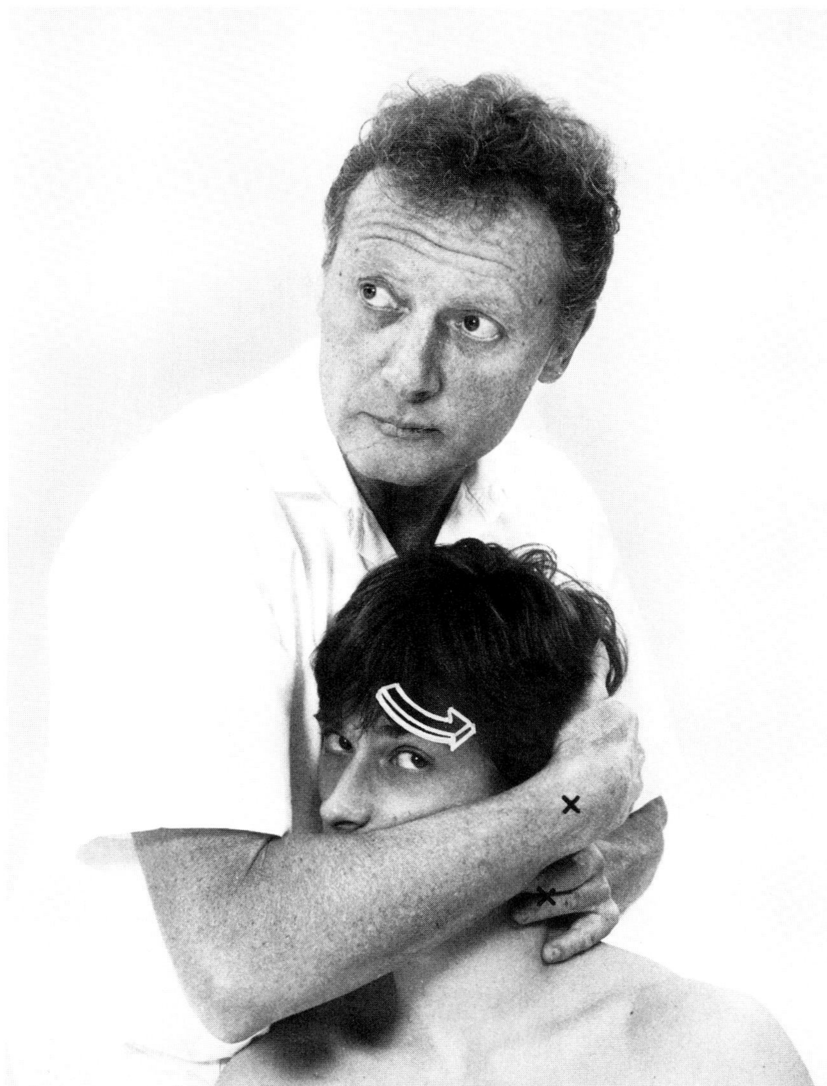

Abb. 157 a PIR einer Rechtsrotationsstörung zwischen C1 und C2, isometrische Aktivierung

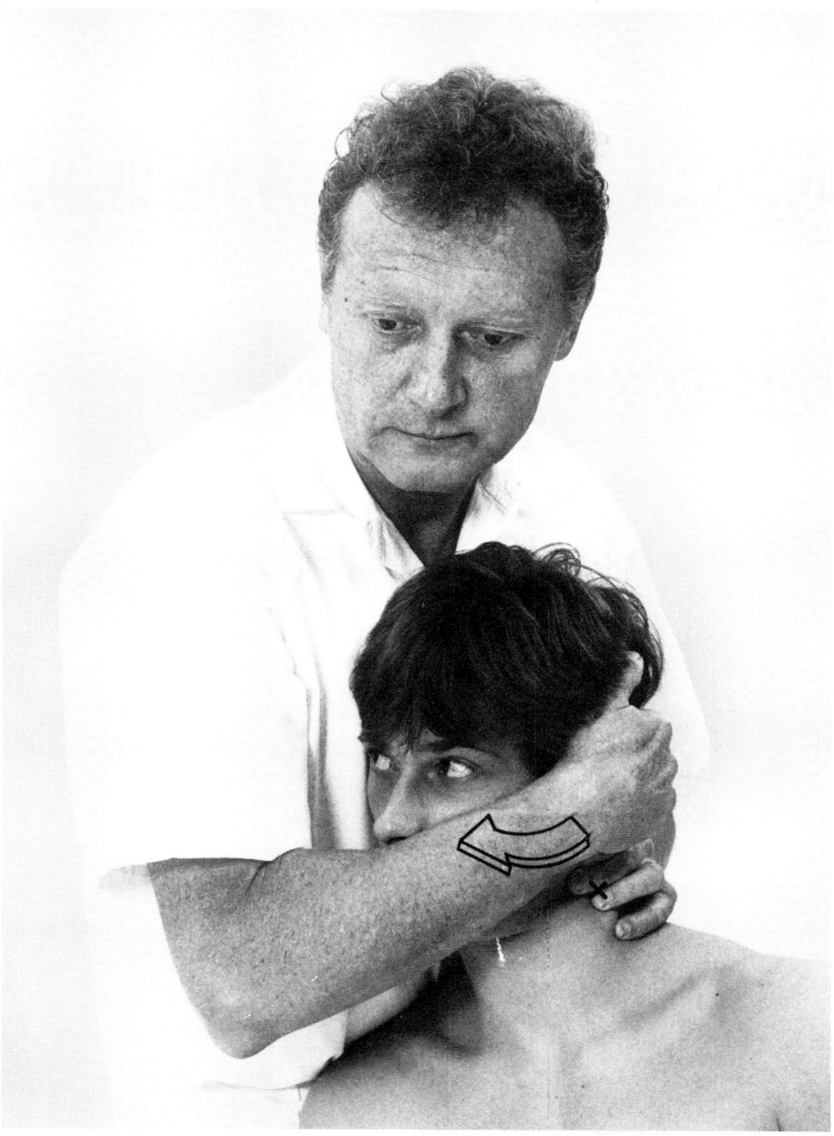

Abb. 157 b PIR einer Rechtsrotationsstörung zwischen C1 und C2. Rotationsverstärkung.

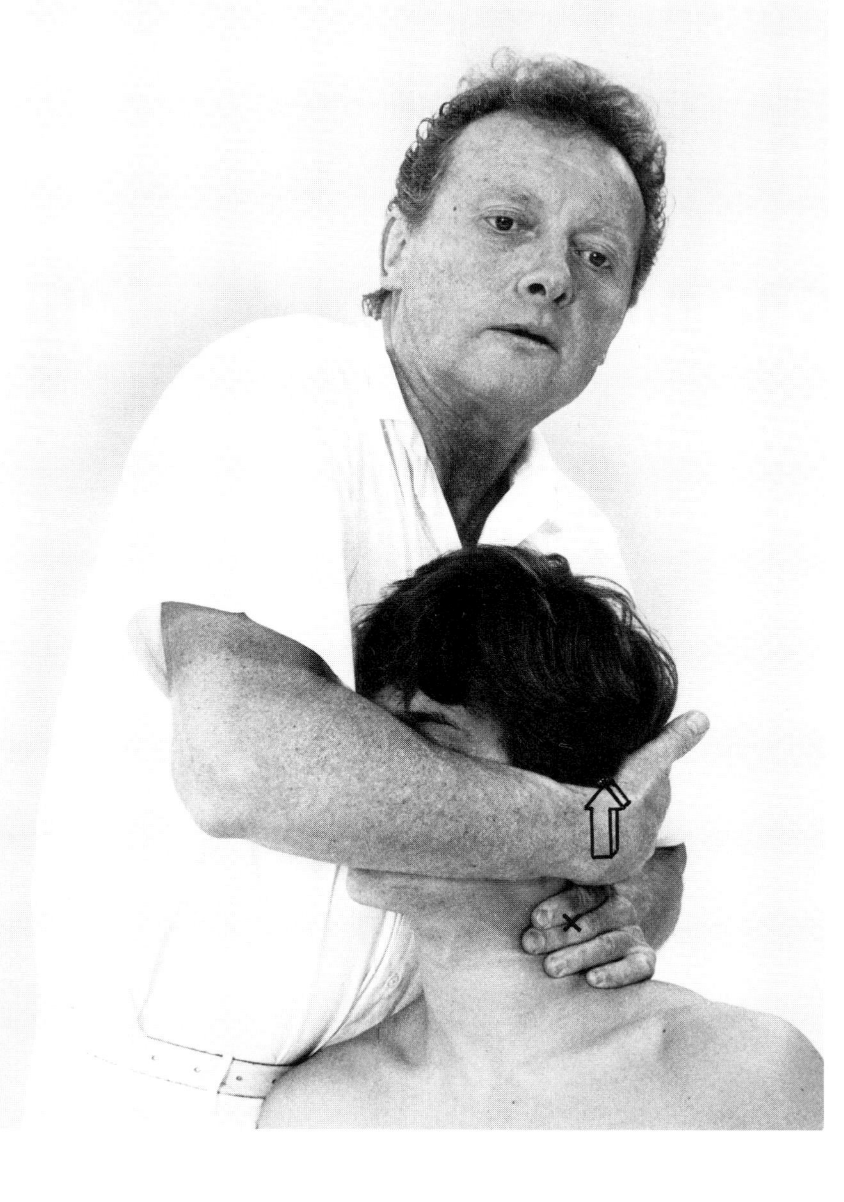

Abb. 158 Traktionsmobilisation der Atlas-Axisblockierung am sitzenden Patienten.

7.5.2.2 Techniken am liegenden Patienten

Ähnliche Untersuchungen und Behandlungsmethoden lassen sich natürlich auch beim auf dem Rücken liegenden Patienten ausführen.
Um in Rückenlage eine Anteflexionsstörung im Segment Okziput–C1 feststellen zu können, umgreift die linke Hand gabelförmig zwischen Hinterhauptschuppe und dorsalem Atlasbogen den Nacken. Der Kopf des Patienten ruht entspannt auf dieser Hand. Die andere Hand liegt über den Augenbrauen an der Stirn, der Daumen an der einen, die Finger an der anderen Schläfe. Durch kaudal gerichteten Druck auf die Stirn wird eine Vornickbewegung ausgelöst, wobei das federnde Endgefühl bzw. dessen Fehlen beurteilt werden kann *(Abb. 159).*
Findet man dabei eine *Anteflexionsstörung,* so ist einmal mehr die diagnostische Ausgangshaltung auch der therapeutische Ansatz.

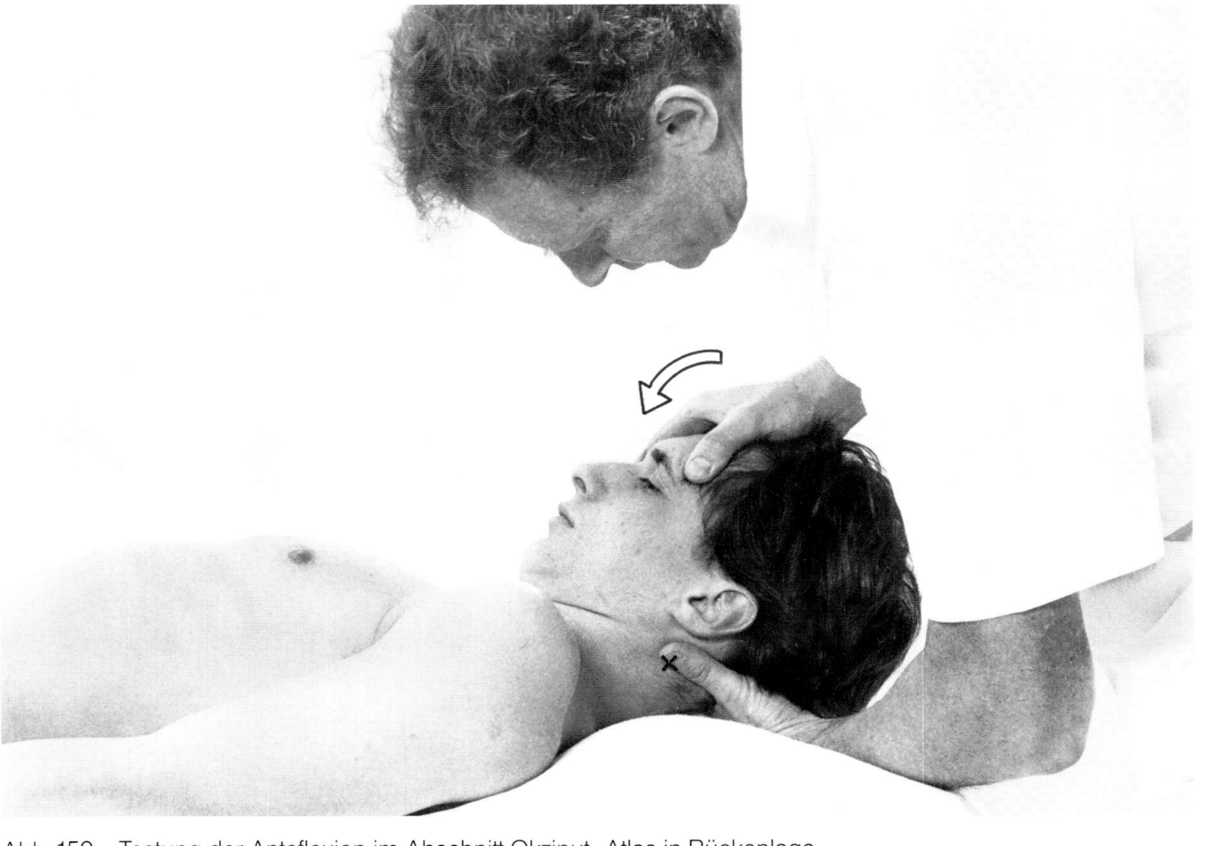

Abb. 159 Testung der Anteflexion im Abschnitt Okziput–Atlas in Rückenlage.

Die am Okziput liegende Hand fixiert dabei in der erreichbaren Vornickeinstellung den dorsalen Atlasbogen, die andere Hand die Stirn. Für die postisometrische Relaxation gilt das bekannte Vorgehen:
Blick nach oben - einatmen - Gegenhalt
Blick nach unten - ausatmen - Nickverstärkung *(Abb. 160 a, b).*
Nach Abbau der muskulären Verspannung kann man ebenso durch rhythmisch angebrachten Druck auf die Stirn, bei Fixierung des Atlas mit der anderen Hand, die Gelenkfunktion anteflektorisch mobilisieren.

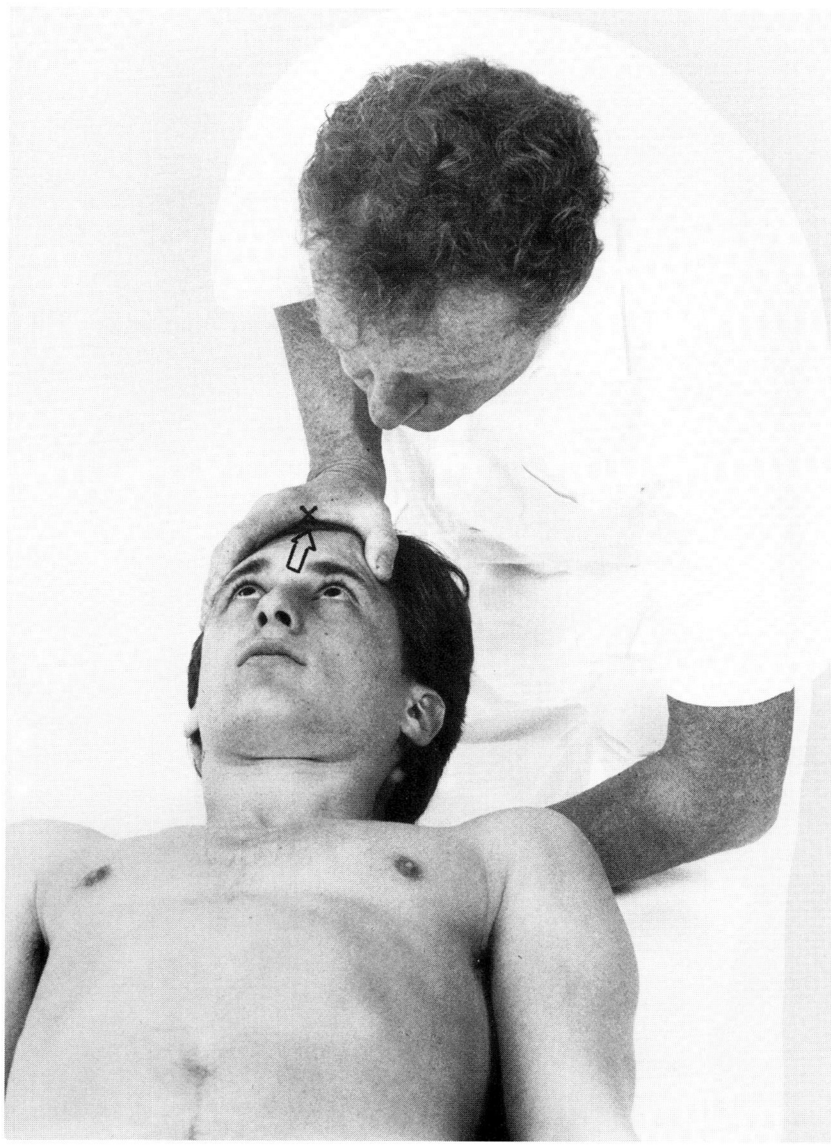

Abb. 160 a PIR einer Anteflexionsstörung zwischen Okziput und Atlas, isometrische Aktivierung.

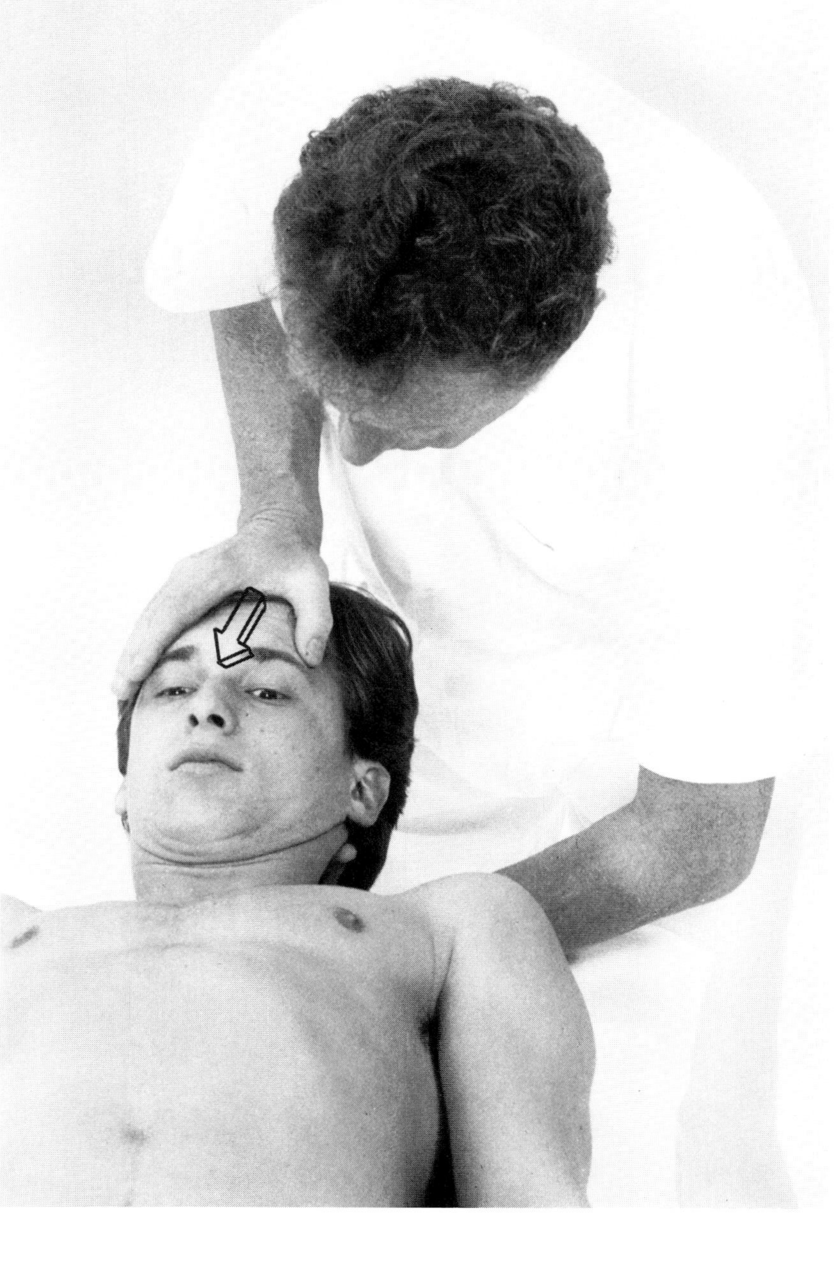

Abb. 160 b PIR einer Anteflexionsstörung zwischen Okziput und Atlas. Anteflexionsverstärkung.

Zur *Testung und Behandlung der Retroflexion* wird der Kopf voll ausrotiert, um alle kaudal des Atlas gelegene Segmente zu verriegeln. Die tischwärtige Hand erfaßt das Kinn, führt diese Rotation aus und bringt dann den Kopf in maximale Retroflexion, die andere Hand liegt mit der Radialkante des Zeigefingers über dem Gelenkbereich Okziput–Atlas. Beurteilt werden Bewegungsausmaß sowie das federnde Endgefühl oder dessen Fehlen als Zeichen der Störung *(Abb. 161)*.
Muskelenergietechnik, Mobilisation und Manipulation entwickeln sich wiederum in bereits bekannter Weise alle aus derselben Ausgangshaltung *(Abb. 161 a, b)*.

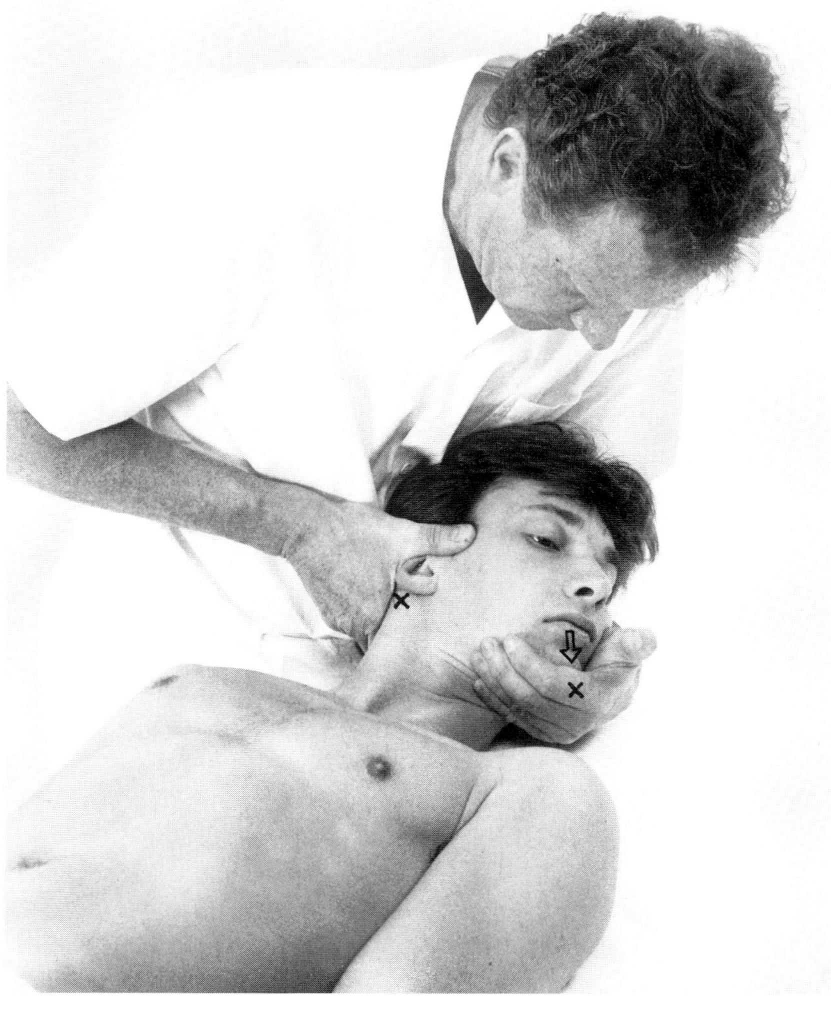

Abb. 161 a PIR bei gestörter Retroflexion zwischen Okziput und Atlas. Isometrische Aktivierung – Blick nach unten (!)

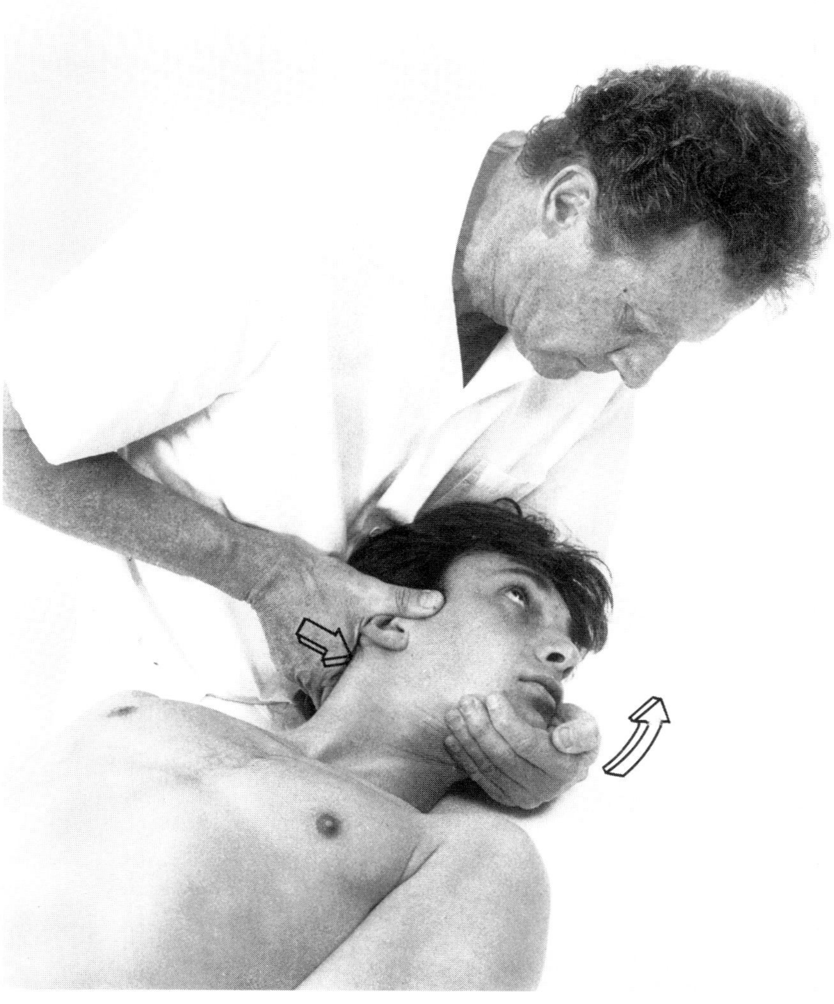

Abb. 161 b PIR bei gestörter Retroflexion zwischen Okziput und Atlas. Retroflexionsverstärkung – Blick nach oben (!)

Mit diesem Griffansatz lassen sich auch Testung und Mobilisation sowie die Manipulation ausführen. Letztere sollte in die reine Traktionsrichtung folgen.

Zum Manipulationsimpuls wäre ergänzend anzumerken, daß stets die reine Traktionsrichtung zu versuchen ist.
Das *Seitnicken im Segment Okziput-Atlas* prüft man in Rückenlage bei ebenfalls voll ausrotiertem Kopf. Dieser wird mit beiden Händen in eine Seitnickbewegung gebracht, wobei sowohl der Seitenvergleich zwischen rechts und links als auch das Endgefühl zur Beurteilung dienen *(Abb. 162)*.

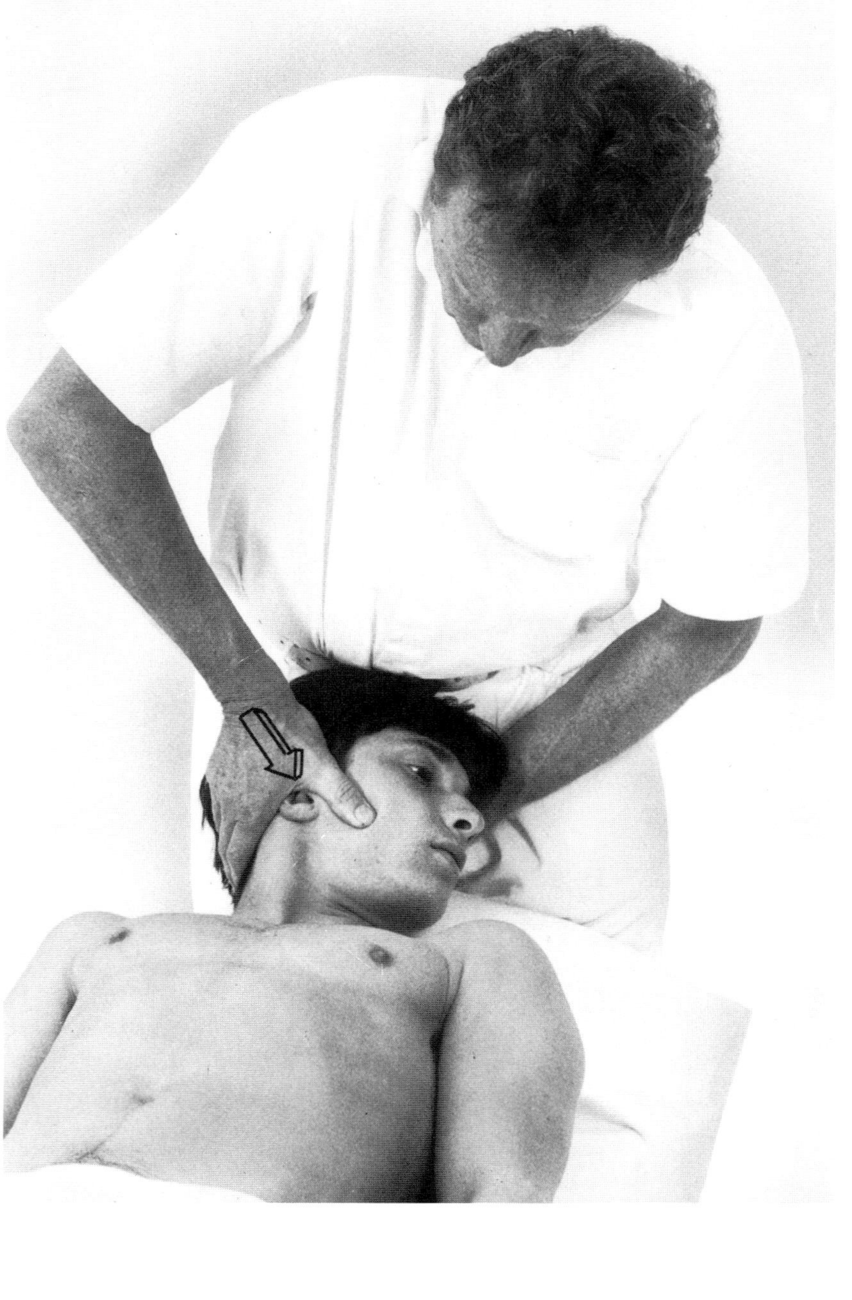

Abb. 162 Prüfung des Seitnickens im Abschnitt Okziput-Atlas bei voll ausrotiertem Kopf. Wiederholungen der Testbewegung wirken als Mobilisation.

Rhythmische Wiederholungen der Testbewegungen können gleich zur Mobilisation herangezogen werden.
Zur *Manipulation von Atlasblockierungen* ist allerdings ein Umgreifen erforderlich. Seitlich an der Störungsseite stehend, umfaßt eine Hand das Kinn. Der Kopf ruht am Unterarm, wird zur Gegenseite rotiert und zur Störungsseite geneigt. Die andere Hand sucht mit der Radialseite des Zeigefingergrundgelenks Kontakt am mastoidnahen Okziput. Der Unterarm weist exakt in die Stoßrichtung, die streng kaudokranial parallel zur Körperlängsachse ausgerichtet sein muß *(Abb. 163).*
Anteflexionsstörungen zwischen Atlas und Axis lassen sich ergänzend auch in Rückenlage behandeln. Dazu umfaßt eine Hand gabelförmig den Axis und stützt sich mit dem Handgelenk auf der Unterlage ab. Die andere Hand umgreift im Gabelgriff den dorsalen Atlasbogen und führt die Anteflexionsbewegung aus. PIR und Mobilisation lassen sich so sinngemäß ohne Griffänderung ausführen *(Abb. 164).*
Zur *Mobilisation des Bewegungssegmentes C1–C2* in Rückenlage eignet sich am besten wiederholtes Forcieren des Seitneigens, das klarerweise gleichzeitig eine rotatorische Komponente beinhaltet.
Nur hält man den Kopf dazu mit beiden Händen so am Hinterhaupt, daß die Finger tischwärts zeigen und die Zeigefingerradialkanten rechts und links als Hypomochlion seitlich im Atlasbereich anliegen *(Abb. 165).*
Für die *Manipulation von C1–C2* verwendet man eine ähnliche Ausgangshaltung wie für Okziput-C1, der Kopf wird lediglich gering rotiert und seitgeneigt, der Kontakt der Stoßhand erfolgt am Querfortsatz des Atlas und die Stoßrichtung geht primär kaudo-kranial eventuell schräg zur Körperlängsachse nach kontralateral-kranial. Wiederum weist der Unterarm exakt in die Impulsrichtung *(Abb. 166).*

Die Kopfgelenke sind die Paraderegion
der chirotherapeutischen Effizienz.

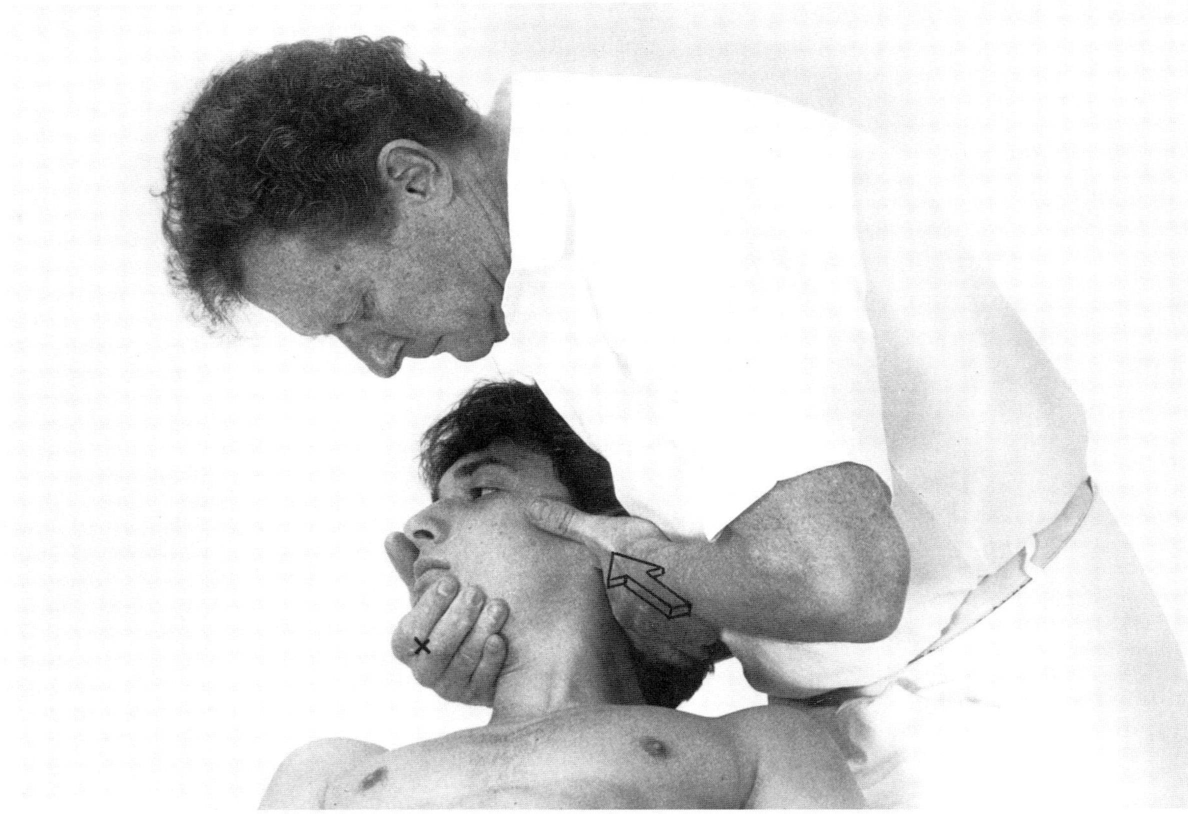

Abb. 163 Manipulation der Atlasblockierung in Rückenlage. Kontakt am mastoidnahen Okziput, der Unterarm weist exakt in die Stoßrichtung (parallel zur Körperlängsachse).

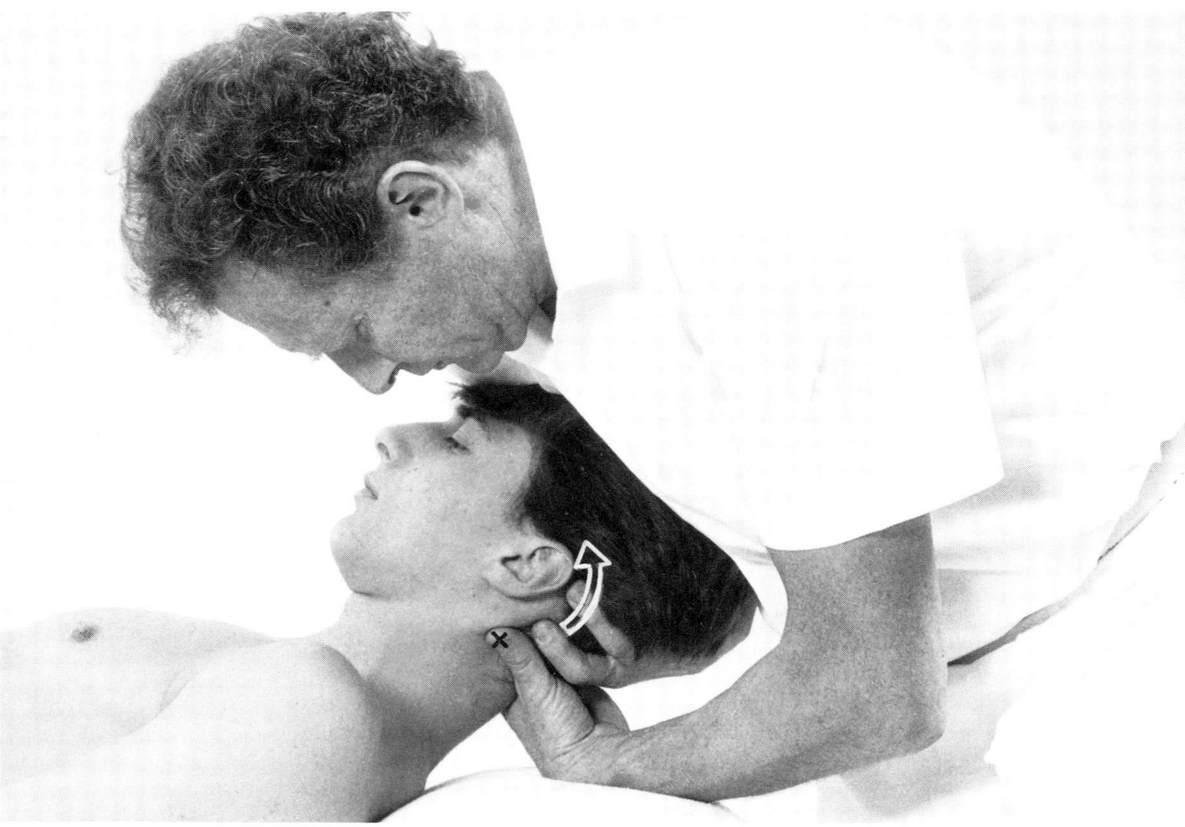

Abb. 164 Behandlung einer Anteflexionsstörung zwischen Atlas und Axis mittels PIR und/oder Mobilisation.

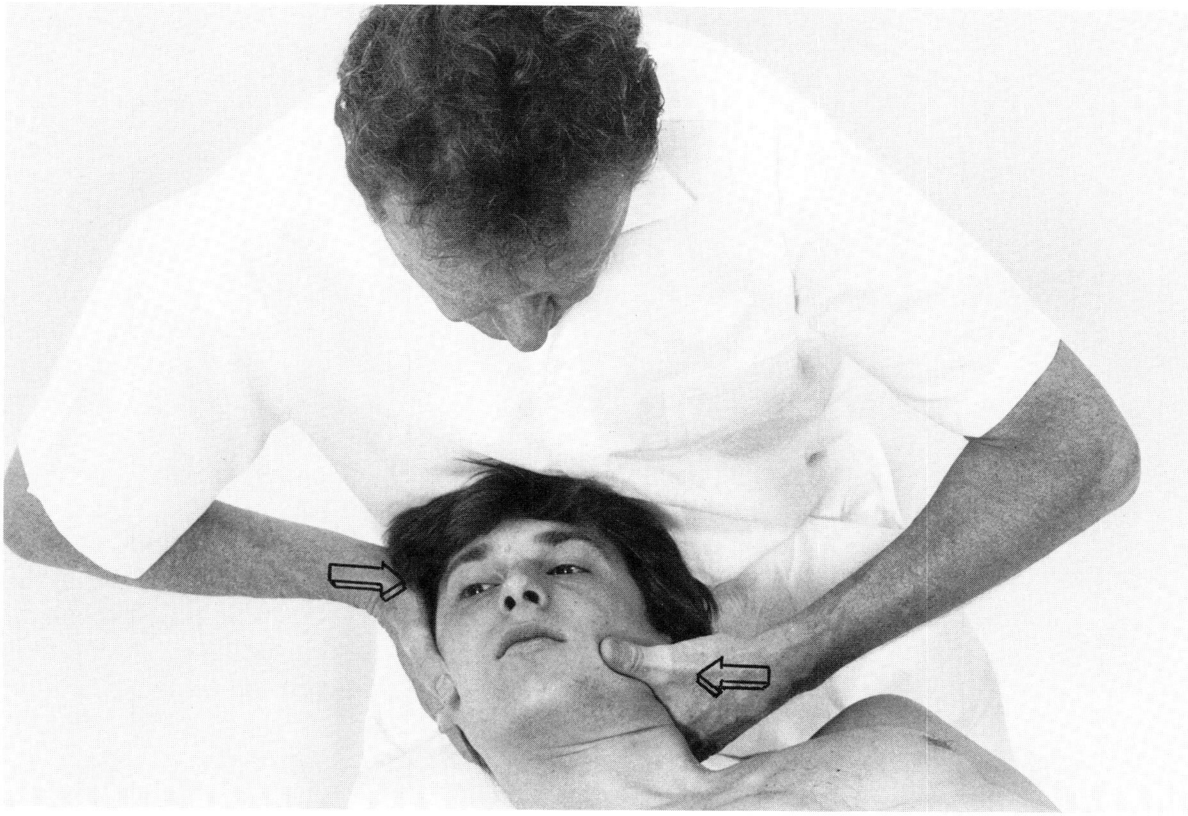

Abb. 165 Mobilisation des Bewegungssegmentes Atlas/Axis in Rückenlage. Die Zeigefingerradialkante wirkt als Hypomochlion.

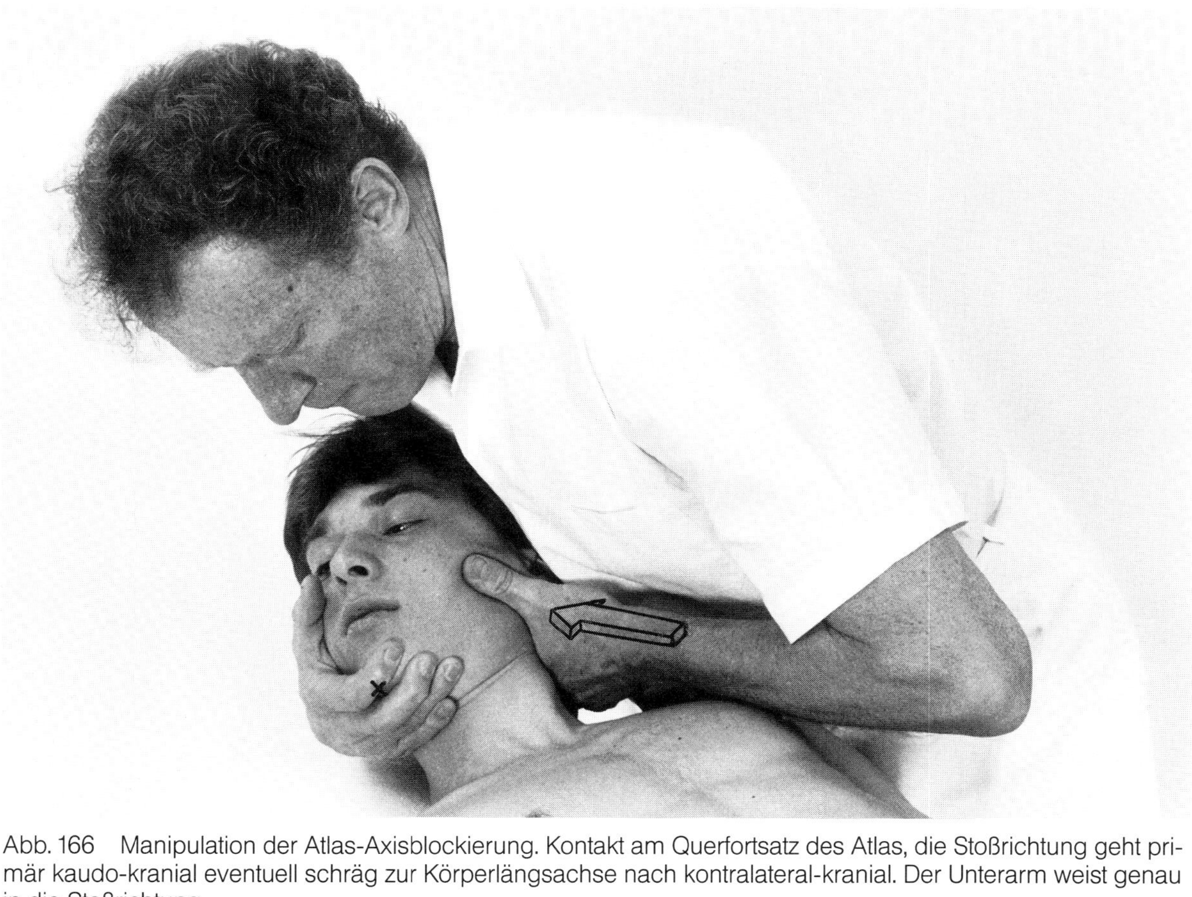

Abb. 166 Manipulation der Atlas-Axisblockierung. Kontakt am Querfortsatz des Atlas, die Stoßrichtung geht primär kaudo-kranial eventuell schräg zur Körperlängsachse nach kontralateral-kranial. Der Unterarm weist genau in die Stoßrichtung.

8. Zur Chirotherapie der Extremitäten

Nachdem sich gezeigt hatte, daß manuelle Techniken an der Wirbelsäule in vielen Fällen noch dort erfolgreich eingesetzt werden können, wo andere Behandlungsverfahren versagten, war es eigentlich nur eine logische Konsequenz, die dabei gewonnenen Erkenntnisse auf den gesamten Bewegungsapparat zu übertragen und die muskulären sowie arthrogenen Störungen im Extremitätenbereich sowohl diagnostisch als auch therapeutisch unter diesen Gesichtspunkten zu betrachten. Tatsächlich bestehen ja auch beim Zustandekommen von Funktionsstörungen kaum Unterschiede zwischen solchen im Bereiche des Achsenorgans und jenen der Extremitäten. Lediglich reflektorische Abläufe und ihre Auswirkungen auf die segmentale Ordnung, sowie vegetative Begleitreaktionen sind bei Störungen im Wirbelsäulenbereich meist ausgeprägter, fehlen allerdings bei peripheren Gelenken keinesfalls vollständig, genauso wie es auch Wechselbeziehungen des Störungsgeschehens zwischen Extremitäten und Achsenorgan gibt. Als bekannte diesbezügliche Relation seien beispielgebend nur die Beziehungen Halswirbelsäule - Schulter, Kreuzdarmbeingelenk - Knie, oder Hüftgelenk - Lendenwirbelsäule, erwähnt. Bestehen solche pathologischen Verbindungen über einen längeren Zeitraum, kann sich, gleichgültig wo das Störungsprimat gelegen war, die Sekundärmanifestation so fixieren, daß sie einerseits eine autonome Krankheitswertigkeit bekommt, andererseits rückwirkend das Primärgeschehen negativ beeinflußt. Dies ist sicherlich gleichfalls ein triftiger Grund für eine ähnliche Behandlungsführung an Wirbelsäule und Extremitäten.
Darüber hinaus, und das am häufigsten, sind es Traumatisierungen akuter und chronischer Art bei Berufs- und Sportschäden, die Funktionsstörungen der Extremitäten nachziehen, wobei Bewegungseinschränkungen sowohl im willkürlichen als auch unwillkürlichen Bewegungsraum häufig über Instabilitäten dominieren. Während die klassische Orthopädie Bewegungseinschränkungen im willkürlichen Bereich schon immer mobilisierenden bzw. krankengymnastischen Behandlungen unterzogen hat, bieten chirotherapeutische Techniken darüberhinaus auch die Möglichkeit, den unwillkürlichen Bewegungsraum wieder zu erschließen und über die Normalisierung des für periphere Gelenke genauso wesentlichen Gelenkspiels noch bessere Behandlungsergebnisse zu erzielen.

> Die Rehabilitationserfolge bei Störungen peripherer Gelenke lassen sich durch den Einsatz der Chirotherapie noch deutlich verbessern.

Gleich wie zur Behandlung des Achsenorgans werden auch im Extremitätenbereich Weichteiltechniken, Mobilisationen, Isometrics und Manipulationen angewendet, im Unterschied zur Wirbelsäule aber mit geänderter Wertigkeit. Während bei dieser nach wie vor gezielte Manipulationen die größte Effizienz zeigen, sind es die Mobilisationen, die bei peripheren Bewegungseinschränkungen die Führungsrolle im Therapieprogramm übernehmen. In bestimmten Fällen und zwar immer dann, wenn muskuläre Verspannungen im Vordergrund stehen, kann die Mobilisationsbehandlung durch den Einsatz postisometrischer Relaxationen sinnvoll ergänzt, bzw. erst ermöglicht werden. Die Manipulation ist im Extremitätenbereich nur selten notwendig, am ehesten noch bei Blockierungen von Handwurzelgelenken, des Radiusköpfchengelenks und eventuell der Fußgelenke.
Bezüglich der angebotenen Techniken wäre noch anzumerken, daß die sowohl in der Literatur als auch in den diversen Fortbildungskursen der differenten nationalen Schulen angebotene Vielfalt verwirrend wirkt und über die erreichbaren Ziele hinausschießt. Es bleibt das Credo der Autoren, daß auch Chirotherapie, wo und wie perfekt sie auch immer ausgeübt wird, nicht zum Selbstzweck entarten darf.
Prinzipiell sind weiterhin noch Bemerkungen zu den gelenkmechanischen Gegebenheiten, die Griffansatz und Mobilisationsrichtung bestimmen, notwendig. Mobilisationstechniken, die einen gestörten Bewegungsablauf von Gelenken normalisieren wollen, müssen sowohl die speziellen angulären als auch die translatorischen Mechanismen des jeweiligen Gelenks berücksichtigen. Obwohl die hauptsächlich zum Einsatz kommenden translatorischen Techniken vordergründig das Parallelverschieben der beiden Gelenkpartner beinhalten, haben auch die bei angulären Bewegungsabläufen gegebenen Mechanismen der konvex-konkav-Regel *(Kaltenborn)* Gültigkeit. Diese Regel besagt, daß je nachdem, ob die proximalen oder distalen Gelenkpartner eine konvexe oder konkav geformte Gelenkfläche aufweisen, die Bewegungsrichtung der Mobilisation differiert. Im Bereiche der Extremitätengelenke kann davon ausgegangen werden, daß in der Regel nur einer, meist der distale Partner bewegt, der proximale fixiert wird. Ist die proximale Gelenkfläche konkav angelegt und die distale folglich konvex gestaltet und soll diese gegen den fixierten proximalen Gelenkpartner mobilisiert werden, so muß der translatorische Schub gegensinnig zur eingeschränkten Bewegungsrichtung erfolgen. Im Falle der konvexförmigen Gestaltung der proximalen Gelenkfläche muß demzufolge der Mobilisationsschub in Richtung der Behinderung zur Ausführung kommen *(Abb. 167)*.

Man merke sich:
Distal konvexförmige Gelenkflächen
gegen die Einschränkungsrichtung mobilisieren,
distal konkavförmige Gelenkflächen
in die Einschränkungsrichtung mobilisieren.

Griffansatz und Mobilisationsrichtung sind des weiteren von Akuität und Schmerzverhalten abhängig. Prinzipiell gilt auch hier: Je akuter und schmerzhafter das Krankheitsbild imponiert, desto schonender muß die Behandlung erfolgen. Mobilisationen dürfen keinesfalls zur Schmerzverstärkung führen. Das heißt, daß in Akutfällen nur vorsichtig über die schmerzfreie Bewegungsrichtung behandelt werden darf, vielfach überhaupt nur zarte traktorische Maßnahmen möglich sind und erst später bei Beruhigung des Gelenkreizzustandes forciertere translatorische Mobilisationen eingesetzt werden dürfen.

Für alle Mobilisationen gelten des weiteren folgende *Allgemeinregeln:*

> Entspannte Lagerung der Extremitäten,
> reine Traktionsbehandlungen aus der Neutralstellung des Gelenks,
> translatorische Mobilisationen unter leichter Traktion,
> langsame rhythmische Mobilisationsausführung,
> nach acht bis zehn Mobilisationsbewegungen: Erfolgskontrolle.

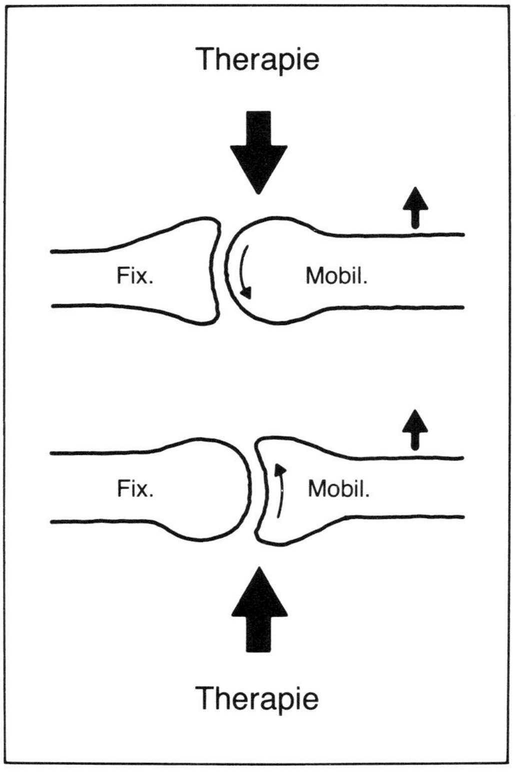

Abb. 167 Konvex-Konkav-Regel: *Kaltenborn*schema zur Bestimmung der Mobilisationsrichtung (siehe Text). (aus *Tilscher, H.* u. *Eder, M.:* Lehrbuch der Reflextherapie).

Bei folgenden Störungen kann eine Indikation zur Chirotherapie der Extremitäten gegeben sein:

Schulterregion:

- Insertionstendinopathie (Rotatorenmanschette!) - PIR der betroffenen Muskeln (Provokationstestung!)
- Akromioklavikuläre Irritationen (Provokation durch maximale Oberarmadduktion) - Mobilisation des Akromioklavikulargelenks.
- Sternoklavikuläre Irritation (Druckschmerz, Insertion des M. sternocleidomastoideus!) - Mobilisation des Gelenks, PIR des Muskels.

Ellbogenregion:

- Epicondylitis radialis - Mobilisation und Manipulation des Radiusköpfchengelenks, Dehnung der Handextensoren, der Fingerextensoren und des M. supinator.
- Epicondylitis ulnaris - Dehnung der Handflexoren.

Hand- und Fingergelenke:

- Posttraumatische Bewegungseinschränkungen, Karpaltunnelsyndrom (Mediokarpalgelenke) - Mobilisationen und Manipulationen.

Hüftgelenkregion:

- Leichte bis mittelschwere Coxarthrose - traktorische Mobilisation, Dehnungsbehandlung verkürzter Muskeln.

Kniegelenkregion:

- Beschwerden nach Traumen, Operationen oder bei Gonarthrose (bei fehlender Reizsymptomatik!) - Mobilisationen.
- »Schmerzhaftes Fibulaköpfchen« (M. biceps femoris!) - Mobilisation, PIR des M. biceps femoris.

Fußregion:

- Unfallfolgen mit Bewegungseinschränkung im Bereich des oberen und unteren Sprunggelenks - Mobilisationen und Manipulation.
- Senk- und Spreizfußbeschwerden - Mobilisation der Tarsometatarsalgelenke und Metatarsophalangealgelenke.
- Fersenspornbeschwerden (Insertionstendinopathie der Plantarmuskulatur) - PIR
- Achillodynie - Dehnung der Wadenmuskulatur (PIR)

Die Details der technischen Ausführung wurden literaturmäßig bereits vorgestellt und können den entsprechenden Veröffentlichungen entnommen werden. Welche von den bereits erwähnten zahlreichen diesbezüglichen Varianten man im Einzelfalle anwendet, ist bei der Extremitätentherapie weniger entscheidend als beim Achsenorgan. Im Extremitätenbereich können daher ohne weiteres jene Techniken, die der eigenen Hand am besten liegen, Verwendung finden. Wesentlich ist lediglich die Beachtung der eingangs aufgezeigten prinzipiellen Überlegungen und Vorbedingungen.
Darüber hinaus gilt auch hier die bereits getroffene Feststellung, daß auch die Technik der Extremitätenchirotherapie aus Büchern alleine nicht erlernt werden kann, sie sind bestenfalls ein Lernbehelf und ersetzen keinesfalls eine praktische Ausbildung und fleißiges Üben!

9. Literatur

Brügger, A., Rhonheimer, Ch.: Pseudoradikuläre Syndrome des Stammes. Huber, Bern 1967

Cyriax, J.: Textbook of Orthopaedic Medicine, 5. Ed., Tindall & Cassel ltd., London, 1970

Dvořák, J., Dvorák, V.: Manuelle Medizin. Thieme, Stuttgart 1983

Dvořák, J., Orelli, F.: Wie gefährlich ist die Manipulation der HWS? Man. Med. 20 (1982) 44–48

Eder, M.: Grundsätzliches zur Therapie häufiger vertebragener Syndrome. Man. Med. 11/2 (1973) 25–28

Eder, M.: Chirotherapie bei vertebragenen Schmerzsyndromen. Prakt. Arzt Kongreßband (1977) 175–178

Eder, M., Tilscher, H.: Schmerzsyndrome der Wirbelsäule, 3. Aufl. Hippokrates, Stuttgart 1986

Eder, M., Tilscher, H.: Zur Pathogenese und Klinik pseudoradikulärer Schmerzbilder. Man. Med. 19 (1981) 54

Evjenth, O., Hamberg, J.: Muskeldehnung, Teil I u. II. Remed Verlag, Zug 1981

Frisch, H.: Programmierte Untersuchung des Bewegungsapparates. Springer, Berlin/Heidelberg/New York 1983

Gutmann, G.: Funktionelle Pathologie und Klinik der Wirbelsäule, Band I, Teil 1. G. Fischer, Stuttgart 1981

Haus, W. H., Gerlach, W.: Rheumatismus und Bindegewebe. Steinkopff, Darmstadt 1966

Head, H.: Die Sensibilitätsstörungen der Haut bei Visceralerkrankungen. Hirschwald, Berlin 1898

Illi, F.: Wirbelsäule, Becken und Chiropraktik. Haug, Saulgau 1953

Janda, V.: Muskelfunktionsdiagnostik. VfM, E. Fischer, acco, Belgien 1979

Junghanns, H.: Die Wirbelbogengelenke. Die Wirbelsäule in Forschung und Praxis, Bd. 87. Hippokrates, Stuttgart 1981

Kellgren, H. H.: On the distribution of pain arising from deep somatic structures with charts of segmental pain areas. Clin. Sci. 4 (1939) 35

Kibler, M.: Segmenttherapie bei Gelenkerkrankungen und inneren Krankheiten. Hippokrates, Stuttgart 1955

Kohlrausch, A.: Reflexzonenmassage in Muskulatur und Bindegewebe. Hippokrates, Stuttgart 1959

Korr, J. M.: The Neurobiologic Mechanism in Manipulative Therapy. Plenum Press, New York 1978

Lampert, H.: Die Bedeutung der vegetativen Ausgangslage für die Therapie. Phys.-Diät. Therapie 2 (1965) 29–32

Lavezzari, R.: Die Osteopathie. Urban & Schwarzenberg, München/Berlin/Wien 1957

Lewit, K.: Manuelle Medizin im Rahmen der ärztlichen Rehabilitation. Urban & Schwarzenberg, Wien 1977

Lewit, K.: Muskelfazilitations- und Inhibitionstechniken in der Manuellen Medizin. Man. Med. 19 (1981) 12–22 u. 40–43

Lewit, K., Gaymanns, F.: Muskelfazilitations- und Inhibitionstechniken in der manuellen Medizin. Man. Med. 18 (1980) 102–110

Melzack, R., Wall, P. D.: Gate Control Theory. In: Pain Proc. Inst. Symp. Pain., hrsg. von A. S. Soulairac et al. Academic Press, London/New York 1968

Menell, J. M. M.: Joint Play. In: Manuelle Medizin und ihre wissenschaftlichen Grundlagen, hrsg. von H.-D. Wolff. Verlag für Medizin, Heidelberg 1970

Menell, J. M. M.: Joint Play. Churchill LTD, London 1964

Mumenthaler, M., Schliack, H.: Läsionen peripherer Nerven, 2. Aufl. Thieme, Stuttgart 1973

Neumann, H. D.: Manuelle Medizin. Springer, Berlin/Heidelberg/New York 1983

Peper, W.: Technik der Chiropraktik. Haug, Ulm 1958

Sachse, J.: Manuelle Untersuchung u. Mobilisationsbehandlung der Extremitätengelenke. G. Fischer, Stuttgart 1983

Sollmann, A. H.: 5000 Jahre manuelle Medizin. Marczell, Puchheim 1974

Stoddard, A.: Lehrbuch der osteopathischen Technik. Hippokrates, Stuttgart 1961

Sutter, M.: Wesen, Klinik und Bedeutung spondylogener Reflexsyndrome. Schw. Rdsch. Med. 64 (1975) 42

Teirich-Leube, H.: Grundriß der Bindegewebsmassage. G. Fischer, Stuttgart 1983

Terrier, J. C.: Manipulativmassage im Rahmen der physikalischen Therapie. Hippokrates, Stuttgart 1958

Tilscher, H.: Weichteil- und Artikulationstechniken der manuellen Medizin bei der Behandlung von Schmerzsyndromen des Bewegungsapparates. Zeitschr. f. angewandte Bäder- und Klimaheilkunde 4 (1976) 317–320

Tilscher, H.: Ursachen für Lumbalsyndrome. Der Rheumatismus. Steinkopff, Darmstadt 1979

Tilscher, H., Eder, M.: Rehabilitation von Wirbelsäulengestörten. Springer, Berlin/Heidelberg/New York 1983

Tilscher, H., Eder, M.: Lehrbuch der Reflextherapie. Hippokrates, Stuttgart 1986

Tilscher, H., Friedrich, M.: Erfahrungsbericht über 11 Jahre Manualmedizin an der Abteilung für konservative Orthopädie und Rehabilitation. Orthop. Pr. 2 (1983) 97–103

Tilscher, H., Steinbrück, K.: Die Behandlung vertebragener Störungen durch die manuelle Medizin. Orthop. Pr. 5 (1979) 370–373

Tilscher, H., Steinbrück, K.: Symptomatik und manualmedizinische Befunde bei der Hypermobilität. Orthop. Pr. 2 (1980) 16

Waller, U.: Pathogenese des spondylogenen Reflexsyndroms. Schw. Rdsch. Med. 42 (1975) 127

Wolff, H.-D.: Manuelle Medizin und ihre wissenschaftlichen Grundlage. Kongreßband. VfM, Heidelberg 1979

Wolff, H.-D.: Komplikationen bei Manueller Therapie der HWS. Man. Med. 4 (1978) 77–81

Wolff, H.-D.: Neurophysiologische Aspekte der manuellen Medizin, 2. Aufl. Springer, Berlin/Heidelberg/New York 1983

Zimmermann, M.: Physiologische Mechanismen von Schmerz und Schmerztherapie. Triangel, 20 (1981) 1–2

Sachverzeichnis